阎小萍临证百案按

第一辑

主审 阎小萍

主编 陶庆文

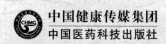

中国健康传媒集团

中国医药科技出版社

内容提要

阎小萍教授从医近半个世纪，师承名家，博采众长，形成了独具特色的学术思想，在中医风湿病领域内卓有建树。本书即是阎小萍教授第四、五批全国名老中医继承人陶庆文、孔维萍、金笛儿三位徒弟跟师中的108篇医案所得。病种以风湿病为主，既有常见病多发病的中医优势病种，又有罕见病和部分其他疑难病例。所收集的医案均是复诊3次以上，作者从阎小萍教授对于风湿病和其他疑难病病因病机的认识、临床辨证的思路、处方用药的特点等方面进行了细微深入的分析，并加入了作者的体会和感悟，将阎小萍教授辨治风湿病和其他疑难病的特色理论和独到方法毫无保留地展现给大家。本书可为内科、中医科、风湿免疫科医师提供临床诊疗参考，也可作为中医传承辅助读物。

图书在版编目（CIP）数据

阎小萍临证百案按. 第一辑 / 陶庆文主编. —北京:中国医药科技出版社，2020.9

ISBN 978-7-5214-1925-2

Ⅰ.①阎… Ⅱ.①陶… Ⅲ.①医案－汇编－中国－现代 Ⅳ.①R249.7

中国版本图书馆CIP数据核字（2020）第133390号

美术编辑 陈君杞
版式设计 南博文化

出版 **中国健康传媒集团** | 中国医药科技出版社
地址 北京市海淀区文慧园北路甲 22 号
邮编 100082
电话 发行：010-62227427 邮购：010-62236938
网址 www.cmstp.com
规格 880×1230mm $^1/_{32}$
印张 15 $^1/_8$
字数 361 千字
版次 2020 年 9 月第 1 版
印次 2020 年 9 月第 1 次印刷
印刷 三河市万龙印装有限公司
经销 全国各地新华书店
书号 ISBN 978-7-5214-1925-2
定价 **58.00 元**

获取新书信息、投稿、为图书纠错，请扫码联系我们。

《阎小萍临证百案按》
第一辑
编 委 会

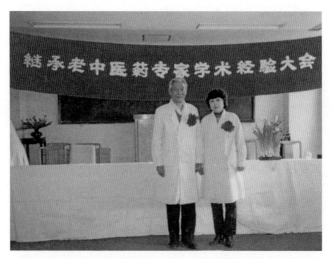

阎小萍老师与焦树德教授在第一批传承拜师仪式上合影

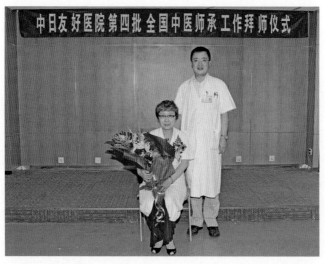

第四批全国老中医药专家学术继承人陶庆文教授拜师照

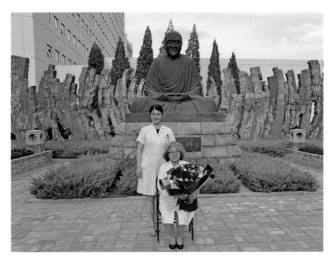

第五批全国老中医药专家学术继承人孔维萍教授与
第五批全国老中医药专家阎小萍教授师徒合影

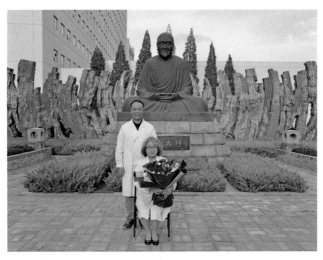

第五批全国老中医药专家学术继承人金笛儿副教授
与第五批全国老中医药专家阎小萍教授师徒合影

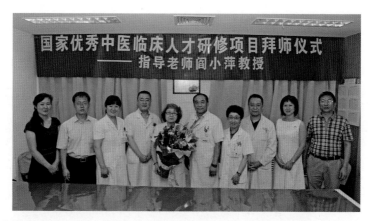

　　阎小萍教授与第四、第五批徒弟及国家优秀中医临床人才在拜师仪式上合影（右1优秀人才河北以岭医院郭刚教授，右2优秀人才首都医科大学附属北京中医院李宏艳教授、右3第五批徒弟金笛儿副教授，右4中日友好医院副院长丁晶宏教授，右5原中日友好医院党委书记李宁教授，左1优秀人才西安市中医医院任晓芳教授，左2优秀人才华北石油中医医院高积粮教授，左3第五批徒弟孔维萍副教授，左4第四批徒弟陶庆文教授，左5阎小萍教授）

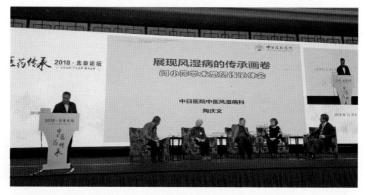

　　陶庆文教授受邀于2018年中医药传承北京论坛进行演讲——展现风湿病的传承画卷（主席台上右1首都医科大学附属北京中医院院长刘清泉教授，右2首都国医名师阎小萍教授，右3首都国医名师张炳厚教授，右4首都国医名师郭维琴教授，右5中国中医科学院西苑医院党委书记、常务副院长张允岭教授）

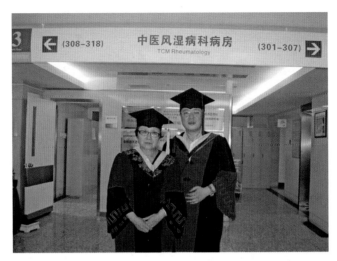

陶庆文教授博士研究生毕业与导师阎小萍教授合影留念

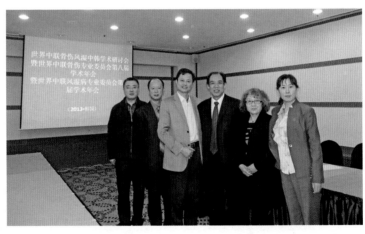

陶庆文教授随阎小萍老师参加2013年韩国世界中医药学会联合会第八届学术年会（右1中国中医科学院广安门医院马桂琴教授，右2阎小萍教授，右3原国家中医药管理局对台港澳中医药交流合作中心主任、北京顺天德中医医院院长王承德教授，左1陶庆文教授，左2中国中医科学院广安门医院张华东教授）

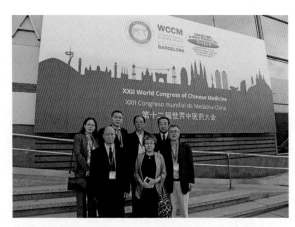

　　陶庆文教授随阎小萍教授参加 2015 年巴塞罗那第十二届世界中医药大会（右 1 陶庆文教授，右 2 中日友好医院王伟刚教授，右 3 阎小萍教授，右 4 原国家中医药管理局对台港澳中医药交流合作中心主任、北京顺天德中医医院院长王承德教授，左 1 中国中医科学院广安门医院马桂琴教授，左 2 中国中医科学院广安门医院张华东教授，左 3 北京协和医院董振华教授）

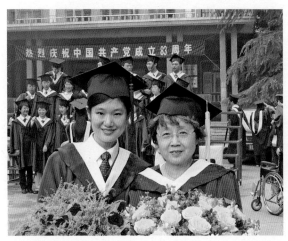

　　孔维萍教授 2004 年硕士研究生毕业与导师阎小萍教授合影留念

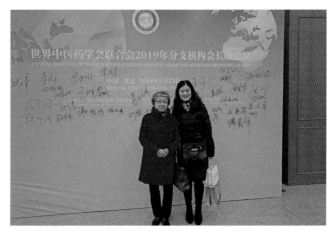

　　孔维萍教授 2019 年随阎小萍教授参加世界中医药学会联合会分支机构会长级会议

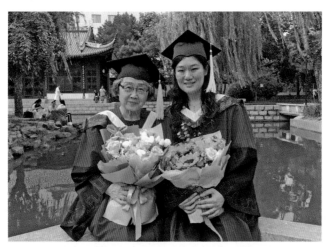

　　2018 年毕业季孔维萍教授与阎小萍教授同为导师在中日友好医院南园合影留念

◎ 阎小萍教授简介

阎小萍，女，主任医师，教授，博士专业学位导师。现任：中国民族医药学会风湿病分会会长，世界中医药学会联合会骨质疏松专业委员会会长，北京中西医结合学会风湿病专业委员会名誉主任委员，仲景书院仲景国医导师，中华中医药学会理事，中央保健会诊专家，世界中医药学会联合会风湿病专业委员会顾问，海峡两岸医药卫生交流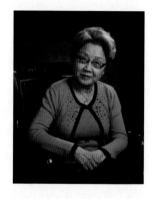协会风湿免疫病学专家委员会高级顾问，中国中西医结合学会风湿病专业委员会华北地区中西医结合防治风湿病协作委员会主任委员，中国医师协会风湿免疫科医师分会委员，中国老年学学会骨质疏松委员会常务委员，北京市中医住院医师规范化培训中医内科专科委员会委员，《中医杂志》、《中国临床医生》、《河北中医》、《中华中医药杂志》、《中国骨质疏松杂志》等杂志编委或特约审稿专家。曾任：中华中医药学会风湿病专业委员会副主任委员，中国中西医结合学会风湿病专业委员会副主任委员，中国中西医结合风湿病联盟副主席，北京中西医结合学会风湿病专业委员会主任委员、北京中医药学会风湿病专业委员会副主任委员，全国名医理事会副理事长，中国医师协会理事，卫生部高级技术职称评审委员会委员，国家发展和改革委员会药品价格评审专家，北京市医学会医疗事故技术鉴定专家库成员，北京市朝阳区医疗事故评审委员会委员，中日友好医院学术委员会副主任委员，中日友好医院学位评定委员会委员，中日友好医院职称聘任委员会委员。

学习经历（含海外学习经历）：1970年毕业于天津中医药大学医疗系六年制，获学士学位；1983年及1985年师从国医大师颜德馨教授；1992年至1995年师从全国首批名老中医焦树德教授学习，成为焦树德教授学术继承人。

工作经历：1987年起，历任中日友好医院中医内科主治医师、副主任医师、主任医师、科副主任及科主任。2000年创建中日友好医院中医风湿病科，2000年至2014年任中日友好医院中医风湿病科主任医师、科主任。2014年至今任中日友好医院中医风湿病科主任医师。2009年至2012年任第四批全国老中医药专家学术经验指导老师。2012年至2015年任第五批全国老中医药专家学术经验指导老师。2015年至今任第六批全国老中医药专家学术经验指导老师。

专业特长：擅长诊疗风湿病疑难重症及常见风湿病如强直性脊柱炎、类风湿关节炎、骨关节炎、干燥综合征、系统性红斑狼疮、多发性肌炎、皮肌炎、硬皮病、复发性风湿症等。创立强直性脊柱炎中医病名"大偻"及"寒热为纲"辨治体系。创立复发性风湿症中医病名"周痹"。提出风湿病"五连环""综合强化序贯治疗"的特色疗法，包括健康教育、医疗体育、中药为主、内外兼治、中西合璧等。创立了多种风湿病的特色治疗药物、验方，临床疗效显著。如治疗强直性脊柱炎的"补肾强督方"、"补肾舒脊颗粒"；治疗骨关节炎的"骨痹通方"；治疗干燥综合征的"补肾清热育阴方"等。

科研成果：曾长期作为国家临床重点学科、国家中医药管理局重点学科、国家中医重点专科风湿病协作组组长单位负责人。带领团队承担主持强直性脊柱炎、类风湿关节炎、干燥综合征等相关国家级、省部级、院级课题共16项。申请国家发明专利4项，获得国家发明专利2项。

发表论文情况：在 Modern Rheumatology、中华中医药、中国中西医结合杂志等医学期刊发表论著150余篇，作为主编及副主编，编写论著10余部，代表著作有《强直性脊柱炎》、《焦树德临证百案按》、《常用风湿病诊治手册》、《类风湿关节炎与强直性脊柱炎合理用药300问》、《从师实录与心悟》、《常见风湿病及相关骨科疾病中西医结合诊治》、《骨科常见疾病整合诊疗学》等。

教学情况：承担北京大学医学部、北京中医药大学本科生教学及研究生、留学生教学工作，培养博士研究生17人、硕士研究生19人、中国中医科学院师承博士生3人、北京市"1.25工程"培养拔尖人才1人，全国中医临床优秀人才研究项目3人，河北省中医临床优秀人才研究项目1人，中日友好医院青年科技英才2人。

表彰奖励情况：获中国医师协会第三届"中国医师奖"、卫生部"巾帼英雄奖"、中华中医药学会"郭春园式的好医生"及首都国医名师等荣誉称号。以第一完成人获中国中西医结合学会科学技术一等奖1项、北京市科技进步奖三等奖1项、中国老年学会课题研究创新奖1项、中华中医药学会科学技术三等奖2项、中国老年学会骨质疏松委员会第十三届国际骨质疏松研讨会第十一届国际骨矿研究学术会议创新团队奖1项、中日友好医院科技进步奖二等奖3项等多项表彰奖励。多次荣获卫生部先进党员、优秀党支部（书记）、中日友好医院先进个人、优秀教师。

◎ 陶庆文教授简介

陶庆文：博士，教授，主任医师，博士研究生导师，中日友好医院中医风湿病科科主任。

第四批全国老中医药专家学术经验继承工作指导老师阎小萍教授学术经验继承人。

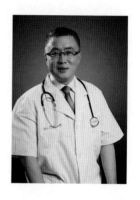

北京市住院医师规范化培训风湿病三优教学团队首席师。

第二批朝阳区中医药专家下基层暨学术经验继承工作指导老师。

兼任北京中西医结合学会风湿病专业委员会主任委员，中华中医药学会风湿病分会副主任委员，中国民族医药学会风湿病分会副会长，世界中医药学会联合会骨质疏松分会副会长、风湿病分会常务理事，中国中西医结合学会风湿病专业委员会常务委员，第一届华北地区中西医结合防治风湿病协作委员会副主任委员，北京中医药学会风湿病专业委员会副主任委员，北京中西医结合学会第三届老年病专业委员会委员，国家药品监督管理局中药保护委员会委员，《世界中西医结合杂志》《风湿病与关节炎》编委，国家自然基金委评审专家，中华医学会、北京医学会医疗鉴定专家，国家住院医师培训规范化教材《中医内科学·中医风湿病分册》副主编等。

专家团队专业特长：擅长应用中医、中西医协同方法治疗风湿免疫病，尤其是强直性脊柱炎、类风湿关节炎、骨关节炎、痛风等炎性关节病，取得了较好临床疗效，并进行系列研究。另善于诊治干燥综合征、红斑狼疮、风湿性多肌痛、反应性关节炎、银屑病关节炎、白塞病、炎性肌病、硬皮病、血管炎综合征等其他疑难病症。

主持参与国家自然科学基金、国家中医药行业专项、国家科技支撑项目、首都医学发展基金重点课题、北京市中医科技项目、北京中医管理局"3+3"薪火传承建设项目等科研课题20余项。参编著作8部，发表论文100余篇，其中SCI收录5篇。

获2011年中国中西医结合学会科技进步一等奖（第二完成人），多次获得中华中医药学会科学技术进步奖、中日友好医院院级科技进步奖等。

◎ 房序

手捧医案佳作，观焦树德名门后贤，犹似不尽长江滚滚涌来之势，后浪推前浪，代传有序。阎小萍教授得焦老真传，成为首都国医名师；陶庆文主任，孔维萍、金笛儿副主任医师，皆又秉承阎教授业绩，师徒名冠京城，誉满华夏，成为精研经典，勤于临床的典范，鉴于此，多么令人欣喜快慰啊！

我曾和焦树德教授在北京东直门医院共事相识，相处甚恰。看到他的徒辈人才济济，临床经验和学术思想得以不断地传承发扬，诚为他骄傲。他生而聪慧，老成持重，谦卑笃学，孜孜不倦地钻研技术，勤于临床，在临床中洞察症状，分析病情入细微，在临证中善于积微，总结经验，撰写《中药心得十讲》等书，提出尪痹课题，形成专病专药，疗效卓著，在病人中有较高的威信。他晚年以治风湿病见长，实际上他治杂病多有建树，功底很深，又仁心仁术，可为大医楷模。阎小萍教授从医近半个世纪，师承名厚，博采众长，形成了特色学术思想，在中医风湿病领域内卓有建树。在国家薪火传承计划的扶持下，她建立了焦树德传承工作室，她的弟子陶庆文主任继而建立了阎小萍名医传承工作站，专门继承和发扬名老中医的临床经验。一室一站的工作在同行中、在国家中医药管理局都获得了肯定。这支中医的队伍可以说是一脉相承，传承有序，形成梯队。

窃以为中医是一门经验医学，既如此，师承教育是中医人员早成才的捷径。从我自身从医经历看，跟师期间收获颇大，只是当时没有任何支撑措施，只是指派。而现在国家有薪火计划，传承教育列入了国家的五年计划，选派大批青壮年精英跟师学习。我认为，这一国策无疑对发掘中医药宝库是大有裨益的，必将是中医发展史上的里程碑。陶庆文主任带领孔维萍、金笛儿副主任医师等团队成员，依托传承工作站，从各位医生跟师学习的医案中择取典型医案，加以归纳总结评价，以使其师门的学术观点、临床经验得以彰显，裨益后学，也可使同道们见贤思齐，切磋互益。正体现了中医传承中的传承两字，可算是课题组的一项成果。

纵览本书，其内容切中临床实际，从辨证论治出发，不拘泥于古方前法，不牵强附会中医传统理论，力求实事求是，效验可证。从中提炼出阎小萍教授补肾壮骨法为基本法则治疗风湿痹证，其中又因专病而设专药，按照"肾虚为本，寒热为纲"的辨证纲要，详分为类风湿关节炎、强直性脊柱炎、干燥综合征、骨关节炎等不同的风湿疾病。此外，本书的医案还涉及阎教授治疗杂病的丰富经验。从此书中不难看出，陶主任等对老师的临床经验有了较为系统的总结和梳理，其内容丰富，中医功底扎实，经验提炼总结精当，不失为一本医案佳作。

陶、金、孔诸君，皆为高资优才，崭然见头角，为编写阎教授医案按，勤求博采，旁征博引，为医界奉献一本好书，望大家共珍之。

房定亚

2020年6月

◎ 王序

　　中医学包含着中华民族的健康养生理念及其实践经验，是中华文明的瑰宝。中医师承是独具特色的符合中医人才成长和学术传承规律的模式，是中医人才培养的重要途径。发展中医师承，对发挥中医特色优势、加强中医人才队伍建设、提高中医学术水平和服务能力具有重要意义，是传承发展中医事业，服务健康中国建设的战略之举。

　　阎小萍教授是全国首批名老中医焦树德教授的学术经验继承人。我曾在大学期间跟随焦树德教授学习中医内科，在研究生期间又在焦树德教授指导下从事风湿病学会工作，我的老师谢海洲教授与焦树德教授有着深厚的友谊。可以说，焦树德教授也是我的老师。焦树德教授创立了"尪痹"病名，对我国的中医风湿病发展做出了极大贡献。阎小萍教授传承了焦树德教授诊治风湿病的宝贵经验，在大偻、尪痹、燥痹、骨痹、血痹、肌痹、皮痹等风湿病的诊治方面不仅深入领悟了焦树德教授学术思想，并且发扬创新，结合自身临床经验提出了很多具有特色的临证方法，收到了良好的临床疗效，为广大风湿病患者解除了病痛，患者遍布全国乃至欧、美、澳、非等世界各地。中日友好医院中医风湿病科也因此赢得了盛誉。

　　陶庆文教授是阎小萍教授的第四批全国名老中医药专家学术继承人，作为现任中日友好医院中医风湿病科的掌门人，他带领科室继承发扬阎小萍教授学术思想和临证经验，锐意进取，培养了一支高素质的人才队伍，推动科室医、教、研的全方面发展，成绩斐然。孔维萍、金笛儿两位医师为阎小萍教授第五批全国名老中医药专家学术继承人，亦是中日友好医院中医风湿病科的中坚力量。中医药的发展正需要像他们这样的优秀传承队伍，在继承好老一辈的经验基础上，结合现代科学技术加以发扬创新。

三位医师在跟师学习中勤学不倦、潜精研思，详实记录了阎小萍教授诊治的临床验案，并且用心钻研老师的临证辨治思路和诊疗规律，领悟老师处方用药的特点和技巧，结合中医药经典理论加以提炼和总结，颇有心得感悟，撰写了《阎小萍临证百案按》一书，即将付梓。书中通过具有代表性的108个验案，从阎小萍教授对于风湿病病因病机的认识、临床辨证的思路、处方用药的特点等方面进行了细微深入的分析，并加入了作者的体会和感悟，将阎小萍教授辨治风湿病的特色理论和独到方法毫无保留地展示给大家。中医医案浓缩、涵盖了中医基础理论和临床各方面的知识，可谓博大精深。跟师侍诊，总结名中医医案，加以学习研究，是中医师承教育的重要手段，不仅能传承名中医的宝贵经验，丰富和深化理论知识，而且可以提高临床诊疗水平，开阔视野，启发思路。学习好中医医案是中医临床、科研工作者的必修之课。

我相信该书的问世会对中医药学的继承和发扬起到一定的推动作用，为从事中医风湿的同仁们提供有益的启迪。故愿做如上介绍，爰为之序。

王承德

2020年6月

◎ 前言

　　阎小萍教授是中日友好医院中医风湿病科教授、主任医师，北京中医药大学、中国中医科学院博士生研究生导师，首都国医名师，第四、五、六批全国老中医药专家学术经验继承工作指导老师，享受国务院政府特殊津贴。历任中国民族医药学会风湿病分会、世界中医药学会联合会骨质疏松专业委员会主任委员，中华中医药学会风湿病分会、中国中西医结合学会风湿病专业委员会副主任委员，中国中西医结合风湿病联盟副主席，全国名医理事会副理事长，国家发展和改革委员会药品价格评审专家，中华中医药学会理事，中国医师学会理事，《中医杂志》《中华中医药杂志》《中国医刊》《中国临床医生杂志》《中国全科医学杂志》《河北中医》编委等职务。获省部级科技进步一等奖1项、三等奖3项，获得中华中医药学会、国际骨质疏松大会等奖励10余项，先后承担国家及省部级项目16项，申请国家发明专利4项，获得国家发明专利1项，获中国医师协会第三届"中国医师奖"、中华中医药学会"全国中医药科学普及金话筒奖"。

　　阎小萍教授是全国第一批名老中医焦树德教授的学术经验继承人，跟师3年，揣摩钻研，孜孜以求，尽得焦老真传。而后在临床实践中，不断丰富与发展焦老的学术经验，秉承恩师焦树德教授旨意，在进一步发扬焦老学术思想的同时，结合自己多年的临床经验和众多经典、现代文献，不断探索，推陈出新，对名师的学术思想、理论、方药在继承的基础上进行深入研究，并加以升华、提炼，尤其是丰富尪痹理论、创立和完善大偻理论，提出"辨五液调五脏"治燥痹理论等标志性建树，在业界影响深远，为中医风湿病学学科研究和中医理论的创新做出较大贡献。在国家临床重点专科建设项目中医临床协作组担任国家临床重点专科负责人、风湿病大组组长期间，组织全国几十家机构制定了大偻、尪痹、骨痹等多种疾病的临床诊疗方案和临床路径，极大推动了中医风湿病专科的规范发展。作为中日友好医院中医风湿病科创始人，阎师带领全科及全体研究生梯队竭尽全力拼搏在抗风湿病的大道上，今天我们又接过这沉甸甸、满载愿望的"传承大旗"，带领中医风湿病科在"传承的大道"上继续砥砺前行。

阎小萍教授德艺双馨，教书育人，培养硕博士研究生、传承徒弟、临床优才数十人，弟子遍布海内外。本书即是我们跟师中的108篇医案所辑而成。阎师一直认为，传承是中医学的灵魂，总结老师的临证医案，并悟、学、撰之心得乃是中医学习的方法之一。本书收录病案病种以风湿病为主，既有常见病、多发病的中医优势病种，又有罕见病和部分其他疑难病例。所收集的医案均是复诊3次以上，"案"力求体现原汁原貌，"按"则经过阎师辛勤修改，每个医案从不同视角入手，或从医理病因病机，或从证候治法治则，或从遣药加减变化，力求展现阎师从首诊到复诊的中医思维过程。希望本书可供内科、中医科、风湿免疫科医师作为临床诊疗参考，也可作为中医传承辅助读物。

由于作者水平所限，难免有不当或疏漏之处，敬请读者指正。

编　者

2020年7月

◎ 目录

绪论

尪痹篇

大偻篇

骨痹篇

脉痹篇

周痹篇

痹证篇

杂病篇

绪　论

阎小萍名医之路：继承、探索和创新

陶庆文

　　阎小萍老师，1945年8月25日出生于北京，幼年随家庭迁入天津市，中小学学习成绩优异。曾偶患"急性风湿热"，忍受疾病痛苦和观周围患者痛状，即萌发学医志向，1964年考入天津中医学院。1970年毕业后至1987年，任职天津铁路医院中医科，曾跟师于东川、于少川、邢锡波、颜德馨等名医学习；1987年至今，任职卫生部中日友好医院中医内科–中医风湿病科，并于1992年2月至1995年2月师从首批全国500名名老中医焦树德教授学习3年，荣获两部一局颁发的"焦树德学术经验继承人"证书。1995年毕业后，充分发扬其恩师焦树德教授学术思想和临证经验，努力创建中日友好医院中医风湿病科，从事中医、中西医结合治疗风湿病的临床与研究工作，主持国家自然科学基金、国家中医药行业专项、国家中医药管理局、国家科技部"十五"、"十一五"攻关、首发基金重点课题、北京中医管理局"3+3"薪火传承建设项目——焦树德教授名医工作室及中日友好医院院级重点课题等多项科研课题，培养出博、硕士研究生40余人。主编或参编专著10余部，其中主编出版著作6部，在国家核心期刊杂志发表论文150余篇。多次获得中华中医药学会科技进步奖、科学技术（著作）奖优秀奖及中日友好医院院级科技进步奖奖；2006年获中国医师协会第三届"中国医师奖"；2006年主编著作《焦树德临证百案按》被评为"北京市重点图书"，2008年荣获中国中西医结合学会风湿病专业委员会"推动风湿病学术发展贡献奖"，2010年获中华中医药学会"全国中医药科学普及金话筒奖"，2011年获中国中西结合医学会科技进步奖一等奖，同年获中国老年学学会课题研究创新奖、北京市科学进步奖三等奖等。兼任中华中医药学会理事、全国名医理事会副理事长、中华中医药学会风湿病专业委员会副主任委员、中国中西医结合学会风湿病专业委员会副主任委员、中国中西医结合风湿病联盟副主席、世界中医药联合会风湿病专业委员会副主席、中国医师协会风湿免疫科医师分会委员、北京中西医结合学会风湿病专业委员会主任委员、北京中医药学会风湿病专业委员会副主任委员等职务。2008年成为全国第四批名老中医药专家，指导学生继承工作。2016年任中国民族医药学会风湿病分会会长、世界中医药学会联合会骨质疏松专业委会主任委员。2017年获"首都国医名师"称号。

纵观阎老师名医之路，与天津中医学院院校教育、名医经验继承、中医临床实践密不可分；其学术渊源则主要来源于经典古籍、焦树德学术经验、临床经验总结。阎老师主张从经典中来，到临床中去。经典当推《黄帝内经》《伤寒论》《金匮要略》《温病条辨》《温热经纬》《本草从新》等。从老师辨治风湿病学术思想可见经典端倪。

一、阎小萍老师继承之路

1995年7月第一批全国继承老中医药专家学术经验出师大会在北京人民大会堂召开。阎小萍老师作为优秀名老中医药专家学术经验继承人在大会上宣读论文《焦树德学术思想临床经验综论》，随后由中国医药科技出版社于2005年出版。阎小萍老师主编的《焦树德临证百案按》于2006年由北京医药科技出版社出版，2010年获中华中医药学会优秀著作奖。跟阎师三年，通过朝夕临诊，耳濡目染，口授心传，个别指导，加之老师临床实践，掌握焦老的学术思想、临床经验及用药思维和特点，出师后成为中医风湿病专业领域的学科带头人。

阎老师总结、传承焦老学术思想临床经验主要体现在以下方面：

（一）精研辨证论治，提出"四必须"、"五强调"

焦老从医治学五十余载，对中医药学精研博采，在学术上一贯坚持辨证论治，重视对证候揭奥探微，对论治汲精撮华，在临床进行辨证论治时不泥于一般的常规，而是深入撷扼其精神实质，灵活机动地运用，不断地刻求新意，在长期的临床实践中，对"辨证论治"形成了自己独特的学术见解和风格。概言之，焦老要求在辨证论治时，要做到"四必须"、"五强调"。"四必须"：必须运用整体观念认识、治疗疾病；必须运用"动变制化思想"和"从化学说"深入分析各种证候变化；必须遵照循症求因、治病求本的要求诊治疾病；必须注意治养结合。"五强调"：强调"三因治宜"；强调明辨主症及其特性，并辨别证候的转化与真假；强调结合运用同病异治、异病同治的原则；强调据证立法、以法统方、依方选药，莫忘"七要"；强调在继承四诊的基础上进一步发展。

（二）创议"尪痹"及诊治规律

1."尪痹"渊源

"尪痹"之"尪"字，来源于《金匮要略》"诸肢节疼痛，身体尪羸，脚肿如脱，头眩短气，温温欲吐，桂枝芍药知母汤主之。"是指身体瘦弱，关节肿大之义。《辞源》中注解为"骨骼弯曲症"，胫、背、胸弯曲都叫"尪"。焦树德教授根据《黄帝内经》《金匮要略》《医学统旨》《医学入门》等有关的描述，认为这种关节变形、骨质受损、筋缩肉卷、几成废人的痹病，不同于一般的行痹、痛痹和着痹，而用"骨痹"、"顽痹"、"鹤膝风"和"骨槌风"等命名也难以概括其疾病的特点，"尪痹"病名更为合适。在1981年12月武汉召开的"中华全国中医学会内科学会成立暨首届学术交流会"上焦树德教授提出"尪痹"病名并将其归为"痹病"范畴，使祖国医学的痹病理论又有一定的发展，且渐趋完善。"尪痹"即指具有关节变形、骨质受损、肢体僵曲的痹病。1994年发布的《中华人民共和国中医药行业标准·中医病症疗效标准》中已收入了"尪痹"这一病名，规定是指类风湿关节炎。将尪痹区别于一般的痹病，通过多年的临床检验，不但应用方便，而且便于揭示本病的病因病机及发病特点，有利于进一步找出它的诊治规律。

2.病因病机

尪痹属于痹病范畴，所以"风寒湿三气杂致，合而为痹"也是其总的病因病机，更重要的是尪痹还具有寒湿深侵入肾的特点。可将尪痹常见的病因病机概括为以下4种：素体肾虚，寒湿深侵入肾。或先天禀赋不足，或后天失养，遗精滑精，房室过度，劳累过极，产后失血，月经过多等，致使肾虚，正不御邪。肾藏精、生髓、主骨，肝肾同源，共养筋骨。肾虚则髓不能满，真气虚衰，风寒湿三气杂致，如寒湿偏盛，则乘虚深侵入肾。肾为寒水之经，寒湿之邪与肾同气相感，深袭入骨，痹阻经络，血气不行，关节闭涩，肾为肝母，筋骨失养，渐致筋挛骨松，关节变形不得屈伸，甚至卷肉缩筋，肋肘不得伸，几成废人；冬季寒盛，感受三邪，肾气应之，寒袭入肾。《素问·痹论》说："所谓痹者，各以其时，重感于风寒湿之气也。""时"指五脏气旺之时（季节），肾旺于冬，寒为冬季主气，冬季寒盛，感受三邪，肾先应之，故寒气可伤肾入骨，致骨重不举，酸削疼痛，久而关节肢体变形，成为尪羸难愈之疾；复感三邪，内舍肾肝。痹病若迁延不愈又反复感受三气之邪，则邪气可内舍其所合而渐渐深入，使病情复杂而沉重；因热贪凉，寒从热化。湿热之域或阳性体质之人，因热贪凉，风寒湿深侵入肾，从阳化热，湿热蕴蒸，耗伤阴精，肝肾受损，筋骨失养，渐成尪痹。

值得注意的是，焦老在阐明尪痹病因病机时，特别提出对"合而为痹"的"合"字的理解。"合"是指三气合在一起而致的病。除此之外，还应理解为：痹病不仅是风寒湿三气杂致合一侵入而为痹，而且还要与皮、肉、筋、骨、血脉、脏腑的形气相"合"才能为痹；风寒湿三气杂致不但可与皮、肉、筋、骨、血脉、脏腑之形气相"合"而为痹，并且还因与四季各脏所主之不同的时气相合而为不同的痹。尪痹虽然以寒湿之邪深侵入肾为主要病机，但再结合"从化理论"来分析，有的"从阴化寒"而见寒盛证，有的"从阳化热"而见化热证。

3.辨证论治

（1）肾虚寒盛证

临床表现为腰膝酸软，两腿无力，喜暖怕凉；膝踝、足趾、肘、腕、手指等关节疼痛、肿胀、僵挛，甚至变形；舌苔白，脉沉弦、沉滑、沉细弦、尺部弱小沉细。治则：补肾祛寒为主，辅以化湿散风，强壮筋骨，祛瘀通络。补肾祛寒治尪汤：川续断12~20g，补骨脂9~12g，熟地黄12~24g，淫羊藿9~12g，制附片6~12g，骨碎补10~12g，桂枝10~15g，赤白芍各9~12g，知母9~12g，独活10~12g，防风10g，麻黄3~6g，苍术6~10g，威灵仙12~15g，伸筋草30g，牛膝9~15g，干姜6~10g，炙山甲6~9g，地鳖虫6~10g。

此方用于肾虚寒盛证，该证属肾虚为本，寒盛为标，本虚标实之证，在临床上最为常见。加减：上肢关节病重者，去牛膝，加片姜黄10g，羌活10g。瘀血重者，加红花10g、皂角刺5~6g、乳没各6g，或加苏木15~20g。腰腿痛明显者，去苍术，加桑寄生30g、炒杜仲20g，并加重川断、补骨脂用量，随汤嚼服胡桃肉（炙）1~2个。肢体关节卷挛僵曲者，可去苍术，减防风，加生薏米30~40g、木瓜9~12g、白僵蚕10g以舒筋除僵。关节疼痛重者，可重用附片用量，并加制草乌3~6g、七厘散1/3管，随汤冲服。舌苔白厚腻者，可去熟地，加砂仁3~5g或藿香10g。脾虚不运、脘胀纳呆者，可去熟地，加陈皮、焦神曲各10g。

（2）肾虚标热轻证

疼痛关节或微有发热，但皮肤不红；时感手足心热，肢体乏力，口干便涩。舌质微红，舌苔微黄，脉象沉细略数。治则：补肾祛寒为主，辅以化湿散风，强壮筋骨，祛瘀通络，兼以清热，减去温燥，加入苦坚清热之品。加减补肾治尪汤：生地15~20g，川续断15~18g，骨碎补15g，桑寄生30g，补骨脂6g，桂枝6~9g，白芍15g，知母12g，酒炒黄柏12g，威灵仙12~15g，炙山甲9g，羌、独活各9g，制附片3~5g，忍冬藤30g，络石藤20~30g，地鳖虫9g，伸筋草30g，生薏米30g。

此方是在上方补肾祛寒治尪汤基础上减去温燥之品，加入苦以坚肾、活络疏清之品，但未完全去掉羌活、独活、桂枝、附片祛风寒湿之药。用于肾虚标热轻证之邪欲化热但热象不盛者。

（3）肾虚标热重证

受累关节疼痛而热，肿大变形，局部可有发热，皮肤也略有发红，伴口干咽燥，五心烦热，小便黄，大便干。舌质红，舌苔黄厚而腻，脉象滑数，或弦滑数，尺脉多沉小。治则：补肾清热。补肾清热治尪汤：生地15~25g，川断15g，地骨皮10g，骨碎补15g，桑枝30g，赤芍12g，秦艽20~30g，知母12g，炒黄柏12g，威灵仙15g，羌、独活各6g，制乳、没各6g，地鳖虫9g，白僵蚕9g，蚕砂10g，红花10g，忍冬藤30g，透骨草20g，络石藤30g，桑寄生30g。

此方用于邪已化热，热象明显之肾虚标热重证，该证多见于年轻、体壮患者的病情发展转化过程，但经过治疗后则多逐渐出现肾虚寒盛之证，再经补肾祛寒治尪汤治疗，以补肾祛寒、强壮筋骨、通经活络。

（4）湿热伤肾证

此证多见于我国南方及常年湿热的地域，病程较长，关节肿痛，用手扪之发热，或下午潮热，久久不解；膝腿酸痛无力，关节蒸热疼痛，痛发骨内，关节有不同程度的变形。舌苔黄腻，脉滑数，或沉细数，尺脉多小于寸、关。治则：补肾清热化湿。补肾清化治尪汤：骨碎补15~20g，川断10~20g，怀牛膝9~12g，黄柏9~12g，苍术12g，地龙9g，秦艽12~18g，青蒿10~15g，豨莶草30g，忍冬藤30g，络石藤30g，生薏米30g，威灵仙10~15g，羌、独活各9g，炙山甲6~9g，泽泻10~15g，青风藤15~25g，防己10g，银柴胡10g，茯苓15~30g。

此方用于湿热伤肾证，该证多见于我国南方及常年湿热的地域，病程较长，关节肿痛，常有低热不退。加减：四肢屈伸不利者，加桑枝30~40g、片姜黄10~12g、减银柴胡、防己。疼痛游走不定者，加防风9g、荆芥10g，去地龙。肌肉疼痛者加蚕砂9~15g。

（三）治病必求于本

焦老倡导阴阳学说，焦老临证时最常背诵的经文就是《内经》中关于阴阳的大纲。"阴阳者，天地之道也，万物之纲纪，变化之父母，生杀之本始，神明之府也，治病必求于本。"，认为人体之脏腑气血，天气之风寒暑湿，疾病之表里上下，脉象之迟数浮沉，药性之温平寒热等皆不外阴阳二义。故治病必须掌握阴阳变化的规律，探讨疾病的发生、发展、转归变化的道理，因而把它称为"治病必求于本"。这个"本"即指阴阳。医者要懂得阴阳变化的道理，抓住阴阳这个根本，才能顺利地治好疾病。《素问·至真要大论》曰："谨守病机，各司其属。有者求之，无者求之。盛者责之，虚者责之。"这里所说的病机实际上也是求阴阳之本。焦老认为疾病在发生发展的过程中有各种不同的症状，而症状只是疾病的现象，医生必须详细观察并进行综合分析，通过对疾病表面现象的分析抓住疾病的本质，才能确立恰当的治疗方法，循证求因、辨别阴阳是临床诊治疾病的根本。辨析胸痹、心痹异同，探究心痹诊治。阎老师总结焦老学术思想和临床经验还有：

发展燮枢理论，创组燮枢汤方

融汇古今，提出脾胃病五大特点、六种治法

精研咳嗽机制，活用止咳七法

深研中风病，组建系列方

擅用三、四合汤治疗难治性胃脘痛

携纲辨证治哮喘

拟立足胕消肿汤治疗顽固性下肢淋巴回流障碍病

二、阎小萍老师探索、创新之路

阎老师传承之路，并未在出徒后停止，而是继续学习焦老学术思想和临床经验，并依托国家中医药管理局"十五"、"十一五"焦树德教授临床经验应用研究、北京中医管理局"3+3"薪火传承建设项目——焦树德教授名医工作室等科研课题，以临证为本，融理论学习与临证实践于一体。阎老师学术渊源与传承焦老密不可分。

阎小萍老师是全国第一批名老中医焦树德教授的学术经验继承人，跟师3年，揣摩钻研，孜孜以求，尽得焦老真传。而后在临床实践中，不断丰富与发展焦老的学术经验。老师秉承恩师焦树德教授旨意，进一步发扬焦老学术思想的同时，结合自己多年的临床经验和众多经典、现代文献，不断探索，推陈出新，对名师的学术思想、理论、方药在继承的基础上进行深入研究，并加以升华、提炼，推动学科研究和中医理论的创新。其学术思想和成就主要体现在以下3个方面：

（一）传承的结晶——"大偻"的渊源及辨证论治体系的形成

1."大偻"的初形

阎小萍教授在跟随焦树德老师学习期间，见到了大量强直性脊柱炎的病人，多表现为脊背、腰及下腰部的僵痛、屈伸不利、甚或形尪背偻之状，且畏寒喜暖多见，此证候不能被尪痹原有的三种证候所涵盖，于是焦老认为此系肾督阳气不足、寒湿深侵所致，与行于脊背、腰脊的督脉强相关，于是在阎小萍教授撰写的论文《焦树德学术思想和临床经验综论》中，此证候表现作为一种独立的"肾虚督寒证"，纳入到尪痹的辨证分型中。换言之，尪痹由原有的三种证候增加为四种证候，即：肾虚寒盛证、肾虚督寒证、肾虚标热轻证、肾虚标热重证。

2.学术经验的传承——"大偻"的由来及辨证论治

通过长期反复的临床实践的验证，不仅确实收到了良好的临床疗效，而且"尪痹"之病名亦被愈多的医家、学者们所认同，经专家们论证将本病名纳入了国家中医药管理局1994年6月发布、1995年1月实施的《中华人民共和国中医药行业标准·中医病症诊断疗效标准》（以下简称《标准》）："尪痹是由风寒湿邪客于关节，气血痹阻，导致小关节疼痛、肿胀、晨僵为特点的疾病。"并明确指出："本病指类风湿关节炎"。

《标准》中已明确规定"尪痹"指类风湿关节炎,也就是说类风湿关节炎相关的中医病名即称"尪痹"。为此,中医学对于强直性脊柱炎还应考虑建立新病名适应临床研究和中西医结合的需要。我们在长期诊治大量强直性脊柱炎患者时体会到尽管辨其证属"肾虚督寒证候"者颇占大多数,然表现为无畏寒喜暖,反见发热、畏热、口干、口渴、咽痛、口臭、心烦、便秘、溲黄等热象者有之,发病无明显腰背痛,而以四肢关节尤其是膝、踝、足跟、足底等关节肿胀疼痛的强直性脊柱炎患者亦不乏其人,故仅以"尪痹肾虚督寒证"作为强直性脊柱炎的中医病名未免含义狭窄而不确切,不利于中医对强直性脊柱炎的证候分类和准确辨证论治,有碍于本病研究的发展。

于是在1999年阎小萍教授协助焦老带教的美籍硕士研究生毕业论文中正式提出:强直性脊柱炎相关的中医病名—"大偻"。"大偻"之名首见于《黄帝内经》。《素问·生气通天论篇》曰"阳气者,精则养神,柔则养筋,开阖不得,寒气从之,乃生大偻。""大"者具有两层含义,一为脊柱乃人体最大的支柱,《素问·四时逆刺从轮》曾说:"冬刺络脉,内气外泄,留为大痹。""大痹"即指症情严重的痹证而言。故"大"字又深寓"病情深重"之意,此其二也。《诸病源候论·背偻候》说"肝主筋而藏血。血为阴,气为阳。阳气者,精则养神,柔则养筋。阴阳合同,则血气调适,共相荣养也,邪不能伤。若虚,则受风,风寒搏于脊膂之筋,冷则挛急,故令背偻。"偻者《辞源》注:"曲背";《简明中医辞典》注论"背偻又称伛偻,大偻。俗称驼背。指背部高耸,脊椎突出,腰不伸的症状。"《中国医学大辞典》说:大偻,背俯也。"我认为脊柱的正常生理弯度使其更好地起到支撑身体的作用,而偻者,曲背也,而"背"者含义有二,一则指颈以下,腰以上部位,二则指背部、腰部、骶部的总成。督脉与膀胱经循行于背部。"曲"当包含有当直不直而屈曲或当屈曲而不曲反僵直的双重含义。即指脊柱正常生理曲度消失而呈僵直或过度屈曲之状。综观强直性脊柱炎患者，不仅见腰、骶、胯疼痛，僵直，不舒，继则沿脊柱由下而上渐及胸椎、颈椎，或见生理弯度消失、僵直如柱，俯仰不能；或见腰弯、背突、颈重、肩随、形体羸弱等临床表现，甚者还可见"脊以代头，尻以代踵"之征象，的确酷似"大偻"。综上所述"大偻"即指病情深重，脊柱弯曲，或僵直的疾病。焦树德教授主张用大偻来指强直性脊柱炎也是比较合适恰当的。该论文中将其分为三种证候，即肾虚督寒证、邪郁化热证、痹阻肢节证，并分别用补肾强督治偻汤、补肾强督清化汤及补肾强督利节汤辨证治疗。

3.学术经验的传承与发扬——"大偻"辨证论治证候渐趋完善

"偻"字《康熙字典》引《说文》曰："尪也"，《康熙字典》中亦曾记载："娄与偻通，尪也，曲背也。"为此，阎师将"大娄"更为"大偻"。究其含义有二：一则说明"大娄"与"尪痹"既有密切的联系，又有一定的区别；二则说明"大娄"仍可归于"痹病"（风湿病）的范畴来探讨。

鉴于许多强直性脊柱炎的病人临床表现以脊背僵痛、胸胁疼痛，深呼吸及生气时症状加重，故阎小萍教授提出了增加"邪及肝肺证"，使常见证候由三种增加至四种，并以补肾强督调肝汤治之。

4.完善"大偻"辨证，提出二期六证的辨证论治体系

久居湿热之地或者在湿热环境中长期工作，或久服辛热药物、久嗜辛辣食物等均可促使热与湿搏结，形成湿热伤肾证，故于上述的四种证候中又增加了湿热伤肾证，而形成大偻常见的五种证候。

大偻的证候并非一成不变，且常常表现为病情的缓解与发作的交替出现。于是阎小萍教授在临床上根据临床表现和病程等多种因素将大偻辨证分为两期：发作期、缓解期和肾虚督寒证、邪痹肢节证、邪及肝肺证、邪郁化热证、湿热伤肾证、缓解稳定证六种证型加以论治。肾虚督寒证为临床最为多见，尤其是久居寒冷之地的人，是大偻病的基本证候。证候特点：腰、臀、胯疼痛，僵硬不舒，牵及膝腿痛或酸软无力，畏寒喜暖，得热则舒，俯仰受限，活动不利，甚则腰脊僵直

或变形，行走、坐卧不能，或兼男子阴囊寒冷，女子白带寒滑，舌苔薄白或白厚，脉多沉弦或沉弦细，尺弱。治法：补肾祛寒，壮督除湿，佐以活血通脉，强健筋骨。邪郁化热证系寒湿之邪入侵或从阳化热，或郁久热生所致。多见于强直性脊柱炎的活动期或病程较长，久服、过服温辛燥热之品者。邪痹肢节证见于以外周关节病变为首发或为主要伴见症状的大偻患者。尤其以下肢大关节如髋、膝、踝等为多见。邪及肝肺证多见于胸胁疼痛、腹股沟部位疼痛、臀部深处疼痛及双坐骨结节疼痛等为主要表现的大偻患者。湿热伤肾证多见于久居湿热之域或于潮湿、闷热之环境中长期工作的人群，肾虚湿热之邪入侵蕴结而伤肾、督所致。亦常见于本病的活动期而现此证候者。缓解稳定证为经治疗后腰脊、胸颈及关节等疼痛、僵硬基本消失或明显减轻，无发热，化验无特殊。因缓解稳定证乃病情控制稳定，根据以往的临床研究结果，已无明显自觉症状及体征。二期六型的大偻辨证是老师长期实践的经验所得，是老师心血的结晶，对大偻病的临床和科研指导意义重大而深远。

5.精炼强直性脊柱炎"寒热为纲"的辨证论治体系

嗣后经过对大量强直性脊柱炎患者的诊治，阎老师发现强直性脊柱炎的诸多临床表现都可以用寒证、热证两种证型来概括，以往2期6型的辨治体系中的邪痹肢节证，邪及肝肺证二证亦有寒热不同证候之分。为了提纲挈领、便于国内外学者掌握中医药诊治风湿病的辨证方法，为了中医药走出国门、走向世界。2008年阎小萍教授首次提出了"以寒热辨证为纲要"的辨治体系。将原2期6型辨治概括为两种证候：肾虚督寒证，治法：补肾强督，祛寒除湿。方药以补肾强督祛寒汤加减；肾虚湿热证，治法：补肾强督，清利湿热。方药：补肾强督清化汤加减。两型配以相应的中成药。寒热为纲的辨治体系临床操作简便易行，利于推广应用。

6.提出风湿病循经辨证理论

人体是由五脏六腑、四肢百骸、五官九窍、皮肉脉筋骨等组成的，它们虽各有不同的生理功能，但又共同进行着有机的整体活动，使肌体内外、上下保持协调统一，构成一个有机的整体。这种有机配合、相互联系，主要依靠经络的沟通、联络作用实现的。《灵枢·海论》曰："夫十二经脉者，内属于腑脏，外络于肢节。"通过十二经脉及其分支的纵横交错，入表出里，通上达下，相互络属于脏腑；奇经八脉联系沟通于十二正经；十二经筋、十二皮部联络筋脉皮肉，从而使人体的各个脏腑组织器官有机地联系起来，构成了一个表里、上下彼此间紧密联系，协调共济的统一体。阎小萍教授认为人体各个组织器官，均需气血以濡养，才能维持其正常的生理活动。而气血之所以能通达全身，发挥其营养脏腑组织器官，抗御外邪，保卫肌体的作用，则必须赖于经络的传输。而经络有一定的循行部位和络属脏腑，人体的各种生理病理现象均可通过经络传送到外部肌肤诸窍等，因此提出在临床治疗风湿病时，以"寒热为纲"辨证论治为指导，辅之以循经辨治，根据在经络循行部位上出现的肌肉、关节、筋脉等部位的疼痛、压痛、酸胀、麻木、皮疹、结节、条索状物等，或相应的部位皮肤出现色泽、形态、温度等的改变，可推断疾病的经脉和病位所在，结合其所联系的脏腑，进行辨证归经，且根据药物归经，选择用药，通过经络的传导转输，使药达病所，发挥其治疗作用，并借用现代的光、电、声、热等技术，局部施之中药熏蒸、离子导入、超声药物透入、半导体激光、手法按摩、针灸、拔罐、游走罐、穴位贴敷等方法循经给以综合治疗，可明显提高痹证治疗效果。

（二）阎小萍治疗风湿病疗效与机理系列研究

主要针对阎小萍老师诊治风湿病法则、经验方药，进行临床疗效评价研究，及治疗机理探讨。研究充分体现了阎小萍教授的学术思想及治疗法则，使得继承与科研相结合。主要体现在：补肾强督法中药的消炎止痛作用——下调多种促炎细胞因子，调节 1 型 /2 型辅助性 T 细胞平衡；补肾强督法能降低骨破坏因子水平，抑制骨与软骨的降解和破坏，纠正骨代谢失衡，补肾强督法能够抑制AS成纤维细胞增殖及合成分泌胶原能力，下调其细胞因子水平，具有潜在抗纤维化作用。

补肾强督法下调成骨细胞分泌和表达RANKL，上调OPG，促进骨生成，抑制骨吸收；补肾强督法改善AS患者血瘀证，及血流变等指标；强直性脊柱炎骨密度、骨代谢相关系列研究是对本病从"大偻"辨治，"肾督亏虚"为本，治疗注重"补肾壮骨"的诠释与验证；在"痹病有瘀"、"活血通络法"贯穿治疗始终思想指导下开展了强直性脊柱炎血瘀证、血流变、纤溶系统的相关研究。

阎小萍治疗风湿病思想概述

金笛儿

阎小萍教授是全国第一批名老中医焦树德教授的高足，也是卫生部（现国家卫生健康委员会）指定的焦老的学术继承人，她本人是全国第四批名老中医。焦树德教授可以说是中医风湿病学科的奠基人，他创立的尪痹学说和系列方剂、疗效显著，至今仍为广大中医同道和患者津津乐道。阎老师在全面继承焦树德教授学术衣钵的基础上，进一步发扬光大，逐渐完善和提出了"大偻"病名，并创立了"大偻"二期六证的辨证论治体系，即发作期、缓解期和肾虚督寒证、邪痹肢节证、邪及肝肺证、邪郁化热证、湿热伤肾证、缓解稳定证六种证型加以论治。并由此创立了"补肾强督方"、"补肾舒脊颗粒"、"清热舒脊丸"等经验方和中成药。阎老师长年在风湿病领域内的辛勤耕耘，做出了卓越贡献，已经成为全国公认的中医风湿病领域巨擘。

阎小萍教授在长期的临床实践中逐渐形成了一套独特的学术思想和行之有效的临床经验。概括来说，对风湿病的病机重视治病比求于本，本于肾虚。在风湿病的治疗中，阎老师主张"抓住痹病欲尪时"来体现治未病思想，立法组方重视调和营卫"和法"的应用，强调活血化瘀贯穿始终的思想，注意顾护脾胃、注意疏肝解郁。在处方用药的整体把握上，阎老师提出"小毒治病，十去其八"的安全治病观，以及综合序贯五连环的全面治疗观，并且主张结合现代医学技术，开展了结合B超等现代医学技术的当代中医风湿病新探索。

阎小萍教授从不满足于已经获得的成就，近年来她总结"大偻"

的病因病机，其内因与肾督亏虚相关，外因与寒湿、湿热等客邪痹阻相连。提出大偻不外两条主线，即肾虚和邪气，临床证候不外寒和热，依次以寒热为纲应可统领大偻，辅之以循经辨证，起到以简驭繁的作用，并由此概括和推广"寒热为纲"的风湿病辨治体系，这可以说是阎老师的自我突破。

阎老师近年来的成就还包括，创议周痹病名。阎老师经过深入广泛的研究中医文献，提出现代医学的回纹型风湿病（复发型风湿症）类似于《黄帝内经·灵枢》第二十七篇"周痹"中的周痹一病，将回纹型风湿病的中医病名定为周痹。这一观点得到了风湿界广大专家的认可。提出周痹辨治可分为发作期、缓解期。发作期患者常常表现明显的关节红肿疼痛，活动受限。此时可根据关节疼痛和发热的程度选用白虎加术汤，或二妙、三妙、四妙散。缓解期患者常常没有明显的关节症状，此时可按照患者的体质进行辨证。可分为三种证型：痰湿内蕴型、肝肾阴虚型和肾阳虚型。

阎老师的痹证辨证体系中，寒湿痹占有较重的比例，但湿热痹无疑亦占有一席之地。阎老师在临证过程中，不拘泥于成见，有是证用是药。提出了"肾虚为本，湿热为标"的治疗原则，并创制了"清热舒脊丸"这一治疗湿热痹的专药，获得了国家专利，完善了寒热为纲的风湿病辨治体系。

以上为概述阎老师的学术思想和成就，具体来说，在3年的跟师实践中，给我体会最深的阎老师学术特色是以下两项。

特色一：肾虚为本、异病同治的治病求本观

1.肾虚为本的治病求本观

总结阎小萍老师的临床经验，她在治疗风湿类疾病，其本在肾虚，本在肾精不足，肾中阴阳两虚。治病必求于本语出《素问·阴阳应象大论》："阴阳者，天地之道也，万物之纲纪，变化之父母，生杀之本始，神明之府也，治病必求于本"。原意是本于阴阳，推广到中医的

治疗中,"本"可以指疾病发生发展的原动力和关键。具体到风湿病患者,依据其肾中的阴阳失衡情况可以出现"阳虚则外寒""阴虚则内热"(《素问·调经论》)的情况,治疗以滋补肾精为基础,再根据阴阳不平衡的情况寒湿并用进行调理,符合《素问·至真要大论》所说:"谨守病机,各司其属,有者求之,无者求之,盛者责之,虚者责之,必先五胜,疏其血气,令其条达,而致和平,此之谓也。"

阎小萍老师治疗腰痛,每多温补肾精之剂,寒象明显者固用之,热象不明显的亦用之,或热象明显时方中亦七分凉三分温,时刻顾及肾阳气化是其辨治风湿痹证特点。

首先痹证主因风寒湿邪,阴邪为主,源自《素问·痹论》"风寒湿杂至,合而为痹"。又《素问·生气通天论》提出"阳气者,精则养神,柔则养筋。开阖不得,寒气从之,乃生大偻。"说明阳气内虚或流动不畅是大偻(原指弯腰屈背之病,现可泛指腰背痛、腰部不能屈伸之病)的主要原因。那么,痹证之腰痛病的主因就是,肾阳不足兼有风寒湿杂至合而为痹了。

后世医家亦多有此认识,清代郑寿全所著《医法圆通》里所讲"肾病腰痛"颇能得《内经》之旨:"按腰痛一证,有阳虚者,有阴虚者,有外邪闭束者,有湿气闭滞者。因阳虚而致者,或由其用心过度,亏损心阳;或由饮食伤中,损及脾阳;或由房劳过度,亏损肾阳。阳衰阴盛,百病丛生,不独腰疾,但腰之痛属在下部,究竟总是一个阳虚,下焦之阴寒自盛,阳微而运转力衰,腰痛立作。其人定见身重畏寒,精神困倦。法宜峻补坎阳,阳旺阴消,腰痛自已。如阳旦汤、术附、羌活、附子汤之类。"

但阎老师并非补火一派,她持论平和,虽温补肾阳,但多以骨碎补、补骨脂、川断、寄生、狗脊、杜仲、鹿角镑、淫羊藿一类温补肾精药物取效,少用附子、肉桂、干姜之类补火药这是因为她深得肾中内寄阴阳,而阴阳互根互用之理。当代人虽腰痛痹证仍以肾阳不足风寒湿侵袭为主,但当代人饱暖常有过度,少有先天肾阳极亏之人,多为肾中阴阳不平衡，肾阳过耗一时难以为济，为外邪所乘，或肾阴过耗肾阳无以为依，升腾不足，故以温补肾精为法，以寄阴阳互生互长。

正如张介宾《景岳全书·新方八阵·补略》里说"以精气分阴阳，则阴阳不可离；以寒热分阴阳，则阴阳不可混"，故又有脍炙人口的"故善补阳者，必于阴中求阳，则阳得阴助，而生化无穷；善补阴者，必于阳中求阴，则阴得阳升，而源泉不竭"。

总结阎老师的补肾中阴阳水火的观念，是从肾藏精兼具阴阳入手，无论外在的寒热表现，都是以肾虚为本，故应以补肾为先。

在补肾药物的具体运用上，应选用温性的补肾精药物，因为阳化气阴成形，人身之元气在肾阳的一点丹阳，无此火的温煦则养阴药物无法化生阴津，但此火又不宜过补，少火生气，壮火食气，因此，不宜选用辛温大热之补火壮阳药物，只可缓缓温补为宜。

2.异病同治的治病求本观

认识清楚肾虚为本观，就可以明白阎老师异病同治的治病求本观。

阎老师在长期的临床实践中逐渐形成补肾的基础方：偏肾阳虚的以川断、寄生、狗脊、杜仲一类温补肾精药，再加骨碎补、补骨脂一类强筋壮骨药物，在此基础上再加祛风散寒除湿、活血化瘀药物，或根据具体的症状加对症处理的药物，主治尪痹大偻骨痹一类的疾病。偏肾阴虚的在以上基础方上加入六味地黄丸，或以六味地黄丸为主方，治疗燥痹或者系统性红斑狼疮、皮肌炎等偏热性的疾病。

特色二，寒热并用攻补兼施的用药法

风湿痹证多有寒热错杂，症状可见上热下寒或偏身寒热，病机可以是寒热错杂、也可以是寒热真假。《金匮要略》中风历节病中，桂枝芍药知母汤就是寒热并用的典范。阎小萍老师临床中亦常见寒热错杂的患者，常投以温肾精祛风湿通血络为主的基本方，其性多温热，为兼顾局部之热邪或防止药物久服化热，常佐以白芍、知母、秦艽、络石藤等凉性药物，以使寒热调匀、阴阳平衡，常能收到良效。

阎老师组方较为全面，常常是寒热并用、攻补兼施，但寒热攻补搭配绝不是药物的堆砌，而是根据辨证立法的君臣佐使配合，还要考虑到药性相合不能互相掣肘的问题。比如，周学海《读医随笔》，"发明欲补先泻、夹泻于补之义"里就谈到："人参、白术，合槟榔、厚朴用，即补力大损，合黄柏、茯苓、桃仁、木香用，乃分道扬镳，清湿热以资正气者也"。说明合用要用得巧才能事半功倍。

阎老师临床常用的配伍有：骨碎补、补骨脂、川断、杜仲、狗脊、淫羊藿一类温补肾精药物，配山萸肉、白芍、知母等性平或凉的药物敛降浮火、滋阴润燥；生熟地、山萸肉一类补肾阴药，配泽泻、丹皮等泻肾浊药；熟地、白芍等补血药，配土鳖虫、郁金等破血活血药；羌活、独活、桂枝、细辛等温燥祛风除湿药，配秦艽、防风等凉润祛风药；用威灵仙、徐长卿、千年健、海风藤、海桐皮等温性疏风通络药，配青风藤、络石藤、豨莶草、忍冬藤等偏凉性通络止痛药；用片姜黄、鸡血藤、刘寄奴、元胡等温性行气活血药，配郁金、赤芍、泽兰、丹参、益母草等凉性活血化瘀药。如此攻补寒热同用，常能运筹帷幄之中，决胜千里之外。

特色三："新邪宜急散，宿邪宜缓攻"的治疗原则

"新邪宜急散，宿邪宜缓攻"语出：叶天士《临证指南医案·痹门·鲍》"风湿客邪留于经络……数十年之久……凡新邪宜急散，宿邪宜缓攻。"原意即久病正虚不宜急攻邪。在《伤寒论》里还可以看到佐证：伤寒论第175条的甘草附子汤证为风湿证的后期，肌肉关节症状加重，与桂枝附子汤、白术附子汤等风湿轻症相比，甘草附子汤祛除寒湿病邪的附子、白术的剂量却有所减轻，也体现了久病正虚不宜急攻邪的原则。这正和阎老师日常的组方用药原则一致。

结合阎老师肾虚为本的前提，总结出以下原则：久病正虚邪恋的证候宜扶正为先，不宜急攻病邪。阎老师在临床中，即便是患者病情深重，关节变形明显，亦少用乌头、附子、细辛、蜈蚣、全蝎、三棱、

莪术等峻烈药物，而总是以补肾为先，温补肾精，佐以温和的祛风除湿通络药物，如羌活、独活、片姜黄、威灵仙、穿山甲等，扶正以祛邪。

特色四：对中药的一些不同常规的认识

阎老师在长期的临床实践中对于中药的使用逐渐形成了和中药教科书略有不同的认识，试举两例来说明。

第一，白芍致泻还是止泻？帕夫林（白芍总苷）是阎老师治疗风湿病的常用药，不少病人服用后出现腹泻的副作用，这和教科书上芍药酸敛止泻的功用不符。如何来看待这一问题。阎老师讲《神农本草经》中的芍药："味苦，平。主邪气腹痛"，并无酸味，是成无己在注解伤寒论时，为解释方药组成将其诠释为味酸，后世医家在"味酸"基础上推演出敛阴生津、止泻等一系列功效，此处的生津应该说是"坚阴"而不是"敛阴"。既然味苦，性平或凉，芍药在脾胃虚寒的病人身上导致腹泻就是完全可能的。因此，临床中使用芍药（白芍）的时候，主要取其缓急止痛的功用，为了缓解其腹泻的副作用，阎小萍老师常提醒我们在方剂中配入炙甘草，取其甘缓和中之效，对口服成药的病人，可以配合参苓白术丸，这样既发挥了芍药的治疗效果，又减少了副作用，提高了患者的依从性，取得了满意的疗效。

第二，山萸肉仅仅是酸敛止汗药物吗？阎老师引张锡纯《医学衷中参西录》所说："山萸肉：味酸性温。大能收敛元气，振作精神，固涩滑脱。因得木气最浓，收涩之中兼具条畅之性……且敛正气而不敛邪气，与他酸敛之药不同"，认为山萸肉能收敛元气，振作精神，用在风湿病患者肾虚，不能作强，对感觉疲乏无力、腰膝酸软者大有裨益。

阎小萍精学深研展名师风范

孔维萍

　　阎小萍教授师从全国首批名老中医焦树德教授，是全国第四、五批老中医药专家学术经验继承指导老师，享受国务院特殊津贴。一直从事中医及中西医结合诊治风湿病的医、教、研工作。至今战斗在临床第一线。曾任中华中医药学会风湿病分会、中国中西医结合学会风湿病分会副主任委员等。现任中国民族医药学会风湿病分会、世中联骨质疏松分会主任委员及风湿病分会副主任委员、北京中西医结合学会风湿病分会主任委员等多职。乃当代中医风湿病学的践行者。

　　阎小萍教授从事中医临床工作50年，近28年主要从事中医风湿病学的临床和科研工作，善于运用中医药治疗风湿病疑难重症。28年来医治风湿病患者逾30万人次，在中医药防治风湿性疾病领域有极深的造诣，精湛医术得到了广大风湿病患者的认可与赞扬。

　　阎小萍教授同时还积极从事我国中医风湿病的宣教工作，曾屡赴国内、国外讲学，讲学足迹在我国遍布除外西藏以外的所有省、市、自治区，在国外遍及美国、英国、德国、俄罗斯、澳大利亚、加拿大、新加坡、马来西亚、日本、韩国等20余个国家，积极在国内外传播中医风湿病的理论，扩大中医风湿病诊治的影响力。阎师善于运用中医药治疗风湿病疑难重症，屡起沉疴，活人无数。医治的患者遍布全国各省市、自治区，乃至东南亚、欧美等世界多个国家。

　　吾有幸于2012年成为第五批全国老中医药专家学术经验继承人，师从阎小萍教授，跟其左右，秉承医学。阎师严谨的治学，崇高的医德，精湛的医术都为我们后辈树立了师者风范，吾唯有铭记在心，扬鞭自蹄，方可不负阎师教化。今参与阎师医案编纂，万分感慨，望阎师学术思想传承发扬，望中医之道在一代代中医人的努力中踵事增华。

一、师从名医，继承发扬，提出辨治风湿病总则

阎小萍教授从事中医风湿病诊治研工作达28年余，师从"尪痹第一人"焦树德教授，成为焦树德学术经验继承人，并于1995年在人民大会堂举行的第一批全国继承老中医药专家学术经验出师大会毕业仪式上代表首批全国500名名老中医经验继承人发言，其毕业论文获得二等奖。2008年成为第四批全国老中医药专家学术经验指导老师，2012年连任第五批全国老中医药专家学术经验指导老师。已带全国老中医药专家学术经验继承人徒弟4人。承担的相关科研项目：国家科技部"十五"、"十一五"科技攻关项目、北京中医管理局"3+3"薪火传承建设项目——焦树德教授名医研究室、北京市中医药科技项目等，总经费达70余万元。

曾任国家中医药管理局中医重点专科风湿病协作组大组长。早年秉承恩师焦树德教授学术思想，提出强直性脊柱炎的中医病名"大偻"及相应证治，广泛深入开展"大偻"的临床教学与科研，先后获得国家发明专利两项、申请国家发明专利两项。同时也致力于风湿病继发骨质疏松的诊治与科研。继承焦树德教授学术思想以补肾祛寒治尪为主治疗类风湿关节炎，且致力于相关的临床与基础研究，又创立"回纹型风湿症"的中医病名"周痹"，成为国家中医药管理局风湿病协作组"周痹"及"大偻"的牵头单位，制定大偻及周痹中医诊疗方案、临床路径。创制经验方"补肾舒脊颗粒"、"寒痹外用方"等治疗强直性脊柱炎（大偻）及"骨痹通方"治疗骨关节炎（骨痹）和"补肾清热育阴方"治疗干燥综合征（燥痹）等。

1. "五连环、综合强化序贯"方法在治疗风湿病中的运用

阎师在长期诊治风湿病的临床中实践中发现，风湿性疾病的治疗

应采用多方面、全方位的强化治疗，不能仅仅局限于口服药物，而应该联合使用多种外治方法，并结合局部关节或全身的体育医疗，达到内外兼治的目的。对于急性期或一些顽固的风湿性疾病，适当配合一些缓解症状、控制病情的西药，有利于提高疗效，缩短治疗时间。此外患者对疾病的认知程度也对治疗效果起到了重要影响作用。因此阎师提出了"五连环、综合强化序贯"治疗方法，运用于多种风湿病的治疗中，如大偻（强直性脊柱炎）、尫痹（类风湿关节炎）、燥痹（干燥综合征）等等，取得了良好的临床疗效。"五连环"主要包括"健康教育、中药为主、内外兼治、中西合璧、体育医疗"等五个方面，五连环治疗方法，是将五方面治疗有机地结合起来，从整体出发，为患者拟定个体化的治疗方案。综合强化序贯治疗是根据 AS 缠绵难愈、多伴有瘀血阻络的特点提出的多种治疗手段序贯应用的临床指导方针。包含综合、序贯、强化三个层次的含义。强调不同方法的组合效应，以在最短的时间内达到最大疗效为目标。从而缩短患者治疗时间，降低治疗费用。

2.补肾壮骨法

骨质受损是多种风湿病可以出现的表现，临床常见症状有关节变形、骨软、骨痛，骨质松脆易于折断等等。而现代医学也发现多种风湿性疾病，如强直性脊柱炎、类风湿关节炎、干燥综合征、骨关节炎等，均可以出现骨质破坏、骨质疏松、骨量减少、骨质增生等表现，造成关节畸形，骨折等危害。骨质受损多在风湿病后期出现，一旦出现治疗难度增大，患者往往预后不佳。阎师在治疗风湿病中强调补肾壮骨法的运用，认为骨质受损与多种风湿病发生的共同病因——肾虚密切相关。阎师指出对于风湿病患者应注意与骨质受损相关的检测，早期发现，防止疾病进展，并且补肾壮骨之法在风湿病的治疗之中应早期应用，贯穿始终，以起到既病防变、未病先防的作用。

此外阎师认为，骨质破坏、骨质受损，不单单因肾虚而致，还和风、寒、湿邪侵袭、瘀血、痰浊内生等有关。因邪气侵袭，闭阻经脉、关节，而使气血运行不畅，骨失所养。痰浊瘀血等病理产物更可加重经络阻滞，影响气血的化生。因此祛风散寒、除湿化痰、活血通络等法则在补肾壮骨的治疗中有着不可忽视的作用。临床常用药物有杜仲补肾壮腰、强筋健骨、直达下部筋骨气血；续断补肝肾、续筋骨、疗绝伤、理腰肾；桑寄生除风湿、助筋骨、益肝肾、强腰膝。羌活、独活、及多种藤类药物散寒祛风、除湿、通络。贝母、元参、土茯苓、连翘等化痰散结。片姜黄、制元胡、穿山甲等活血通络。诸药随证配合应用以扶正祛邪，使气畅血行，则骨损能消矣。

3.循经辨证法

循经辨证是阎师治疗风湿病的重要法则，在临床中应用甚广，治疗时据疼痛部位所在经脉、部位，而选用入该经药物。例如：大偻发病由肾督亏虚，阳气不足为其内因，风寒湿之邪深侵为其外因，内外和邪所致。临床病情变化复杂，不仅肾督病变，还会波及肝、脾、肺、心、胃肠、膀胱等其他脏腑病变，殃及目、口、二阴等窍。因此循经辨证用药可使药力直达病所，在大偻的治疗中尤为重要。

入肾通督药阎师临床常用金狗脊、熟地、淫羊藿、鹿角、骨碎补、补骨脂、鹿衔草等等。其中金狗脊补肝肾、入督脉、强机关、利俯仰，熟地补肾填精，淫羊藿温肾壮阳、除冷风劳气，鹿角主入督脉、补肾强骨、壮腰膝；骨碎补祛骨风、疗骨痿、活瘀坚肾。补骨脂温肾壮阳，治腰膝冷痛。上药均可补肾阳、壮督脉，祛在肾督之邪。

阎师常用的入肝胆经、补益肝肾，祛肝胆邪气之药物如：寄生、川断、杜仲、沙苑子，入肝、肾经，可肝肾同补；独活、青风藤、鸡血藤、桑枝、白蒺藜、伸筋草、佛手等均可入肝，祛肝经风寒湿邪，养血柔肝舒筋；制元胡、片姜黄亦可入肝，能活肝经瘀血，通络止痛；使得肝血充，肾精足，筋舒骨养，僵痛可除。

阎师常用的入膀胱经药物如：羌活入膀胱、肾经散表寒、祛风湿、利关节、止痛；独活归肝、肾、膀胱经，祛风胜湿、散寒止痛，与羌活相配能祛上、下之太阳经之邪气；葛根入胃、膀胱二经，兼入脾经，升阳解肌，治头痛项强；防风归膀胱、肺、脾、肝经，祛风解表、胜湿止痛、解痉。

阎师常用的入脾、胃经，健脾化湿、和胃的药物如：白术归脾、胃经，补中益气，健脾和胃，燥湿利水；砂仁归脾经、胃经、肾经，化湿开胃，温脾止泻；张元素称其治脾胃气结滞不散；苍术归脾、胃、肝经，健脾燥湿；陈皮，归肺、脾经，理气健脾，燥湿化痰；山药，入肺、脾、肾经，健脾胃，止泄痢，化痰涎。茯苓归心经、肺经、脾经、肾经，健脾化湿；生薏米入脾、胃、肺、大肠，清热利湿，除风湿，健脾胃。此外阎师还善用既能祛风湿又可和脾胃的药物；如千年健，入肝、肾、胃经；祛风湿、舒筋活络消肿、止胃痛；徐长卿，归肝、胃经，祛风化湿，止胃痛止痒；佛手归肝、脾、肺经，舒肝理气，和胃止痛等等。临床上上述药物常常配伍使用，以达健脾胃，补后天，生气血，祛脾胃经之风寒湿邪，并防止寒凉、温燥之药伤胃等作用。

阎师辨治干燥综合征（燥痹），形成了自己独特的"辨五液调五脏"理论。阎师认为燥痹发病的中心环节乃津液匮乏。津液在五脏系统中的表现为"五液"《素问·宣明五气》云："五脏化液，心为汗，肺为涕，肝为泪，脾为涎，肾为唾"。张志聪《黄帝内经素问集注》所说："水谷入口，其味有五，津液各走其道，五脏受水谷之津，淖注于外窍而化为五液"，可见，津液入于五脏则化为五液。"五液者，肾为水脏，受五脏之精而藏之，肾之液，复入心而为血，入肝为泪，入肺为涕，入脾为涎，自入为唾。是以五液皆咸"。由此可见在五脏化五液的生理过程中，肾在其中发挥着总领作用。肝肾同源，若肾阴亏虚，水不涵木，肝失濡养，则肝阴亏虚。脾胃为后天之本，依赖于先天之肾的滋养。肾阴亏虚不足以滋养后天，导致脾胃津液缺乏，脏腑功能受到影响。胃阴亏虚无以受纳腐熟水谷，脾脏无以运化输散津液，也会造成身体其他部位的干燥。肺为娇脏，喜润恶燥，金水相生，子病及母，若肾阴亏虚亦会导致肺阴的亏虚。肺为水之上源，宣发肃降水液，将水液输布到全身各部，肺阴亏虚同样也会造成身体其他部位的干燥。肾主水，心主火，心肾相交，水火既济。若肾阴亏虚，则导致心阴亏虚，因此燥痹的病因以阴虚为主，病位主在肾、肝，兼及肺、脾、胃、心等多脏器。

阎师依据燥痹肝肾阴液亏虚为本的病因病机，创立经验方——补肾清热育阴方加减。方中以生地黄滋补肾阴，山萸肉补肝养肾而涩精，山药补益脾阴，亦能固肾，泽泻利水渗湿，丹皮泄虚热，凉肝且能泻阴中伏火，并制山萸肉之温涩，茯苓渗利脾湿，既助山药补脾，又与泽泻共泻肾浊，助真阴得复其位。辅以麦冬润肺清热，金水相生，天冬养阴润燥，元参滋肾降火为臣，佐用天花粉清热泻火，生津止渴，三药滋补肺胃之阴。泽兰利水消肿，且能活血化瘀，青风藤通经络，祛风湿，以砂仁为使，防滋腻碍脾，并引药入肾。本方以滋补肝肾之阴为主，同时兼顾肺胃之阴。

阎师根据燥痹患者的临床表现，辨别五液的虚损程度，在此方的基础之上灵活加减：常用的补益脏腑阴液的药物有入肝经的女贞子、旱莲草、决明子、枸杞子；入心经的百合、远志；入脾经的黄精、玉竹、太子参；入肺经的沙参、石斛、玉竹、石膏、知母、芦根；入肾经的黄精、女贞子、旱莲草、枸杞子等。如遇肺胃之阴亏甚者，可加增液汤，若临床见筋脉拘挛、关节变形、活动不利等，乃肝肾亏虚，外邪，风寒湿等邪气乘虚而入，痹阻于内，不通则痛，久而筋骨失养，甚者还可见骨质受损。阎师多用青风藤、徐长卿等药祛邪除痹通达关节。除此之外，阎师常用山茱萸与甘草相配，取酸甘化阴之意。阎师强调在治疗时不能一味滋阴，使用寒凉滋腻之品，以防碍脾，反而使津液化生失源。同时，养阴之时应适当搭配运用活血化瘀之药。阎师常用元胡，泽兰，泽泻等行血、利水。另，在养阴之时可配伍补气之品，如党参，焦白术，生山药，茯苓等，皆有健脾益气，顾护脾胃之功效。为使补而不滞，又常须配伍理气之药，如陈皮，砂仁等。阎师常搭配使用推气散一方，其中枳壳，姜黄，防风三药行气活血，使全方"动起来"，防止一味地滋阴，导致全方"静中无动"，疗效欠佳。

4.活血通络法

疼痛固定、入夜尤甚，为多种风湿病常见症状。阎师认为此乃瘀血闭阻之象。因昼为阳，夜为阴。血液运行要靠阳气推动，入夜阴盛阳衰，有瘀血者疼痛自然会尤甚。阎师认为"活血通络"为治疗风湿病不可忽视的法则。

临床上血瘀证是大偻常见的兼证。阎师将大偻分为寒、热两种证型，肾虚督寒证和肾虚湿热证。肾虚督寒证：见腰骶、脊背、臀疼痛，僵硬不舒，牵及膝腿痛或酸软无力，畏寒喜暖，得热则舒，俯仰受限，活动不利，甚则腰脊僵直或后凸变形，行走坐卧不能，或见男子阴囊寒冷，女子白带寒滑，舌暗红，苔薄白或白厚，脉多沉弦或沉弦细。乃寒湿深侵肾督而致，寒湿为阴邪，易伤阳气，可致寒邪内生，复感外寒，内外之寒相合，可致"寒凝血瘀络阻"而见血瘀证候。肾虚湿热证见腰骶、脊背、臀酸痛、沉重、僵硬不适、身热不扬、绵绵不解、汗出心烦、口苦黏腻或口干不欲饮，或见脘闷纳呆、大便溏软，或黏滞不爽，小便黄赤或伴见关节红肿灼热掀痛，或有积液，屈伸活动受限，舌质偏红，苔腻或黄腻或垢腻，脉沉滑、弦滑或弦细数。本证乃邪郁化热，或因体质不同，温药过用，而致邪气从阳化热而来。热为阳邪，易伤津耗血，热炼津血，致"血凝血瘀阻络"亦可见血瘀的证候。二证均需以活血通经之品，或佐以温养，或佐以凉散以治之。

阎师所用治疗肾虚督寒证的补肾强督祛寒汤，方中以狗脊补肝肾、壮腰膝、利俯仰；熟地填精补血，补肾养肝；骨碎补补骨、祛瘀、强骨共为君药。制附片温补肾阳，祛寒邪；鹿角补督脉，养精血为臣药。杜仲补肾壮腰，强健筋骨；川断补肝肾，强筋骨；羌活主治督脉为病脊强而厥；独活搜少阴伏风；桂枝和营卫，通经络，助阳气；白芍配桂枝和营卫；知母滋肾阴清热，以防热药燥血生热；防风散风寒，胜湿邪，并能杀附子毒；威灵仙通十二经，祛风邪共为佐药。川牛膝活瘀益肾，并能引药入肾；炙山甲通经络，引药直达病所，共为使药。其中骨碎补、川断、川牛膝、炙山甲等均有活血通经的作用。

治疗肾虚湿热证所用补肾强督清化汤，方中以狗脊补肝肾，入督脉、壮腰膝、利俯仰为君药；苍术化湿健脾；黄柏清热坚肾；牛膝补肝肾，通经，引血下行；生薏米利湿舒筋；配苍术、黄柏、牛膝共为四妙丸以清热燥湿；共为臣药。忍冬藤清热解毒，疏风通络；桑枝祛风清热，通活经络；络石藤祛风除湿，通络止痛，清热凉血；白蔻仁理气宽中燥湿；藿香化湿和胃；防风散风寒，胜湿邪；防己利水消肿，祛风止痛；萆薢利湿去浊，祛风通痹；泽泻利水渗湿；桑寄生补肝肾；强筋骨；祛风湿；共为佐药。炙山甲通经络，引药直达病所，为使药。其中亦有牛膝、炙山甲等活血通经药物。

此外阎师在临床上还善用多种活血通经药物配合使用。如姜黄，破血行气，通经止痛。制元胡，活血散瘀，利气止痛。泽兰、鸡血藤性偏温，养血祛瘀通经。地鳖虫性凉，破瘀血，续筋骨。赤芍化瘀舒筋通络凉血。郁金归肝、心经，活血止痛。诸药辨证配伍使用以增活血通络止痛之力，使气机得利，僵痛自除。

5.标本兼治

在临床实践中，阎师治疗银屑病关节炎，总以补益肝肾、荣筋壮骨为本，兼以活血通络等治标之法。银屑病关节炎是一种与银屑病相关的炎性关节病，在中医学上银屑病关节炎当属"白疕"与"痹证"相结合的范畴。阎小萍教授认为"白疕"、"干癣"等乃风、寒、湿、热等邪侵犯肌肤，化热伤及阴血，肌肤不得荣养而为病变。而风、寒、湿邪杂合而至如若深侵入关节痹阻经络，则为痹证。阎小萍教授认为本病乃本虚标实，本乃肝、肾、肺等脏腑亏虚，标乃风寒湿邪痹阻于内、化热成毒、灼伤阴血、肌肤不荣、筋脉失养而至。临床可以根据其病变特点参考痹证、尪痹、大偻等辨治，但本病又有皮肤表现，其关节局部易有热象，因此辨证时需根据其证候体征如关节有无热象、皮损大小、色淡或色红或色暗等辨风、寒、湿、燥、热、毒、虚、瘀的程度。

相应治以补益肝肾、荣筋壮骨、活血通络、祛风散寒、清热除湿、凉血解毒、清肺润燥之法。（1）补益肝肾、壮筋骨以治其本。如患者病变乃类似反应性关节炎者可按痹证论治，以独活寄生汤加减治之。如患者病情似强直性脊柱炎（大偻）者，多肝肾亏虚，阳气不足为本，热毒血燥为标。常治以补肾强督方加味，如患者病变类似类风湿关节炎（尫痹）者，选用补肾祛寒治尫汤、补肾清热治尫汤随症加减。（2）祛风除痹、寒温并用。如上肢受累为主选用以羌活、片姜黄、桂枝、桑枝等；下肢受累为主选用独活、海桐皮、海风藤、牛膝等；上下肢同重选用伸筋草、青风藤、松节、威灵仙等祛风湿、通经络、利关节。并根据关节热象轻重，选用既能祛风湿又能清热之豨莶草、秦艽、络石藤、忍冬藤等相配，以寒温并用以防助热。（3）凉血解毒以祛顽癣。皮疹轻者，常用丹皮、赤芍、生地、郁金、知母等凉血养阴润燥，皮疹较重者常用五味消毒饮清热解毒。（4）养血补血以祛风润燥。常以四物汤养血补血，同时强调理血之法，一则使身体上原有的风邪清除；二则治血使气血充足，正气乃盛，则内风不能生，外风不能侵而风自灭。（5）清肺润肺以荣皮毛。常用霜桑叶，配以除湿，解毒，通利关节的土茯苓。二药相配，既可泻肺热、润肺燥，又解毒可疗疥癣。（6）活血通络、祛瘀生新临床常用制元胡、片姜黄、鸡血藤、穿山甲等。

又如，阎师治疗白塞病，中医病名为狐惑病，首载于汉代张仲景所著《金匮要略》中。阎师承前贤之论，认为本病的病机为阴虚血热，湿热内蕴。而导致湿热内蕴的病因为禀赋不足、饮食不节、情志失调、外感邪气。四大病因无论内生，还是外感，都会影响体内气血津液运行，扰乱人体气机，从而导致湿热郁而成毒，弥漫三焦，流注筋脉肌肉，外攻于口、眼、外阴，乃发生本病。因此，阎师认为白塞病是由于脏腑功能失调，或素体阴虚血热，加之过食膏粱厚味，辛辣肥甘，醇酒滋腻，或五志过极，肝郁化火，或肝脾不调，导致湿热蕴毒，伏藏于内，遇外因而发作，湿聚上蒸下注于诸窍，发为本病。

狐惑之病，反复发作，久久不愈，或急者，外感湿邪，二阴溃破，灼热疼痛，或缓者，溃疮发暗，倦怠萎黄，缠绵日久。可见，狐惑病的治疗当分轻重缓急，遵循急则治其标，缓则治其本的治疗大法。在急性期，治疗当攻邪为主，扶正为辅，即清热除湿、凉血解毒，辅以补益肝肾，健脾益气。在缓解期，治疗当以扶正为主，祛邪为辅，即补益肝肾，兼清相火，健脾益气，兼利湿热。常用知柏地黄丸以补益肝肾兼清相火。并常配元参既滋肾水又可凉血滋阴，泻火解毒。此外注重阴阳双补，以阳中求阴。急性期湿热之象较重时，常用桑寄生、川断、补骨脂、骨碎补等平和之品补肝肾，缓解期可以徐徐加大温肾之力，加用狗脊、杜仲等。对于健脾益气，兼利湿热，常以大剂甘草既可补脾益气，又可清热解毒，喻甘草泻心汤之意。《本草疏证》曰："甘草之用生、用炙有不同，大率除邪气、治金创、解毒，皆宜生用；缓中补虚、止渴，宜炙用。"故在急性期生用为宜，缓解期可炙用以健脾益气、固护中州。此外阎师还常用木瓜、蚕砂、白术、陈皮等化湿和中；腹胀者可加白术、枳壳；畏寒者可加仙灵脾。而在狐惑病的整个疾病发展过程中，始终存在气血运行不畅，经脉淤滞不行的病理现象，常见肢节疼痛，皮有淤斑结节等症。故阎师治疗狐惑病时，在清热除湿，凉血解毒基础上注重祛风通络，化瘀散结。常以青风藤、海桐皮、独活、豨莶草、秦艽等祛风除湿通络；以消瘰丸、鳖甲、元胡、山甲等化痰、通瘀、软坚散结；夏枯草、生牡蛎可消下肢结节红斑，桑枝、炙山甲可缓关节疼痛；并常选用玄参入肾、凉血滋阴，泻火解毒，生石膏入肺、胃，泻其火，竹叶、连翘入心，清其火，土贝母入肺、脾，散其热，苦地丁入心、脾，清热解毒，此六药均可散结，消肿、解毒，可入脾、胃、心、肺、肾经，且生石膏还善治疮疡久不收口；另善用连翘能轻清上浮，解上焦诸热，为疮家要药。热毒壅盛者还可以五味消毒饮、清胃散、泻黄散等以泻火解毒。

二、致力科研，探索创新，桃李天下

阎师长期从事科研工作，带领团队主持国家级、省部级数十项科研项目，获得众多省部级科技进步奖及其他科研奖项。阎师同时还积极开展了现代中药研发工作，进行院内制剂和协定处方的研发。如我院的院内制剂补肾舒脊颗粒、清热舒脊浓缩丸、寒痹外用方巴布剂、热痹外用方巴布剂等。院内协定处方有：补肾强督方、寒痹外用方、热痹外用方。补肾舒脊颗粒是治疗强直性脊柱炎的院内制剂，连年销量名列前茅，成为患者的福音。

阎师致力于风湿病继发骨质疏松的治疗与研究，在风湿病继发骨质疏松的发生率，发生机制，及其与中医辨证分型的关系、中药对于风湿病继发骨质疏松的疗效、作用机制等方面进行了深入的探讨。

阎师认为风湿病的病因大多在于肾虚受邪，而肾主骨，因而在出现关节变形尪羸的同时，也存在骨髓空虚，因此常发生骨质疏松。例如阎师通过对1151例强直性脊柱炎患者大样本的调查研究发现骨量减少、骨质疏松的发生率可以达到60%以上。因此她提出风湿病继发骨质疏松是较为普遍的，在治疗风湿病的同时特别要重视骨质疏松的问题，提出治疗风湿病注重补肾壮骨之法，并且通过临床验证了壮骨中药对风湿病继发骨质疏松有良好的疗效。她承担了多项风湿病继发骨质疏松、骨质破坏的相关研究，包括首都医学发展基金科研课题"补肾强督法治疗强直性脊柱炎骨质疏松症的临床与实验研究"、国家中医药管理局科研课题"补肾强督法对强直性脊柱炎骨质破坏的影响"等。其主持研究的"补肾壮督法治疗强直性脊柱炎骨质疏松症患者临床与机理探讨"获2005年中日友好医院科技进步奖二等奖。她带领的团队在中国骨质疏松等杂志上发表了数十篇相关论文。

阎师连年承担北京大学医学部、北京中医药大学本科生及研究生、留学生教学工作，多次获得北京中医药大学、北京大学医学部、中日友好医院"优秀教师"的称号，积极开展师带徒"传承"的方式教育学生，毫无保留，倾力培养学术继承人，现在已培养全国博士研究生、硕士研究生、全国及省市中医优秀人才数十人。

除此之外，阎师还积极开展远程医疗，依托中日友好医院远程医疗系统，对新疆克拉玛依医院、内蒙古鄂温克旗医院、云南医科大学附属医院、陕西神木县医院、贵州安顺市人民医院、甘肃武威市中医院等边远地区风湿科进行医疗远程会诊、教学和帮扶工作，提高了民族地区、边远地区的风湿病诊疗水平，造福了当地广大风湿病患者。

尪痹篇

肾虚标热尪痹治案

患者：李某　男性　40岁

初诊：2008年11月10日

主诉：多关节肿痛4年。

现病史：4年前无明显诱因出现双手掌指关节、近端指间关节肿胀疼痛，足小关节、踝、肘、膝疼痛，伴晨僵，外院经检查诊为"类风湿关节炎"，曾予多种药物治疗，包括甲氨蝶呤、来氟米特、雷公藤等，初服有效，继服效减，并出现肝酶升高、恶心等副作用而停药。病情逐渐加重，门诊查RF：1310IU/L，ESR：55mm/h。患者为求进一步中医治疗来阎师门诊就诊，现症见：双手、足、髋、膝、肘等多关节肿痛，双腕、左肘变形，强直，活动功能受限，伴晨僵3小时左右，关节畏寒喜暖，得暖则舒，食少眠差，小便尚调，大便略干，双下肢疼痛，畏寒肢冷，偶有腰痛，阴雨天加重，纳食可，夜眠安，二便自调。

既往史：无肝炎、结核病史。无药物过敏史。

个人史：无吸烟及饮酒史。

家族史：无家族遗传病史。

查体：双腕、左肘畸形，关节活动度差。舌淡红、暗，边有瘀斑，舌苔白，脉沉略弦细。

诊断：中医：尪痹

　　　　西医：类风湿关节炎

辨证：肾虚寒盛，瘀血阻络证

治法：补肾祛寒，活血通络证

处方：

骨碎补20g	补骨脂15g	桂枝10g	知母15g
羌活15g	独活10g	防风15g	川断20g
桑寄生30g	葛根30g	狗脊25g	络石藤30g
伸筋草25g	片姜黄15g	元胡20g	桑枝30g
生、炒薏仁各30g	忍冬藤30g	青风藤20g	炒枳实、壳各15g
鸡血藤20g			

14付，水煎服

二诊：2008年12月16日

患者服药后关节肿胀减轻，但关节局部有热感，伴口干不欲饮，腹胀便溏，舌尖边变红，苔薄黄，脉沉略弦细。予上方去鸡血藤、桑枝，改知母18g、片姜黄12g，加寒水石30g、连翘12g。处方调整如下：

骨碎补20g	补骨脂15g	桂枝10g	知母18g
羌活15g	独活10g	防风15g	川断20g
桑寄生30g	葛根30g	狗脊25g	络石藤30g
伸筋草25g	片姜黄12g	元胡20g	生、炒薏仁各30g
忍冬藤30g	青风藤20g	寒水石先煎30g	连翘12g
炒枳实、壳各15g			

28付，水煎服

三诊：2009年2月25日

因服药见效，自行继续服用原方4周，现症见双手、足、髋、膝、肘等多关节肿胀基本消失，疼痛大减，双腕、左肘变形、强直未改变，晨僵10分钟左右，关节畏寒喜暖已不明显，食可，二便尚调，舌淡红，舌苔白，脉沉略弦细。检查：RF：648IU/L，ESR：21mm/h，于上方去元胡、生炒薏仁、炒枳实壳、狗脊、伸筋草、寒水石，加用豨莶草15g，千年健15g，秦艽20g。处方调整如下：

骨碎补20g	补骨脂15g	桂枝10g	知母18g
羌活15g	独活10g	防风15g	川断20g
桑寄生30g	葛根30g	络石藤30g	片姜黄12g
忍冬藤30g	青风藤20g	连翘12g	豨莶草15g
千年健15g	秦艽20g		

28付，水煎服

2009年5月随访患者已自行停药1个月，诸症俱减，唯双腕、左肘变形依旧。

按： 尪痹的发病特点主要是三邪深侵入肾，肾主骨，故发生骨质受损、关节变形。尪痹的发病机理为痹病日久不愈，渐渐发生关节肿大变形、屈伸不利、骨质有所改变、身体羸瘦是这类疾病的特征。本例关节肿胀且已变形，显示病邪更为深入，症状严重，故予补肾祛寒治尪汤加减，方中热药较多，存在用药后邪气从阳热化的问题，因为药物干预后，原来的疾病病态平衡会被打破，治疗的目的是补肾、祛除风寒之邪，而不是转化为热证，因此方中即有知母清热，防止诸药过热，这是方药中药物的平衡观的具体体现，然而患者未过中年，阳气未衰，首剂过后，祛除风寒之邪的同时有从阳化热的嫌疑，故而二诊去掉鸡血藤、桑枝，改知母18g，片姜黄12g，加寒水石30g，连翘12g以清除热痹之势，果然热退痹减，三诊肿痛大减，因而去元胡、生炒薏仁、炒枳实壳、狗脊、伸筋草、寒水石，加用豨莶草15g，千年健15g秦艽20g以祛风除湿兼以顾护脾胃，从而使屡服多种药物无效的难治性类风湿关节炎患者得到缓解，体现了老师治痹的平衡观和顾护后天脾胃的思想，同时虽然痹病日久，并未使用有毒中药，可见治痹宜缓，于平淡中见疗效。

（陶庆文）

尪痹邪入阴分诊治案

患者： 韩某某　男　40岁

初诊： 2007年12月11日

主诉： 周身多关节肿痛1年余，加重半月。

现病史： 1年前受凉后出现右肩、右腕关节痠痛，后逐渐出现双腕关节疼痛，双肩、颞颌关节、双手多个近端指间关节、右肘及双膝关节游走性疼痛，外院查RF 108.2U/L，CRP 101.8mg/dl（0~8），诊为类风湿关节炎，曾间断使用甲氨蝶呤、来氟米特、帕夫林等，初始有效，随后加重，并遇天气变化而加重。现症见：双手、肩、髋、肘、膝关节痛，双手第三近端指间关节肿胀并压痛，晨僵约45分钟，有时夜间痛，口干，二便调。双膝局部发热，凉髌征消失，舌淡红，略暗，白苔，脉沉略弦细，左略滑，诊断为"类风湿关节炎"。

既往史： 否认肝炎、结核病史和其他特殊病史。无药物过敏史。

个人史： 生活、学习环境无特殊。

家族史： 否认家族遗传病史。

诊断： 中医：尪痹，风湿热痹

　　　　西医：类风湿关节炎

处方：

苍术10g	白术10g	怀牛膝15g	炒黄柏12g
知母15g	豨莶草15g	络石藤30g	桑枝30g
松节10g	青风藤20g	秦艽20g	青蒿15g
炙山甲15g	炙鳖甲30g	威灵仙15g	生薏米30g

元胡15g　　　　骨碎补20g　　　　补骨脂12g　　　　生石膏先下30g

桑寄生30g

并查，血常规、肝肾功能、ESR、CRP、RF、ANA+ENA等。

二诊：2007年12月26日

服上药后口干消失，关节痛略减，双手手指关节肿胀好转，无压痛，双膝痛减轻，局部热感基本消失，凉髌征有所恢复，余关节痛仍同前。舌脉同前。检查结果：血常规、肝肾功大致正常，RF106U/L，ESR68mm/h，CRP18.1mg/dl。中药于上方去生石膏、松节、青蒿、鳖甲，加寒水石30g（先煎）、忍冬藤20g、伸筋草20g。

三诊：2008年1月6日

再服上方后各关节痛大减，双膝凉髌征已恢复，无口干，双手指肿胀消失，无压痛，双手、腕、肘、膝、肩等部位交替痛，似有游走，晨僵30分钟，大便微溏，每日2~3次，关节似有畏风之感。舌淡红，白薄苔，脉沉细。中药上方去寒水石、苍术、生薏米，改怀牛膝10g、炒黄柏10g、补骨脂15g、忍冬藤30g、伸筋草30g、知母20g，加炒薏米30g、防风15g、陈皮10g。

四诊：2008年1月21日

患者病情大部分缓解，晨僵减为数分钟之内，且程度减轻。现觉足掌前侧发僵，双手第三指间关节活动时不适感，活动后状如平常。纳可，时有腹胀，便溏，大便3~4次/天，便前腹痛，便后痛减，舌脉同前。中药上方去怀牛膝、炒黄柏、陈皮、生炒薏米，加羌活15g、独活10g、茯苓30g、泽泻30g、猪苓15g。

五诊：2008年2月20日

腹痛、便溏消失，大便每日一次，有时质软，各关节窜痛减轻，仍有"游走性"。舌淡红，白薄苔，脉沉细。中药上方去猪苓、焦白术、威灵仙，加生炒薏米各30g、泽兰15g。

2008年3月28日六诊。复诊检查：RF 84.7U/L，ESR 21mm/h，CRP

0.54mg/dl。关节痛基本消失，有时遇天气变化感关节处不适，不影响工作，大便如常。嘱改帕夫林口服维持。

按：本例为明确诊断的类风湿关节炎。有影响大关节的特点，即腕以上关节，包括肘、膝等关节受累，而且对改善病情药物敏感性差，这些特点意味着病情难以控制和预后不良。中医则表现为关节的肿胀、局部发热，属典型的风湿热痹之尪痹，故治疗初始采用清热祛风除湿为主，以四妙丸为基础方，加生石膏加重清热之力，又考虑尪痹病机特点，肾虚卫外不顾，外邪深侵入肾，造成骨损、筋挛、肉削。而风湿兼热之邪深侵，意味着邪入阴分，故清热之时再加入青蒿、鳖甲，以清阴分伏热，果然首剂过后，热痹之象尤其是全身热象迅速缓解，但阴分伏邪根深蒂固，恐难一剂消除，故去生石膏、青蒿、鳖甲，而改用寒水石。老师认为，生石膏、寒水石两者均有清热作用，均可用于热痹，前者寒性强故而清热之力大，适用于全身热象；后者适用于局部关节有热者。三诊时热象尽除，而风湿痹证之本证尽显，故出现关节交替、游走样疼痛，治疗则以逐渐减少清热之品，逐渐加用羌独活、泽泻、茯苓等祛风除湿之药，遂使关节肿痛逐渐缓解，化验指标ESR、CRP等逐渐归于正常。若从DAS评分计算，分值由6.81减至2.1，病情活动缓解。本例是在改善病情药物无效情况下，仅用中药而致缓解，说明紧抓类风湿关节炎规律，是中药取效RA的关键。

基于五脏痹认识下的尪痹从肺论治案

患者：刘某某　女　74岁

初诊：2010年11月3日

主诉：多关节肿痛反复发作8年，加重伴咳喘1周。

现病史：患者于8年前无明显诱因出现双手掌指关节、近端指间关节肿胀疼痛，活动受限，于当地医院经检查（具体检查项目等不详），诊断为类风湿关节炎，曾经过多种治疗，如激素、雷公藤多苷片、爱诺华等，病情时轻时重，控制不满意，症状时有反复并逐渐加重。1周前受凉后关节肿痛加重，喘憋、呼吸困难，因"急性呼吸衰竭"收入ICU病房，呼吸机辅助呼吸，现呼吸衰竭好转，脱机后为求进一步中医治疗来阎师门诊就诊，阎师收入病房治疗。检查血常规WBC 9.68×10^9/L，NEUT 5.64×10^9/L，肝功能ALT 69IU/L，RF 216 IU/L，ESR 65mm/h，CRP 0.96mg/dl，Ig、C3、C4正常，AKA（＋），APF（－），抗CCP>16U/ml，肾功能、血脂等均正常。心电图大致正常。X线示双手骨质疏松，双下肺纹理粗厚。现症见：双手近端指间、掌指等关节、腕关节、双膝、踝关节肿胀疼痛，伴晨僵约2小时，关节活动略受限，倦怠乏力，恶寒喜暖，咳嗽，咯痰色黄，伴轻度喘息，夜间尚可平卧。纳少，眠差，小便调，大便干。

既往史：10年前行"甲状腺切除术"；2年前外伤后行"左股骨头置换"；2年前诊为"肺间质纤维化""慢性阻塞性肺病"，否认病毒性肝炎病史。无药物过敏史。

个人史：无吸烟及饮酒史。

家族史： 无家族遗传病史

查体： 体温36.7 ℃，心率68次/分，呼吸18次/分，血压110/80mmHg。慢性病容，神志清楚，精神尚可，自动体位。皮肤黏膜未见出血点，浅表淋巴结不大，双瞳孔等大，对光反射灵敏，颈项无抵抗。双肺呼吸音粗，双下肺可闻及少量干性啰音，右下肺可闻及水泡音，心率68次/分，心律齐，各瓣膜听诊区未及病理性杂音，腹平软，肝脾未触及肿大。双下肢无指凹性水肿，双手近端指间、掌指等关节轻度畸形，活动度减小。舌暗淡，苔白略黄，脉沉细、尺弱。

诊断： 中医：尪痹，喘证

西医：类风湿关节炎，肺间质纤维化合并感染，慢性阻塞性肺病，骨质疏松症

辨证： 肾虚寒侵，瘀血阻络，肺热痰盛证

治法： 补肾祛寒、祛风除湿、活血通络、清肺化痰

处方：

骨碎补20g	补骨脂15g	川断30g	桑寄生30g
桂枝10g	知母20g	羌活15g	独活10g
防风15g	片姜黄15g	青风藤30g	络石藤30g
制元胡20g	炒黄芩10g	秦艽25g	炙山甲15g
砂仁打10g	川浙贝各10g	豨莶草15g	茯苓30g
仙灵脾12g			

7付，水煎服

二诊： 2010年11月10日

患者入院后尽快完善相关检查，向患者及家属解释病情，并指出并发感染后病情可能加重，患者和家属表示理解。进行健康教育指导，饮食宜清淡，避免辛辣、生冷、厚腻食物，避风寒；嘱进行必要、适宜的关节活动，进行必要的体育医疗锻炼，防止骨质疏松加重。同时予以内服中药；外用中药离子导入12次，导入部位为双手腕，以祛风

除湿散寒、活血消肿止痛；湿包裹12次，包敷双膝以祛风除湿、清热消肿、通络止痛；半导体激光照射局部关节，以辅助活血通络；配合西药继续给予口服激素、来氟米特、雷公藤多苷片治疗不变，鹿瓜多肽注射液8ml，静脉点滴，qd，共12次调节免疫；肝功异常考虑为药物性肝损害，予葡醛内酯片、维生素C等保肝治疗；中成药帕夫林胶囊缓急止痛，兼以养肝，注射用血塞通400mg，加入0.9%NS中静脉点滴治疗以活血通络；服药后1周，关节肿痛好转，畏寒喜暖减轻，喘憋消失，但出现腹胀、大便秘结。舌暗淡，苔白略黄，脉沉细尺弱。上方去川浙贝、砂仁、茯苓、豨莶草，改黄芩12g，秦艽30g，加焦槟片10g、炒枳实壳各10g，以行胸腹之气，利于化痰祛湿。方药整理如下：

骨碎补20g	补骨脂15g	川断30g	桑寄生30g
桂枝10g	知母20g	羌活15g	独活10g
防风15g	片姜黄15g	青风藤30g	络石藤30g
制元胡20g	炒黄芩12g	秦艽30g	炙山甲15g
仙灵脾12g	焦槟片10g	炒枳实壳各10g	

7付，水煎服

三诊：2010年11月16日

患者入院服药后第2周，腹胀消失，大便正常，多关节肿痛缓解，晨僵时间缩短，咳嗽好转，咳痰消失，喘憋未发作而出院。舌淡红，苔白，脉沉细尺弱。嘱继续门诊辨证调治，并逐渐减量西药，上方继服。

按：尪痹与普通痹证的区别在于：肝肾不足，风、寒、湿邪深侵，以致骨损、筋挛、肉削，久之身体尪羸，几成废人，其病因病机的特点为：感受三邪，肾气应之，复感三邪，内舍肝肾，寒湿深侵入肾。诸邪阻滞气血经络，筋骨失于濡养；若尪痹日久不愈，耗伤脏腑之气，而成为五脏痹；肺伤则肺气不宣，肺气失于宣降，痰湿挟热壅盛，痰热、瘀血阻滞成形，则关节肿胀、变形。治病必求于本，故以补肾祛寒、祛风除湿、活血通络止痛，兼以理肺下气、清热化痰为法治疗。方中补骨脂温肾阳、暖丹田、益精气，骨碎补补肾壮骨兼以活血，川断、桑寄生补肝肾、强筋骨以治本，共为君药；桂枝温通经脉，仙灵脾温补肾阳，青风藤、络石藤祛风湿、通经络，羌独活、防风、片姜黄祛风湿、调气活血，秦艽、豨莶草、祛风湿、利关节，同为臣药；茯苓、砂仁调理中焦，兼健脾化湿而祛痰，元胡通经止痛，黄芩清上焦之热，川浙贝润肺清热化痰，加知母佐治桂枝、仙灵脾之热，同为佐药；炙山甲活血引经，以为使药。全方共奏补肾祛寒、活血通络、除湿止痛、清肺化痰、降气止咳化痰之功。治疗1周后出现腹胀、便秘，实为中焦气机不利，故以通利胸腹气机之品加入原方，行气之利在于"气行则血行"，且气畅则痰湿易除，故气机不利实为此时治疗的中心环节，行气之后，腹胀、便秘缓解，关节肿痛、咳喘亦随之进一步缓解，正所谓一症解则诸症除矣。在辨证用药基础上，加之辨证使用帕夫林缓急止痛、养肝保肝，血塞通活血通络，外治法中药离子导入、湿包裹、半导体激光等祛风除湿散寒、活血消肿止痛内外结合，辅之以健康教育、体育医疗，配合激素、来氟米特、雷公藤多苷片等西药中西合璧，充分贯彻"五连环"和"综合强化序贯治疗"方案，故病情缓解迅速，充分体现"五连环"和"综合强化序贯治疗"方案的优势之处。出院后巩固调治，并酌减西药，更显中西合璧之内涵。

（陶庆文）

"五连环"和"综合强化序贯"方案
治疗尪痹并肺胀案

患者： 戴某某　女　64岁

初诊： 2010年6月24日

主诉： 多关节对称性肿痛伴咳喘间断发作9年余，加重1周。

现病史： 患者9年前无明显诱因出现双侧腕、肘、踝等关节肿痛，伴咳嗽咯痰喘憋症状，于东直门医院诊断为"类风湿关节炎、肺间质纤维化"，期间曾多次予"来氟米特"等间断治疗，症状反复加重，平素常服"芬必得"等止痛药。最近1周来，关节肿痛、咳嗽、活动后气促等症状加重，患者为求进一步中医治疗来阎师门诊就诊，于2010年6月24日入我科住院治疗。入院检查：血气分析：SO_2 87.8%，PH 7.428，PO_2 52.2mmHg，PCO_2 49.1mmHg，ESR 71mm/h，CRP 6.21mg/dl，RF 2500IU/ml，IgG 2370mg/dl，IgA 489mg/dl，C_3 134mg/dl，ANA 1∶100，AKA（＋），APF（＋），抗CCP>3600IU/ml。双手X线示：双手掌、指骨骨质密度不均，疏松改变，胸部X线示：双肺纹理粗重模糊，双肺透过度减低，双肺门影显示不清，心影及双膈面显示不清，考虑双肺炎性病变，心功能不全可能，胸部CT示：双肺满布"毛玻璃样"影及"蜂窝"样改变，考虑肺间质纤维化并感染。入院症见：双腕、肘、肩、膝、右手近端指间关节、掌指关节肿痛，咳嗽，咯黄白泡沫样痰，量少，质黏难咯，喘憋，动则尤甚，活动后呼吸困难，晨僵4小时，畏风寒，纳差，恶心欲呕，食入易吐，寐不安，大便干、小便调。

既往史： 冠心病病史9年，糖尿病病史3年，脑梗死病史1年。无药物过敏史。

个人史：生活、学习环境无特殊。无吸烟及饮酒史。

家族史：否认家族遗传病史。

查体：轮椅推入病房，高枕卧位，双肺呼吸音粗，双下肺可闻及爆裂音及湿啰音，心率84次/分，律齐，各瓣膜听诊区未闻及病理性杂音，肝脾肋下未触及，肝颈静脉回流征阳性，双下肢轻度指凹性水肿。舌淡红略暗，少津，苔黄白相兼，脉沉细滑。

诊断：中医：尪痹，肺胀

西医：类风湿关节炎，Ⅱ型呼吸衰竭，肺间质纤维化合并感染，慢性肺源性心脏病，心功能Ⅳ级（NYHA分级），冠状动脉粥样硬化性心脏病，2型糖尿病，高血压病，脑梗死后遗症期

辨证：肺肾两虚、痰瘀阻络

治法：补益肺肾、理气活血、化痰通络

处方：

苏藿梗各10g	杏仁10g	川浙贝各6g	连翘15g
骨碎补20g	补骨脂15g	川断25g	寄生20g
桂枝10g	赤白芍各12g	知母15g	制元胡15g
羌活12g	独活10g	炒杜仲20g	丹参15g
鸡血藤20g	炒黄芩10g	千年健15g	防风15g
片姜黄12g	桑叶10g		

7付，水煎服

二诊：2008年10月16日

入院后完善相关检查，给予Ⅰ级护理，病重通知。详细进行健康教育指导，减轻患者心理负担，嘱低盐低脂糖尿病饮食，指导进行翻身、拍背、关节活动等被动肢体运动，保持关节活动度。予抗炎、化痰止咳平喘治疗，继续给予阿卡波糖、雷公藤多苷片、单硝酸异山梨酯等控制原发病，给予前列地尔注射液改善微循环治疗。给予半导体

激光照射、超声药物透入、穴位贴敷等。患者服药后，双腕、肘、肩、膝、右手近端指间关节、掌指关节肿痛略减，咳嗽、咯痰好转，黄白泡沫样痰消失，喘憋减轻，晨僵时间缩短，仍畏风寒，纳差，寐安，大便干、小便调。舌淡红略暗，少津，苔黄白相兼，脉沉细滑。中药上方去炒黄芩10g、桑叶10g，改连翘15g、丹参20g，加海风藤20g，芦根20g，方药整理如下：

苏藿梗各10g	杏仁10g	川浙贝各6g	连翘20g
骨碎补20g	补骨脂15g	川断25g	桑寄生20g
桂枝10g	赤白芍各12g	知母15g	制元胡15g
羌活12g	独活10g	炒杜仲20g	丹参20g
鸡血藤20g	海风藤20g	千年健15g	防风15g
片姜黄12g	芦根20g		

7付，水煎服

三诊：2008年12月25日

患者住院治疗2周，胸闷、咳嗽、咳痰、喘憋等症状均明显减轻，可平卧位休息，双下肢指凹性水肿、肝颈静脉回流征均缓解，关节肿痛减轻，复查血气分析：SO_2 96%，PH 7.372，PO_2 84.6mmHg，PCO_2 58.1mmHg，较入院时明显缓解而出院。

按：尪痹的成因为肾虚寒湿之邪深侵入肾，或复感三邪，内舍于肝肾，以致骨损、筋挛、肉削，久之身体尪羸，几成废人。尪痹日久不愈，更伤脏腑之气，而致五脏痹。本病例患者因病久肺肾两虚、痰瘀内阻、经络不通，肺气痹阻而成危重之候，况本患者以年高之体发病，病情笃重。观本例患者属本虚标实，本虚为肝肾不足、肺肾两虚，标实为痰瘀内阻、经络不通、肺气痹阻，故治当补益肺肾、理气活血、化痰通络。方中以骨碎补、补骨脂、川断、桑寄生、杜仲等补肾，肾精充盈，则精能生髓充骨、肾能纳气，且肺金与肾水相生，肾水充则肺经润，其宣发肃降赖以恢复，再佐以杏仁、川浙贝、苏藿梗等宽胸理气化痰，则气降咳止痰消矣。辅以桂枝、赤芍和其营卫以祛邪，鸡血藤、海风藤、千年健、防风、羌独活祛寒湿、利关节以治其本病，佐以制元胡、片姜黄、丹参活血通络止痛，配以知母、芦根防其化热伤阴，使以炙山甲引药直达病所，通络利节。全方共奏补益肺肾、理气活血、化痰通络之效。本病例中理法方药配伍缜密，标本兼治，故取佳效。在"中药为主"的辨证使用中草药的基础上，进行"健康教育"，指导患者膳食，减轻患者心理负担，使患者能积极配合治疗；进行"体育医疗"，指导患者翻身、拍背、关节活动等被动肢体运动，保持关节活动度，延缓关节功能障碍或残疾的发生；"内外结合"，加强外治，在疼痛局部的阿是穴部位行激光照射或寒痹外用方中药离子导入治疗，缓解关节肿胀疼痛，在大椎、肺俞、风门、尺泽、三阴交等穴位行激光照射治疗以达止咳平喘、宽胸理气、下气化痰之功；"中西合璧"，配合西药治疗，以达到更快缓解症状、达到更好临床疗效的目的。通过"五连环"及"综合强化序贯治疗"的实施，患者病情在较短时间内得到缓解，获得满意疗效。

（陶庆文）

"二甲"治尪痹肾虚标热案

患者：冯某　女　66岁

初诊：2010年12月16日

主诉：全身多关节疼痛1年余。

现病史：患者1年余前无明显诱因出现双手多个近端指间关节、腕、肘、肩、膝、踝、足趾等关节疼痛，在当地医院查：RF323IU/ml，CRP26.2mg/dl（0~8），ESR45mm/h。诊断为类风湿关节炎，服用中草药（具体不详）及药酒治疗，效果不佳，近1个月关节疼痛加重，有时呈游走性窜痛，遇风加重，自觉低热，体温最高37.5℃，多于夜间发作和加重。患者为求进一步中医治疗来阎师门诊就诊，检查：抗CCP170U/ml，余ANA+ENA7项、AKA、APF均阴性，双腕、肩X线片回报：符合RA改变。现症见：双手多个近端指间关节、腕、肘、肩、膝、踝、足趾等关节疼痛，遇风加重，自觉低热，有时周身疼痛，口干喜饮，纳可，眠差，大便干，日2~3次。

既往史：无肝炎、结核病史和其他特殊病史情况。无药物过敏史。

个人史：生活、学习无特殊，无吸烟及饮酒史。

家族史：无家族遗传病史情况。

查体：双手指间关节有压痛，双肘、肩关节活动受限，双手握拳不利，双膝下蹲困难。舌淡红略暗，白薄苔，脉沉细略弦滑。

诊断：中医：尪痹（肾虚标热证）

　　　　西医：类风湿关节炎

辨证：肝肾亏虚，阴虚生内热，内风引动，流注关节

治法：滋补肝肾，清热祛风，通络止痛

处方：

狗脊30g	川断25g	桑寄生30g	杜仲25g
生熟地各6g	砂仁10g	羌活15g	独活10g
防风15g	青风藤20g	秦艽20g	络石藤20g
桑枝20g	片姜黄12g	制元胡15g	豨莶草15g
徐长卿15g	炙山甲15g	炙鳖甲25g	

14付，水煎服

二诊： 2011年1月6日

患者服药后，全身多关节窜痛略减轻，仍双肩、肘、腕、膝及双手小关节疼痛不适，无明显肿胀，夜间发热消失，仍口眼干，但出现畏寒、乏力。纳可，乏力，二便调。舌淡红暗，白苔少津，脉沉略滑细。中药上方去秦艽、豨莶草，改川断30g、青风藤25g、络石藤25g、桑枝25g、片姜黄15g、制元胡18g，加鸡血藤25g、海风藤15g、山萸肉15g。

处方：

狗脊30g	川断30g	寄生30g	杜仲25g
生熟地各6g	砂仁10g	独活10g	防风15g
青风藤25g	秦艽20g	络石藤25g	桑枝25g
片姜黄15g	制元胡18g	徐长卿15g	炙山甲15g
炙鳖甲25g	鸡血藤25g	海风藤15g	山萸肉15g

21付，水煎服

三诊： 2011年1月26日

患者服上方后，各关节痛较前明显减轻，以VAS评估减至原来的3/10。现双腕、膝发酸，无肿胀，不怕冷，纳可，大便1~2次/日。舌淡红略暗，白薄苔少津，脉沉细弦。中药上方去海风藤、生地，改杜仲30g、熟地10g、制元胡15g、鸡血藤20g、山萸肉20g，加豨莶草15g、仙灵脾10g。

处方：

狗脊30g	川断30g	桑寄生30g	杜仲30g
熟地10g	砂仁10g	独活10g	防风15g
青风藤25g	秦艽20g	络石藤25g	桑枝25g
片姜黄15g	制元胡15g	徐长卿15g	炙山甲15g
炙鳖甲25g	鸡血藤20g	山萸肉20g	豨莶草20g
仙灵脾10g			

14付，水煎服

四诊： 2011年2月10日

患者服上方后各关节疼痛基本缓解，已减至原来的1/10，无其他明显不适。饮食可，二便调。复查：ESR 21mm/h，CRP 0.1mg/dl。诸症缓解，改服尪痹颗粒、帕夫林继续巩固治疗。

按： 本例类风湿关节炎的特点是：虽未见明确的关节肿胀，但关节痛涉及范围广，且病史仅1年已出现骨质侵蚀，综合判断仍处于RA活动期。中医诊为肾虚标热之尪痹，从低热、夜间加重，可知热在阴分，为肝肾亏虚，偏于阴虚，且有阳亢、热生、风动之势，故关节痛呈游走性窜痛，内风引动外风，符合"风性善行"的特点。口干、大便干均是阴液亏虚之象。舌红津少，脉沉细略弦为阴虚内热之证。故老师配伍了炙鳖甲，味咸性微寒，可滋阴潜阳、退虚热、息内风，并能软坚散结，最适于肝肾阴虚所致阴虚内热风动之证，乃借用《温病条辨》青蒿鳖甲汤治疗温病后期、邪伏阴分、夜热早凉之意，滋肾阴，清虚热，息内风，使内外风不相引动，以致关节疼痛迅速缓解。同时配伍使用了炙山甲，咸微寒，性善走窜，内达脏腑，外通经络，活血祛瘀，在通利经脉，透达关节同时，使"血行风自灭"，有助于炙鳖甲滋阴息风，是典型的相须为用，也是本例迅速取效的关键。

（陶庆文）

寒热错杂之尪痹治案

患者：冷某　女　39岁

初诊：2010年3月8日

主诉：多关节疼痛4年余。

现病史：患者2006年初无明显诱因首发左手第二近端指间关节肿胀疼痛，于人民医院骨科诊为"腱鞘炎"，予局部封闭治疗缓解。2月后右手第2、3掌指关节肿胀疼痛，外院查ESR 31mm/h，CRP正常，RF阴性，诊为"未分化关节炎？"。2006年8月出现双膝关节肿痛，严重时影响行走，曾查双手、膝关节X线及MRI均未见异常，历用强的松（最大剂量15mg/d，半月余）、来氟米特、帕夫林、西乐葆等，症状不能控制，并逐渐加重。患者为求进一步中医治疗来阎师门诊就诊，检查：血尿常规、肝肾功正常，RF 20IU/ml，ESR 70mm/h，CRP 2.17mg/dl，IgG 1690mg/dl，AKA（＋），APF（＋），抗CCP 33.16U/ml。现症见：双膝关节肿胀疼痛，局部有热感，晨僵约1小时左右，畏寒，遇热则缓，汗出多，纳可，夜眠安，二便自调。

既往史：体健，无肝炎、结核病史和其他特殊病史。否认药物过敏史情况。

个人史：生活、学习环境无特殊，无吸烟及饮酒史。

家族史：否认家族遗传病史。

查体：双膝关节肿胀压痛，凉髌征消失。舌淡红，略暗，苔白薄，脉沉细。

诊断：中医：痹证（肾虚寒盛证）

西医：关节痛

辨证： 肾虚风寒湿深侵，化为标热，经脉受阻，寒热错杂，邪瘀胶着

治法： 补肾祛寒，清热通络止痹

处方：

骨碎补20g	补骨脂20g	川断30g	桑寄生30g
知母20g	青风藤30g	羌活15g	独活10g
防风15g	炙山甲15g	络石藤30g	土贝母20g
桑枝30g	片姜黄12g	连翘20g	杜仲25g
狗脊30g	忍冬藤30g	茯苓30g	炒白芥子6g
豨莶草15g	泽兰泻各30g	枳壳12g	败龟板30g

14付，水煎服

二诊： 2010年4月2日

患者服药后，双膝关节肿痛明显减轻，局部仍有热感，但程度较前减轻，两侧小腿肌肉痠痛，后背发凉，并有痠胀、发紧感，畏寒。二便调。舌淡红，略暗，白薄苔，脉沉略弦细。中药上方去白芥子、豨莶草、枳壳、茯苓、龟板，加香附12g、生炒薏米各30g、元胡20g、徐长卿15g、秦艽25g。处方如下：

骨碎补20g	补骨脂20g	川断30g	桑寄生30g
知母20g	青风藤30g	羌活15g	独活10g
防风15g	炙山甲15g	络石藤30g	土贝母20g
桑枝30g	片姜黄12g	连翘20g	杜仲25g
狗脊30g	忍冬藤30g	泽兰泻各30g	香附12g
元胡20g	徐长卿15g	秦艽25g	生炒薏米各30g

28付，水煎服

三诊： 2010年5月10日

双膝关节疼痛如前，但肿胀又重，局部发热，凉髌征消失，伴双目干涩，怕风畏寒，纳可眠安，二便调。舌淡红暗，苔薄白，脉沉细。中药上方去络石藤、泽泻、生薏米、秦艽、香附，加寒水石30g（先下）、白芥子10g、伸筋草25g、葛根25g。处方如下：

骨碎补20g	补骨脂20g	川断30g	桑寄生30g
知母20g	青风藤30g	羌活15g	独活10g
防风15g	炙山甲15g	土贝母20g	桑枝30g
片姜黄12g	连翘20g	杜仲25g	狗脊30g
忍冬藤30g	泽兰30g	元胡20g	徐长卿15g
炒薏米30g	白芥子10g	伸筋草25g	葛根25g
寒水石先下30g			

14付，水煎服

四诊：2010年5月24日

双膝关节肿痛与前诊相比无明显变化，仍有瘦胀感，触之稍热，畏寒喜暖，手心热，口眼干，大便偏干，每日一次。舌质红，苔白少津，脉沉细。中药上方去寒水石、白芥子，改片姜黄15g、连翘25g、葛根20g，加生石膏30g（先下）、元参10g、泽泻20g。处方如下：

骨碎补20g	补骨脂20g	川断30g	桑寄生30g
知母20g	青风藤30g	羌活15g	独活10g
防风15g	炙山甲15g	土贝母20g	桑枝30g
片姜黄15g	连翘25g	杜仲25g	狗脊30g
忍冬藤30g	泽兰30g	元胡20g	徐长卿15g
炒薏米30g	伸筋草25g	葛根20g	生石膏先下30g
元参10g	泽泻20g		

28付，水煎服

五诊：2010年6月28日

药后双膝关节肿痛大减，VAS评分为原来的3/10左右，自觉膝关节较前有力，晨僵消失，膝关节热感大减，畏寒乏力好转。舌暗红，薄白苔，根略著，脉沉弦滑。中药上方去伸筋草、生石膏，改连翘20g，加寒水石30g（先下）、茯苓30g、砂仁10g、土茯苓30g。处方如下：

骨碎补20g	补骨脂20g	川断30g	桑寄生30g
知母20g	青风藤30g	羌活15g	独活10g
防风15g	炙山甲15g	土贝母20g	桑枝30g
片姜黄15g	连翘25g	杜仲25g	狗脊30g
忍冬藤30g	泽兰30g	元胡20g	徐长卿15g
炒薏米30g	葛根20g	寒水石先下30g	元参10g
泽泻20g	茯苓30g	砂仁10g	土茯苓30g

28付，水煎服

六诊：2010年9月15日

双膝关节疼痛VAS评分为原来的1/10左右，不影响行走，已恢复正常工作、生活，间断服用以上中药。复查血尿常规、肝肾功、CRP、RF均正常，ESR23mm/h。

按：本例为类风湿关节炎的一种特殊类型：血清阴性，大关节炎（膝）。该类患者往往骨质侵蚀更重，改善病情药物效果不佳。中医属于尪痹，肾虚感邪之后，寒热错杂为最突出特征。一般尪痹为肝肾不足，风寒湿诸邪深侵，阻滞经脉，邪瘀胶着，或寒或热，均致骨损、筋挛、肉削，进而成尪。本例既有寒象：畏寒畏风；又有热象：关节局部发热，手足心热，汗出等。阎师综合以上征象，考虑为寒热错杂，此寒热并见并不矛盾，细思之，本证为寒，热邪为标，或曰寒在全身，热在局部之膝关节，故首诊既用大队补肾祛寒疏风除湿之品，又有龟板、知母、连翘等清热坚阴之药，再配以山甲活血通络。二三诊诸症虽减，但减轻程度缓慢，且寒热之象未见缓和，反而出现手足心热、口眼干、大便偏干等虚热之象。此时将寒水石改为生石膏，两者均为辛凉，后者清热之力更甚，且加重连翘等清热之力，果于五诊大减。阎师平素反复强调白芥子性温气躁，易灼伤阴液，不宜久用，但遇邪盛成毒之证，则非白芥子之胜力不可，是故两次使用，两次停用，皆是据寒热程度而定，之后又予色黑之元参入肾，养阴清热入血分，既可清热凉血、滋阴润燥，又可纠白芥子之偏燥，实为本例取效的点睛之笔。

（陶庆文）

松节用治日久尪痹案

患者： 何某　女　41岁

初诊： 2009年8月24日

主诉： 双手指、腕、肘僵痛7年，伴左膝肿痛半年余。

现病史： 患者2001~2002年先后4次流产，后于2002年出现右手指间关节、左肩、右足僵痛不适，伴麻木，双膝发痠，随之双手多个近端指间关节、腕、肘、肩僵痛，于当地医院诊为"类风湿关节炎"，自服"玄七通痹胶囊"8个月，症状稍缓解，后因胃肠不适停药。2003年中先后服用多种中药制剂，外用足疗、蒸气（具体不详），症状时轻时重。半年前左膝肿胀，双膝疼痛，左侧为重，影响行走，为求进一步中医治疗来阎师门诊就诊，检查：血PLT 355×10^9/L，ESR 62mm/h，CRP 2.43mg/dl，RF 297IU/L，ANA 1：100，AKA（±），APF）（+），抗CCP 172.6U/ml，X-RAY示：多个掌指关节面不平，左手第四掌指关节间隙增宽，左手第二、三掌指关节间隙变窄，符合类风湿关节炎改变；左膝、肘关节退行性骨关节改变。现症见：双手指、腕关节疼痛，双肘偶痛，腰膝关节痛，左膝肿甚，活动不利，不怕热，晨僵2小时，汗不多，纳可，眠差，二便自调。

既往史： 无肝炎、结核病史及其他特殊病史。无药物过敏史。

个人史： 工作环境寒冷（无暖气），无吸烟及饮酒史。

家族史： 无家族遗传病史情况。

查体： 左膝肿胀，压痛，局部不发热，凉髌征存在，双手不能握紧。舌淡红，略暗，苔白，脉沉略弦细小涩。

诊断：中医：尪痹（肾虚寒盛证）

西医：类风湿关节炎

辨证：肾虚寒湿深侵，迁延日久，瘀血阻络，流注关节、筋骨之间

治法：补肾祛寒，活血通络止痛

处方：

骨碎补20g	补骨脂15g	川断20g	桑寄生20g
桂枝10g	赤白芍各10g	知母15g	仙灵脾10g
羌活12g	独活10g	防风10g	片姜黄12g
制元胡15g	伸筋草20g	松节12g	青风藤20g
秦艽10g	络石藤20g	豨莶草15g	炙山甲15g
海桐皮15g			

14付，水煎服

二诊：2009年9月8日

患者服药后，双手指、腕、肘关节疼痛减轻，但左膝肿痛未解，晨僵无明显变化。服药后大便溏稀，每日2~3次，无腹痛。舌尖稍红，苔白，脉沉弦细。中药上方去赤白芍、仙灵脾、伸筋草、秦艽、豨莶草，改补骨脂20g、川断25g、桑寄生20g、青风藤25g，加砂仁10g、徐长卿15g、千年健15g、忍冬藤30g、焦白术12g、生山药15g。方药整理如下：

骨碎补20g	补骨脂15g	川断20g	桑寄生20g
桂枝10g	知母15g	羌活12g	独活10g
防风10g	片姜黄12g	制元胡15g	松节12g
青风藤20g	络石藤20g	炙山甲15g	海桐皮15g
砂仁10g	徐长卿15g	千年健15g	忍冬藤30g
焦白术12g	生山药15g		

28付，水煎服

三诊：2009年10月15日

患者服药后，双手指、腕、肘关节疼痛大减，左膝肿胀明显减轻，已能自行缓慢行走，但不能快行，晨僵好转，时间缩短至大约10分钟，大便每日1~2次，已无溏泻，质偏软，稍有口干，无眼干。舌尖边稍红，苔白，脉沉细，略弦。中药上方去松节、砂仁、焦白术、生山药，改川断30g、寄生30g、羌活15g、片姜黄15g、元胡18g、青风藤30g、络石藤25g，加茯苓30g、桑枝25g。方药整理如下：

骨碎补20g	补骨脂15g	川断30g	桑寄生30g
桂枝10g	知母15g	羌活15g	独活10g
防风10g	片姜黄15g	制元胡18g	茯苓30g
青风藤30g	络石藤25g	炙山甲15g	海桐皮15g
徐长卿15g	千年健15g	忍冬藤30g	桑枝25g

28付，水煎服

四诊：2009年11月12日

患者服药后，双手指、膝、肘关节疼痛基本消失，左膝肿胀消失，能自如行走。现感手指有僵硬感，晨僵数分钟，时有左髋、膝、颈部不适，头沉，时有口干，二便如常，眠可，纳可。舌淡红略暗，苔白，脉沉略弦细。中药上方去千年健。改知母20g、络石藤30g、桑枝30g，加生炒薏米各30g、葛根25g。方药整理如下：

骨碎补20g	补骨脂15g	川断30g	桑寄生30g
桂枝10g	知母20g	羌活15g	独活10g
防风10g	片姜黄15g	制元胡18g	茯苓30g
青风藤30g	络石藤30g	炙山甲15g	海桐皮15g
徐长卿15g	忍冬藤30g	桑枝30g	生炒薏米各30g
葛根25g			

28付，水煎服

五诊： 2010年4月12日

患者服上药14剂后，症状平稳，各关节痛已不甚明显，恢复正常工作生活，自行间断服用上方至今。复查结果：RF 24.7IU/ml，ESR 18mm/h，CRP 0.359mg/dl，血、尿常规、肝肾功能正常。

按： 本例患者为女性，发病于多次流产之后，当属"小产"伤肾，致肾虚无疑，工作环境寒冷，使风寒湿之气更易侵入，病势缠绵日久不愈，瘀血内生，诸邪胶结，流注关节、筋骨之间，病位深在，故久治不愈。阎师在补肝肾祛寒除湿之上配伍松节，松节苦辛温，归肝肾经，祛风湿通经络，尤善祛筋骨间风湿，如《本草汇言》所言："松节气温性燥，如足膝筋骨有风有湿，作痛作酸，痿弱无力者，用之立瘥，倘阴虚髓乏，血燥有火者，宜斟酌用之"。阎师认为"非此辛不足以开。非此苦不足以燥湿，非此温不足以通"，故往往用治各种难治性尪痹或久痹，但同时松节性偏温燥，气味偏于窜烈，不宜久服，久用则有伤阴之弊。

（陶庆文）

六味地黄汤为主治疗三痹叠加案

患者：赫某　女　62岁

初诊：2009年2月27日

主诉：双手近端指间关节疼痛反复发作近20年，加重伴口眼干3年。

现病史：患者早于1990年无明显诱因出现双手指近端指间关节胀痛，诊断不明，关节痛严重时服芬必得、英太清等非甾体抗炎药，病情控制不满意，症状渐进性加重。2006年无明显诱因开始出现关节痛加重，伴口干、眼干等症，在"天坛医院"查抗SSA抗体、SSB抗体阳性，类风湿因子阳性，诊为"类风湿关节炎"，又行腮腺造影诊为"干燥综合征"，予服来氟米特、雷公藤多苷片等（具体不详），病情不能缓解，且服药后曾因出现倦怠乏力、恶心呕吐等不适反应，曾出现WBC减少等副作用，不能继续坚持治疗。检查：红细胞沉降率40mm/h，C反应蛋白0.171mg/dl，RF 51.4IU/ml，IgG 858mg/dl，IgA 242mg/dl，IgM 50mg/dl，C_3 58.8mg/dl，C_4 13.7mg/dl。抗SS–A抗体（+++），抗SS–B抗体（++）。双髋CT示：双髋臼改变，双髋关节骨质增生。双膝X线示：双膝关节退行性骨关节病。患者为求进一步中医治疗来阎师门诊就诊，现症见：双手指第2、3、4近端指间关节疼痛，第2、3掌指关节疼痛，伴晨僵约2小时左右，颈项疼痛，腰膝部疼痛不适，臀深部坐骨结节处疼痛，口干、眼干明显，多饮水，进食干性食物需水送，无明显畏寒，易出汗，纳可，眠差，大便偏干，小便自调。

既往史：无肝炎、结核病史和其他特殊病史。否认药物过敏史。

个人史：生活、学习环境无特殊，无吸烟及饮酒史。

家族史：否认家族遗传病史。

查体：双手第2、3掌指、近端关节轻度变形，尺侧偏斜，双手握力下降。双手掌指、近端指间关节微热，局部皮温略高，膝关节不热，凉髌征存在。双下肢无指凹性水肿。舌淡红、暗白，苔薄白略干，脉沉略细。

诊断：中医：尪痹，兼有燥痹、骨痹

　　　　西医：类风湿关节炎，干燥综合征，双膝骨关节炎

辨证：肾虚标热，瘀血阻络证

治法：补肾清热、活血化瘀、健脾化湿

处方：

生地15g	青风藤20g	山萸肉15g	生山药15g
焦白术15g	茯苓15g	丹皮10g	泽兰15g
泽泻15g	炙山甲15g	元参10g	花粉15g
玉竹15g	二冬各12g	千年健15g	徐长卿15g
芦根20g	制元胡15g	桑枝25g	鸡血藤20g
葛根20g	狗脊30g		

14付，水煎服

二诊：2009年3月12日

患者服药后，颈项、腰膝部、臀深部坐骨结节处疼痛不适好转，双手指关节疼痛略减，晨僵、口干、眼干无变化，仍多饮水，进食干性食物需水送，无明显畏寒，易出汗，纳可，眠差，大便偏干，2日1次，小便自调。舌淡红略暗，苔薄白略干，脉沉细略弦。中药上方去鸡血藤、狗脊，改生地15g、青风藤25g、元参15g，加炒枳实壳各10g。方药整理如下：

生地15g	青风藤25g	山萸肉15g	生山药15g

焦白术15g	茯苓15g	丹皮10g	泽兰15g
泽泻15g	炙山甲15g	元参15g	花粉15g
玉竹15g	二冬各12g	千年健15g	徐长卿15g
芦根20g	制元胡15g	桑枝25g	炒枳实壳各10g
葛根20g			

28付，水煎服

三诊：2009年4月10日

患者服药后，双手指关节疼痛减轻，晨僵时间缩短至半小时，口干、眼干似有好转，仍多饮水，诉服药后胃脘不适，无明显畏寒，易出汗，纳可，眠差，大便不干，每日1次，小便调。舌淡红暗，苔薄白，脉沉细略弦。中药上方去桑枝、葛根，改生地25g、青风藤30g、元参20g、山萸肉20g、生山药20g，加川续断30g、桑寄生30g、砂仁10g。方药整理如下：

生地25g	青风藤30g	山萸肉20g	生山药20g
焦白术15g	茯苓15g	丹皮10g	泽兰15g
泽泻15g	炙山甲15g	元参20g	花粉15g
玉竹15g	二冬各12g	千年健15g	徐长卿15g
芦根20g	制元胡15g	炒枳实壳各10g	川续断30g
桑寄生30g	砂仁打10g		

28付，水煎服

四诊：2009年5月8日

患者服药后胃脘不适消失，双手指关节疼痛减轻至治疗前的3/10左右，晨僵不明显，口干、眼干好转，仍多饮水，但进食干性食物已无需水送，纳可，眠差，大便不干，每日1次，小便调。舌淡红暗，苔薄白，脉沉细略弦。中药上方去制元胡，改生地30g、元参30g，方药整理如下：

生地30g	青风藤30g	山萸肉20g	生山药20g
焦白术15g	茯苓15g	丹皮10g	泽兰15g
泽泻15g	炙山甲15g	元参20g	花粉15g
玉竹15g	二冬各12g	千年健15g	徐长卿15g
芦根20g	炒枳实壳各10g	川续断30g	桑寄生30g
砂仁打10g			

按： 本例患者病程迁延，类风湿关节炎、干燥综合征、膝骨关节炎诊断成立。中医尪痹、燥痹、骨痹，兼而有之。三痹互相叠加更致本例病机复杂，既往治疗难以奏效。因患者年事渐高，女子七七之后，肾气衰，"天癸竭，地道不通"，肾气不充，卫外不固。正气不足，而致风、寒、湿邪深侵，阻滞经络，筋脉失养，致损骨、伤筋、削肉，而为尪痹之疾，病久更致伤阴化热，内生燥邪，瘀血阻络，损骨更甚。骨损、筋挛、肉削，为尪痹；伤阴化燥为燥痹；肾虚筋骨不坚为骨痹。故出现双手等关节疼痛，口眼干燥，舌淡红、暗，苔薄白而干，脉沉略细。综合四诊，辨证为肾虚标热、瘀血阻络证之象，应治以补肾壮骨、祛风除湿、活血通络止痹为法，以六味地黄汤为基础加减。本方中川续断、桑寄生补肾壮骨，强健筋骨，山萸肉平补肝肾之阴，共为君药；焦白术、生山药、茯苓、砂仁健脾和胃、化湿泄浊以利祛风湿，并固后天之本为臣；青风藤清热通利关节、祛风除湿、舒筋活络，千年健、徐长卿祛风除湿、强筋健骨、芳香开胃健脾共为臣药；佐以生地、元参、二冬、玉竹、芦根、花粉滋阴、清标热，养阴润燥，炒枳实、炒枳壳行气和胃，调理气机升降，以助健脾除湿，丹皮清热活血；泽泻化湿配泽兰则加强活血通络，行水消肿；炙山甲通行十二经，引药直达病所。以此补肾壮骨、祛风除湿、活血通络之剂辨证遣药，另于养阴药中加入炒枳实壳之气药，为阳中求阴之意，故缓解病情迅速。

（陶庆文）

补肾清热法治疗热痹案

患者： 贾某某　女　44岁

初诊： 2014年12月29日

主诉： 多关节肿痛反复发作6年。

现病史： 患者6年前无明显诱因出现四肢关节肿痛，伴有晨僵，累及关节有双手指腕关节、双膝关节，逐渐出现关节肿胀，局部发热、活动受限，曾查RF：762IU/L，抗CCP：369U/ml，CRP：7.98mg/dl，X线片示：双手符合类风湿改变，诊为类风湿关节炎。未规律使用甲氨蝶呤或来氟米特等慢作用药物，曾短期使用激素、生物制剂等药物治疗，短期效果好，停药复发甚至症状反弹。近半年来症状加重并出现发热，体温最高39℃，无明显呼吸道症状，发热前常有轻度恶寒，无寒战。现为求中医诊疗来诊，现症见：双手指腕关节肿胀，双膝关节肿胀，局部发热，全身发热，体温38.5℃，面部潮红，口微渴，食纳一般，大便干，小便黄。无咳嗽咳痰、无腹痛腹泻、无尿急、尿频、尿痛。

过敏史： 无。

体格检查： 舌略红，薄白苔，脉弦细数。

辅助检查： RF：873IU/L，抗CCP：671U/ml，CRP：8.29mg/dl，ESR：88mm/h，血常规、T-SPOT、PCT、血清铁蛋白大致正常。胸部CT未见明显异常。

诊断： 中医：尪痹　肾虚标热重证

　　　　西医：类风湿关节炎

治法：补肾壮骨，清热散结

处方：

川断 30g	寄生 30g	青风藤 20g	秦艽 20g
金银藤 25g	防风 15g	桑枝 30g	连翘 30g
生石膏 30g	知母 15g	骨碎补 20g	补骨脂 20g
茯苓 30g	玄参 15g	生牡蛎 30g	炙元胡 25g
土茯苓 25g	土贝母 20g	生地 18g	白芷 20g

二诊：2015年1月12日

患者来诊时大为欣喜，服药后全身发热明显好转，现仅有低热。关节痛亦见减轻。阎老师指示：药已中病，不可过剂伤正，上方去生石膏、知母、白芷，加伸筋草30g、海桐皮15g，改生地20g，土茯苓15g。

川断 30g	寄生 30g	青风藤 20g	秦艽 20g
金银藤 25g	防风 15g	桑枝 30g	连翘 30g
伸筋草 30g	海桐皮 15g	骨碎补 20g	补骨脂 20g
茯苓 30g	玄参 15g	生牡蛎 30g	炙元胡 25g
土茯苓 15g	土贝母 20g	生地 20g	

三诊：2015年2月14日

患者服药后关节肿痛发热开始缓解，饮食可，二便调。阎老师指示：上方去金银藤、伸筋草，加泽兰20g，盐杜仲20g，改生地25g、青风藤15g。约两个月后，此患者介绍同乡来诊，代诉服药后症状已获得明显控制。阎老师嘱其面诊，继续调方巩固疗效。

川断 30g	寄生 30g	青风藤 15g	秦艽 20g
泽兰 20g	防风 15g	桑枝 30g	连翘 30g
盐杜仲 20	海桐皮 15g	骨碎补 20g	补骨脂 20g
茯苓 30g	玄参 15g	生牡蛎 30g	炙元胡 25g
土茯苓 15g	土贝母 20g	生地 25g	

　　按：本案的患者发热时间虽然较长，但经过初步的筛查，属于感染性发热的可能性较小，由于类风湿活动造成发热的可能性较大。风湿痹证中寒热错杂情况较为常见，本案是标热较重的一例，通过学习本案可以了解阎老师在治疗肾虚标热重证时的思路。首先还是以肾虚为本，故生地、骨碎补、补骨脂、川断、寄生这样的补肾壮骨药物是不能少的，但其中生地性凉，已有清热之意。因其来诊时气分热盛，故阎老师给予白虎汤加金银藤、连翘直折其火势，果然仅两周便使发热基本停止。其次是转折，在全身发热停止后，阎老师迅速转入补肾治本，尽管关节仍有发热，仍去掉白虎汤以防伤正气。保留金银藤、连翘清热，这里提示我们时刻不能忘记是以肾虚为本，清标热只可中病而止，在标热渐清本虚渐显之时，要果断顾本。此外本案的另一特色是消瘰丸的使用。土贝母功能解毒散结，消肿止痛，《本草从新》记载："土贝母治外科痰毒。"，用在此处可解久病之结滞。阎老师认为难治性关节肿胀可仿照瘰疬痰核治法，且土贝母消肿之力较浙贝母为强，故常以土贝母配生牡蛎、玄参治疗之。此法值得我们效法。

（金笛儿）

补肾壮骨软坚散结治疗类风湿关节炎案

患者： 李某某　女　35岁

初诊： 2015年2月5日

主诉： 四肢多关节肿痛11年。

现病史： 患者11年前无明显诱因出现四肢多关节肿痛，累及的关节以双手指、腕关节为主，逐渐出现关节肿胀变形，伴有明显晨僵，一般超过2小时，后又逐渐出现下肢的双膝、双踝关节肿痛。于当地医院查RF：482IU/L，ESR：88mm/h，CRP：34.5mg/dl（正常值<8），诊为类风湿关节炎，给予止痛药物及中草药治疗，仅短时有效。症状反复发作，逐渐出现双手指腕关节肿胀变形，活动受限，双膝关节肿痛，无法长时间步行。患者自发病以来一直未经过系统化治疗。现为求中医治疗来诊，现症见：四肢多关节肿痛，局部皮温升高，伴有晨僵，时间超过2小时，多关节活动受限，持物、步行等行动有困难，需家人帮助。饮食欠佳，眠差，二便调。

过敏史： 无。

体格检查： 舌红少苔，脉细弦尺弱。

辅助检查： 我院查RF：781 IU/L，抗CCP：893IU/ml，ESR：92mm/h，CRP：7.81mg/dl。

诊断： 中医：尪痹　肾虚标热证

　　　　西医：类风湿关节炎

治法： 补肾壮骨，软坚散结

处方：

川断 30g	青风藤 30g	桑枝 30g	秦艽 30g
寄生 30g	骨碎补 20g	补骨脂 20g	赤芍 12g
山甲珠 15g	独活 15g	片姜黄 12g	羌活 15g
防风 15g	炙龟板 30g	茯苓 30g	炙元胡 25g
熟地 12g	益母草 10g	炙鳖甲 30g	金银藤 30g
泽兰 20g			

二诊： 2015年3月5日

患者服用上方之后感关节发热好转，肿胀有减轻趋势，自觉活动能力略有提高。阎老师指示：患者十年之病，邪气久居，正气已虚，只能缓缓图之，上方改山甲珠 10g，片姜黄 15g，去茯苓，加泽泻 20g，徐长卿 12g。

川断 30g	青风藤 30g	桑枝 30g	秦艽 30g
寄生 30g	骨碎补 20g	补骨脂 20g	赤芍 12g
山甲珠 10g	独活 15g	片姜黄 15g	羌活 15g
防风 15g	炙龟板 30g	泽泻 20g	炙元胡 25g
熟地 12g	益母草 10g	炙鳖甲 30g	金银藤 30g
泽兰 20g	徐长卿 12g		

三诊： 2015年4月9日

患者开始感觉诸症明显减轻，关节肿痛发热均有缓解。活动能力提高。阎老师指示：初步见效，宜守方坚持。上方改秦艽 25g，独活 12g，青风藤 25g，去桑枝，加松节 10g。

川断 30g	青风藤 25g	松节 10g	秦艽 25g
寄生 30g	骨碎补 20g	补骨脂 20g	赤芍 12g
山甲珠 10g	独活 12g	片姜黄 15g	羌活 15g

防风 15g	炙龟板 30g	泽泻 20g	炙元胡 25g
熟地 12g	益母草 10g	炙鳖甲 30g	金银藤 30g
泽兰 20g	徐长卿 12g		

按： 此案中患者病情较重，一是病程时间长，二是关节肿胀变形明显，且质地较坚韧，抚之似有身热不扬之状，故阎老师用三甲：龟板、鳖甲、山甲治之。取其第一，血肉有情之品，效专力宏；第二，龟板鳖甲同能滋阴潜阳，其特色在鳖甲能软坚结退虚热，龟板能补肾健骨，山甲能入络搜邪引药直达病所，故此三药可相须为用，协同增效。

此案中第二值得学习处在活血化瘀药物的使用，益母草、泽兰、赤芍共用可化瘀血痛经络。久病入络是中医常见的理论，但活血药物众多，如何选用，阎老师常发慈悲之心，专用小毒治病，故少用水蛭、蜈蚣、全蝎一类活血通络药，而主要选用益母草、刘寄奴、泽兰、赤芍一类活血化瘀药物，在不伤正气的同时亦可起到很好的化瘀通络止痛作用。

（金笛儿）

清热通络法治疗热痹案

患者： 高某　男　24岁

初诊： 2012年11月15日　发病节气：霜降

主诉： 四肢关节肿痛半年，发热两周。

现病史： 患者半年前无明显诱因出现双手指腕关节肿痛，伴晨僵，严重时穿衣等活动受限，于当地医院查RF：734IU/dl，ESR：96mm/h，CRP：33.9mg/dl（正常值<10），诊为类风湿关节炎，给予止痛药物及中草药治疗，效果不佳。症状渐加重，又出现双膝双踝关节肿痛，步行等活动明显受限，生活有时需要家人帮助。多方求治效果不佳。两周前出现全身发热，体温最高39.5℃，无明显寒战，可自行汗出缓解，发热多见于傍晚，现为求中西结合诊疗来诊。现症见：发热，四肢关节肿痛，以双手指、腕、双肘、双膝为主，活动明显受限，口渴喜饮，自汗出，食纳差，大便偏干，小便黄。

既往史： 无特殊。

过敏史： 无过敏史。

体格检查： 体温38.5℃，双手近端指关节、腕关节肿胀压痛，双膝关节肿胀压痛，上述关节皮温升高。舌红，苔黄，脉弦数。

辅助检查： RF：1201 IU/dl，ESR：98mm/h，CRP：86.1mg/dl（正常值<10）。

诊断： 中医：尪痹　热毒壅盛证

　　　　西医：类风湿关节炎

治法： 清热解毒，祛风止痛

处方：

秦艽 30g	桑枝 30g	山甲珠 5g	豨莶草 15g
郁金 15g	络石藤 30g	金银藤 30g	羌活 15g
片姜黄 15g	知母 20g	青风藤 30g	炙元胡 25g
赤芍 15g	防风 15g	生石膏 30g	寒水石 30g
泽兰 25g	土鳖虫 10g	补骨脂 20g	

二诊： 2012 年 12 月 13 日

药后体温渐降，虽有时仍有低热（不超过38°）但自觉体力转佳，关节痛好转，关节局部仍有发热，口渴轻，已不引饮。舌略红，苔薄黄，脉弦数。

上方去生石膏，加徐长卿15g以通络止痛，加龟板30g以软坚结退虚热。

秦艽 30g	桑枝 30g	山甲珠 5g	豨莶草 15g
郁金 15g	络石藤 30g	金银藤 30g	羌活 15g
片姜黄 15g	知母 20g	青风藤 30g	炙元胡 25g
赤芍 15g	防风 15g	徐长卿 15g	寒水石 30g
泽兰 25g	土鳖虫 10g	补骨脂 20g	龟板 30g

三诊： 2013 年 1 月 10 日

体温基本恢复正常，关节肿痛都有好转，局部皮温略高，口不渴。舌淡红，苔白，脉弦。

上方去龟板，加鸡血藤养血活血，土茯苓清热利湿消肿。

秦艽 30g	桑枝 30g	山甲珠 5g	豨莶草 15g
郁金 15g	络石藤 30g	金银藤 30g	羌活 15g
片姜黄 15g	知母 20g	青风藤 30g	炙元胡 25g
赤芍 15g	防风 15g	徐长卿 15g	寒水石 30g

泽兰25g　　　　土鳖虫10g　　　补骨脂20g　　　鸡血藤15g

土茯苓30g

按：类风湿关节炎因其可以导致严重的关节畸形，属于中医尪痹的范畴，就其证候表现来说，在急性活动期，关节肿胀发热，常反复发作，迁延难愈，很多医家将之辨证为湿热痹阻关节。阎老师认为此时是湿热证候为主，但老师的辨证和一般的湿热辨证有一个明显的区别，就是，阎老师始终认为：湿热是标证、是外在表现，真正的内因是肾虚，因此命名此证候为肾虚湿热，在治疗的方剂中也不离补肾壮骨的药物，只是根据湿热的程度调整补肾药物的轻重。而且，在热势一旦减轻，立即转为补肾壮骨为法。本例开始时热势较盛，患者全身发热，关节剧痛不止，此时当果断直折热势，以防变证丛生，阎师在此时喜用生石膏配寒水石为君，甘寒入肺胃肾经，有甘霖济困之乐而无苦寒害胃之弊，臣以金银藤、络石藤、秦艽、豨莶草等清热祛风通利关节，赤芍、泽兰、郁金、土鳖虫凉血活血，兼防热邪入血动血，佐以羌活、防风、片姜黄、元胡疏风止痛，补骨脂益肾壮骨，再用山甲珠一味为引，搜剔络脉热邪，全方攻守兼备，法度森严，故能效若桴鼓。

（金笛儿）

尪痹之肾虚标热重症治案

患者： 陈某　女性　54岁

初诊： 2014年9月15日

发病节气： 白露

主诉： 手腕及双膝疼痛、变形2年余。

现病史： 患者2年前无明显诱因出现右膝疼痛，伴下蹲困难，后病情逐渐加重，出现手腕、双膝红肿疼痛，畏风寒。遂至新疆某医院查抗环瓜氨酸肽抗体100RU/ml（1~24），RF 235.60IU/ml（0~30），CRP 24mg/L（1~5），抗角蛋白抗体（＋），ESR 78mm/h（0~20），抗SSA（－）、抗SSB（－），确诊为类风湿关节炎。给予抗风湿药物、中药及外用药物治疗（具体药物不详），症状略有减轻，现为进一步诊治求诊于阎师，就诊时症见：四肢关节疼痛，肿胀，双手腕、双膝活动受限，伸展不利，四肢晨僵，持续半日方可缓解，周身乏力，气短，心烦急躁，口苦，畏风寒、夜眠欠安，夜间时有痛醒，纳差，恶心，大便难解，小便偏黄。

既往史： 3年前行"鼻息肉"切除术，否认药物过敏史。

个人史： 久居新疆，无不良嗜好，生活起居规律。

月经史： 47岁绝经。

家族史： 母亲患有肺心病，已去世，父亲患肝癌，已去世。

查体： 手腕、双膝关节变形，双腕、双膝肿胀，略红，皮温略高。舌边尖红，苔白腻。脉沉细、略弦。

诊断： 中医：尪痹　肾虚标热重证

　　　　西医：类风湿关节炎

治法：补肾清热、散风除湿、荣筋壮骨

处方：

苍术6g	焦白术15g	知母15g	炒黄柏10g
怀牛膝15g	生薏米30g	忍冬藤30g	青风藤25g
秦艽25g	生石膏30g（先煎）	桂枝10g	赤芍15g
防风15g	姜黄12g	桑枝25g	制元胡25g
补骨脂20g	伸筋草25g	羌活15g	独活15g

日一剂水煎服，早晚分服。

二诊：2014年10月22日

患者服药后，双腕、双膝关节肿胀疼痛、晨僵、乏力、气短、畏寒等症较前明显减轻，纳可，二便调畅。脉沉细，关浮弦，舌边尖红，苔腻。查体：双腕关节肿胀消失，左腕关节皮温仍略高，膝关节肿胀，凉髌征消失，但较前明显好转。中药处方：上方桑枝加至30g，去苍术、黄柏、生石膏，加生山药20g、山萸肉15g、寒水石30g，具体如下：

焦白术15g	生山药20g	山萸肉15g	知母15g
怀牛膝15g	生薏米30g	忍冬藤30g	青风藤25g
秦艽25g	寒水石30g	桂枝10g	赤芍15g
防风15g	片姜黄12g	桑枝30g	制元胡25g
补骨脂20g	伸筋草25g	羌活15g	独活15g

日一剂水煎服，早晚分服。

三诊：2014年12月22日

服药后双肩疼痛、双腕关节疼痛明显缓解，基本消失，双膝关节受力及活动时仍有疼痛，晨僵及周身畏风寒症状较前明显好转，饮食一般，睡眠差，易醒，小便正常，大便3~5次/日，完谷不化。查体双腕及双膝关节仍有皮肤灼热，舌质暗红，苔白厚，脉弦细。上方秦艽

加至30g、制元胡加至30g、去焦白术、生山药，加骨碎补20g、茯苓30g、砂仁10g、苍术10g、生石膏30g，具体如下：

知母15g	山萸肉15g	生薏米30g	忍冬藤30g
青风藤25g	骨碎补20g	茯苓30g	砂仁10g
苍术10g	秦艽30g	寒水石30g	桂枝10g
赤芍15g	防风15g	伸筋草25g	片姜黄12g
桑枝30g	制元胡30g	补骨脂20g	羌活15g
独活15g	生石膏30g（先煎）		

日一剂水煎服，早晚分服。

四诊： 2015年2月2日

患者服药后双膝关节疼痛明显好转，大便恢复正常，日一行，软便。双手腕及手指仍有红肿及灼热，双足跟疼痛，每日清晨5~6时醒来，颈肩部及双手腕汗出明显。上方生薏米加至35g、伸筋草加至30g，赤芍减至12g，去知母、砂仁、苍术、寒水石，加炙鳖甲30g、炙山甲15g、败龟板30g

山萸肉15g	生薏米35g	忍冬藤30g	青风藤25g
骨碎补20g	茯苓30g	秦艽30g	桂枝10g
赤芍12g	防风15g	伸筋草30g	片姜黄12g
桑枝30g	制元胡30g	补骨脂20g	羌活15g
独活15g	生石膏30g（先煎）	炙鳖甲30g（先煎）	炙山甲15g（先煎）
败龟板30g（先煎）			

日一剂，水煎服，早晚分服。

按：本例尪痹，症见关节灼热、口苦、心急、大便干、小便黄、舌红苔腻等热象突出，但仍畏寒、畏风，知其乃肾虚为本，邪郁化热，标热重症之证。治疗以急则治其标，清热利湿、活血通络、荣筋壮骨；待热象祛除后再加大温补肝肾之力以治本。常常以四妙丸加味、配荣筋、壮骨、祛风通络之品。四妙丸以黄柏寒以胜热，苦以燥湿，且善除下焦之湿热。苍术、薏苡仁健脾燥湿除痹，牛膝活血通经络，补肝肾，强筋骨，且引药直达下焦，共奏清热利湿之功；临床每有关节灼热突出、尤其下肢明显者常用。另配生石膏清热泻胃火；合忍冬藤、青风藤、秦艽、羌活、独活、桑枝、防风驱散风寒湿热之邪；桂枝、赤芍通经络、调营卫；补骨脂、伸筋草补肝肾、壮筋骨；姜黄、制元胡活血通络；焦白术顾护脾胃。

二诊、三诊去掉炒黄柏，加入寒水石，寒水石可入肾经，祛肾经虚火。寒水石、生石膏同治标热重证，寒水石长于入肾、生石膏长于入肺胃、有口干等胃热之象阎师喜用生石膏，无口干者喜用寒水石，如热象明显、难解者可二药同用。四诊患者标热虽减轻但仍未解，乃知热入阴分，缠绵难去，方中去寒水石、加入制鳖甲、败龟板以滋阴潜阳，加入炙山甲引药达病所。制鳖甲、败龟板在活动期风湿患者，尤有热象常用，因热非实火，而因肝肾亏虚之虚火，往往午后、或入夜尤甚，故用此二药均可滋阴潜阳、退热除蒸，鳖甲又能软坚散结，消散郁结之邪，二药相须为用。

（孔维萍）

大偢篇

大偻葛根渐加量用案

患者： 叶某　男性　37岁

初诊： 2008年10月9日

主诉： 腰背僵痛2年余。

现病史： 2年前出现腰背僵痛，伴颈项僵痛、双臀深处交替痛，夜间加重，活动后减轻，晨僵大约2小时，畏寒恶风，病情逐渐加重，渐至弯腰受限，尤其颈项沉重、发僵、疼痛，转动困难，牵涉双肩交替不适，曾服柳氮磺吡啶片近一年，初始有效，后因肝功异常已停药半年。检查HLA-B27（+），ESR 49mm/h、CRP 3.24mg/dl，骶髂关节CT示：符合强直性脊柱炎改变。患者为求进一步中医治疗来阎师门诊就诊。现症见：腰背僵痛，伴颈项僵痛、双臀深处交替痛，夜间加重，活动后减轻，晨僵，畏寒恶风，纳食可，夜眠不安，二便调。

既往史： 无肝炎、结核病史和其他特殊病史。无药物过敏情况。

个人史： 无吸烟及饮酒史。

家族史： 否认家族遗传病史。

查体： 指地距26cm，枕墙距4cm，胸廓活动度2.5cm，腰椎活动度40°，四肢各关节无肿胀。舌质淡红，白苔，脉沉细。

诊断： 中医：大偻

　　　　西医：强直性脊柱炎

辨证： 肾虚督寒、瘀血阻络证

治法： 补肾祛寒，活血通络

处方：

补肾强督方加

寄生20g	独活10g	川断20g	金狗脊15g
郁金15g	防风15g	片姜黄15g	炙元胡15g
络石藤20g	泽兰泻各20g	葛根15g	知母15g
伸筋草30g	香附12g	潼白蒺藜各6g	

14付，水煎服

二诊： 2008年11月16日

患者服药后腰背僵痛、双臀深处交替痛、畏寒恶风无明显变化，颈项僵痛、牵涉双肩交替不适反而有所加重，服药后大便次数增多，日行两次，质稀，舌质淡红，白苔，脉沉细。于上方中改寄生25g、川断25g、葛根20g，加补骨脂20g，处方调整如下：

补肾强督方加

寄生25g	独活10g	川断25g	金狗脊15g
郁金15g	防风15g	片姜黄15g	炙元胡15g
络石藤20g	泽兰泻各20g	葛根20g	知母15g
伸筋草30g	香附12g	潼白蒺藜各6g	

30付，水煎服

三诊： 2008年12月17日

患者服药后腰背僵痛、双臀深处交替痛好转，畏寒恶风减轻，便溏消失，唯有颈肩痛不缓解，舌脉如前，上方葛根加量至30g。

四诊： 2009年6月

诉服药后诸症不断减轻，自行服用该方半年，现偶有腰背、颈肩僵痛，与天气变化有关，舌质淡红，白苔，脉沉细略弦，查体：指地距12cm，枕墙距2cm，胸廓活动度4cm，腰椎活动度60°。检查ESR 13mm/h、CRP 0.56mg/dl，乃予去潼白蒺藜，加炒杜仲20g，拟观察3个月后换用中成药治疗。处方调整如下：

补肾强督方加

寄生25g	独活10g	川断25g	金狗脊15g
郁金15g	防风15g	片姜黄15g	炙元胡15g
络石藤20g	泽兰泻各20g	葛根20g	知母15g
伸筋草30g	香附12g	炒杜仲20g	

按： 大偻之为病，病情深重，脊柱弯曲、背俯，且当直不直，当曲不曲。阎老师秉承全国名老中医焦树德教授经验认为，其病因病机主要是肾督正气不足或因风寒湿三邪深侵肾督，督脉行于脊背通于肾，总督人身诸阳，督脉受邪则阳气开阖不得，布化失司。肾藏精主骨生髓，肾受邪则骨失淖泽，且不能养肝荣筋，血海不足，冲任失调，加之寒凝脉涩，必致筋脉挛急，脊柱僵曲；或有湿热、或化热、或邪痹筋骨肢节，使阳之布化失司，阴之营荣失职，伤骨则痹痛僵曲而不遂，损筋则"挛短"、"弛长"而不用；筋脉挛废，骨痹病僵。且诸条经脉循行与肾督相贯通，各经脉又通过众多的交会穴而相联系，因而病变不仅表现在肾督，还波及其他脏腑。阎老师治疗大偻总以补肾强督方为基础方加减，达补肾强督、活血祛湿通络之功，体现了现代中医学的辨病思想；而根据具体病证之不同施以加减，则又遵循了辨证论治的纲领。阎师治病时重视"循经辨证"，我体会足太阳膀胱经与督脉并行于背，经气相通，本例配伍应用葛根用意至少有三：发散足太阳膀胱经表邪，解阳明经肌肉之郁热，以缓解项背强几几，直接治疗颈背疼痛；升发脾胃清阳之气，起阴气而生津液，生津舒筋，濡养筋脉，以解筋脉之"挛短"、"弛长"；入足太阳膀胱经，引诸药入颈背，兼有佐使之意。且随着治疗的进行，用量不断加大，使补肾强督方更易发挥持久而温和的效力，大偻才可能得到最大程度的缓解。阎师临证时重视选方用药及药物作用方向的均衡，对大偻并非都使用葛根，因为大偻好发于青年男

性，这些病人多有潜在阳盛体质或药物易于化热，且大偻临床有从骶髂关节开始沿脊柱向上直至颈椎的向上发展趋势，因此在具有强直明显向上发展的大偻患者中，在大量使用寄生、川断、骨碎补、补骨脂、鹿角、独活等补肝肾祛风湿具有向下作用方向的药物同时，配伍使用具有升发脾胃阳气向上作用的葛根，无疑是恰当的，但若以外周关节表现为主，或无补肝肾祛风湿药物作为基础，葛根则有助阳化热或助疾病向上传变之虞，临床应予以注意。

（陶庆文）

白芥子配伍治疗幼年型强直性脊柱炎验案

患者：刘某某　女　18岁

初诊：2010年1月5日

主诉：双膝关节肿痛，伴无力9年。

现病史：患者9年前无明显诱因出现双足背痛，左髋痛，后发展为双膝关节交替性肿胀疼痛，曾拍X线示未见异常，予硫唑嘌呤、得宝松等治疗初始可缓解，停药后复发，且双膝肿痛加重，伴无力感，下肢肌肉有萎缩，行走困难，遇寒冷等天气变化加重。患者为求进一步中医治疗来阎师门诊就诊，检查：ESR 64mm/h，CRP 3.14mg/dl，HLA-B27（+），膝关节X线示：髁间隆突模糊、毛糙，关节间隙不匀，双膝强直改变。骶髂关节CT示：双侧骶髂关节炎Ⅲ级改变。患者身高162cm，体重41kg。现症见：双膝关节交替性肿胀疼痛，双足背痛，左髋痛，伴无力感，下肢肌肉有萎缩，行走困难，遇寒冷等天气变化加重。畏寒肢冷，偶有腰痛，阴雨天加重，纳食可，夜眠安，二便自调。

既往史：否认肝炎、结核病史。无药物过敏史。

个人史：无吸烟及饮酒史。

家族史：否认家族遗传病史。

查体：双膝关节肿胀，周围有压痛，局部皮温不高，凉髌征存在。舌淡红，白薄苔，脉沉略弦细。

诊断：中医：大偻

　　　　西医：幼年型强直性脊柱炎

辨证：肾虚督寒，瘀血阻络证

治法：补肾强督，活血通络

处方：

补肾强督方加

桑寄生25g	独活10g	续断20g	狗脊20g
防风15g	片姜黄12g	桑枝20g	元胡15g
泽兰泻各20g	白芥子6g	茯苓25g	木瓜15g
青风藤20g	山甲15g	补骨脂15g	千年健15g

30付，水煎服

二诊：2008年2月6日

患者服药后双膝关节肿痛无明显改变，但左髋痛好转，下肢无力感、酸痛感有好转，能扶拐行走，饮食可，二便调。舌淡红，白薄苔，脉沉细略弦。中药于上方去木瓜、补骨脂、泽兰泻，加重白芥子至8g，加海桐皮15g，豨莶草15g。处方整理如下：

补肾强督方加

桑寄生25g	独活10g	续断20g	狗脊20g
防风15g	片姜黄12g	桑枝20g	元胡15g
白芥子8g	茯苓25g	青风藤20g	山甲15g
千年健15g	海桐皮15g	豨莶草15g	

30付，水煎服

三诊：2010年3月8日

患者服药后双膝关节肿痛明显好转，下肢肌力增加，行走困难缓解。舌尖边发红，舌脉余项同前。中药上方去白芥子，加重狗脊至30g，处方整理如下：

补肾强督方加

桑寄生25g	独活10g	续断20g	狗脊20g

防风15g	片姜黄12g	桑枝20g	元胡15g
茯苓25g	青风藤20g	山甲15g	千年健15g
海桐皮15g	豨莶草15g		

14付，水煎服

2010年6月电话随诊患者，因家住外地，家庭经济条件拮据，现关节肿胀不明显，关节疼痛在可忍受范围之内，平地可去拐缓慢行走。嘱当地医院复查，结果：血常规、肝肾功正常，ESR 26mm/h，CRP阴性（当地医院不能行定量检查），患者一直服用3月8日处方，多次要求患者前来复诊，终因故未能前来。

按： 本例患者从幼年发病（发病年龄9岁），诊断为幼年型强直性脊柱炎，依最新诊断分类标准为幼年特发性关节炎（JIA）的外周关节型，该病特点以下肢单关节发病为多，病情易迁延，也可发展为对称性（非完全性）关节受累，治疗效果不佳，造成残疾多且重。中医方面，发病年龄愈小，说明肾督亏虚愈重；关节愈肿痛，说明肾督受邪愈深，且本例骨损、筋挛、肉削的特点表现异常分明，因此揣摩老师本例的治疗关键在于一个"深"字，本例风寒湿邪深侵肾督，故治疗亦须从"深"入手，补肾强督、疏风祛寒除湿仍是治疗的基础，然仅常规手段尚不足以扭转此深重病势，而配伍白芥子乃是"深"的关键。白芥子辛温，归肺、胃经，功能温肺化痰，利气，散结消肿，可温通经络，善散"皮里膜外之痰"，又能消肿散结止痛，临床多用于寒痰壅肺、咳喘胸闷、痰多难咯之咳喘证，老师此处借用白芥子治痰湿流注、痰湿阻滞经络之关节肿痛，正如《药品化义》所说："白芥子……横行甚捷……通行甚锐，专开结痰……痰在皮里膜外，非此不达，在四肢两胁，非此不通"，但同时多用或久用易耗伤气血，如《本草纲目》："多食昏目动火，泄气伤精"，所以老师之意，中病即止，首诊未效，据患者身高体重已达成人，故略加重用量，二诊之后开始显效随即停用，借助于白芥子通行锐利之气，化解深伏于经络之痰结，一旦病势好转，则继之以补肾强督、疏风祛寒除湿常法治疗。木瓜酸温，归肝、脾经，功能平肝舒筋，和胃化湿，用于湿痹拘挛，腰膝关节酸重疼痛，吐泻转筋，脚气水肿，《本草正义》："木瓜酸敛，酸能走筋，敛能固脱，得木味之正，故尤专入肝益筋走血。疗腰膝无力，脚气，引经所不可缺，气滞能和，气脱能固"，再配海桐皮、豨莶草等，使疏风祛寒除湿专走下焦，而使下肢关节肿痛逐渐缓解，足见本例立法方药运用之妙。

（陶庆文）

大偻邪及肝肺验案

患者： 武某　男　39岁

初诊： 2008年8月25日

主诉： 前胸疼痛2年，右臀疼痛1年。

现病史： 患者2年前无明显诱因发作前胸胸肋关节痛，咳嗽时加重，局部用外用药物后可缓解。1年前右臀痛间断发作，查HLA-B27（＋），骶髂关节CT示：关节面局灶硬化，关节面毛糙不平，右侧髂骨面可见囊性改变，予多种NSAIDs药、柳氮磺吡啶等治疗，初始症状有减轻，后症状反复，并不断加重，复查骶髂关节CT显示：关节面下囊性变明显进展。又服甲氨蝶呤、来氟米特等治疗，效果不明显，为求进一步中医治疗来阎师门诊就诊，查ESR 34mm/h，CRP 1.855mg/dl，IgG 1850mg/dl。患者现症见：发作性前胸胸肋关节痛，咳嗽时加重，右臀痛间断发作，伴双下肢疼痛，畏寒肢冷，偶有腰痛，阴雨天加重，纳食可，夜眠欠安，二便自调。

既往史： 无肝炎、结核病史和其他特殊病史。否认药物过敏史。

个人史： 生活、学习环境良好，无不良嗜好。

家族史： 否认家族遗传病史。

查体： 指地距16cm，枕墙距0cm，胸廓活动度2.5cm，腰椎活动度55°，四肢各关节无肿胀。舌淡红，边有齿痕，脉弦滑细右沉。

诊断： 中医：大偻

　　　　西医：强直性脊柱炎

辨证： 肾虚，邪及肝肺证

治法：补肾强督，疏肝理肺

处方：

补肾强督方加

狗脊20g	防风15g	片姜黄15g	络石藤30g
黄柏12g	独活10g	川续断15g	桑寄生30g
制元胡20g	伸筋草15g	生炒薏米各35g	郁金15g
知母20g	补骨脂15g	元参12g	葛根25g

14付，水煎服

二诊：2008年9月16日

患者服药后右臀、腰背痛缓解，肢体窜痛好转。仍胸胁痛，咳嗽时加重，伴口干，不欲饮，舌尖红，边红，舌苔白，边有齿痕，脉沉细左略弦。中药上方改金狗脊25g、防风12g，加连翘12g。嘱服四周复诊。中药处方整理如下：

补肾强督方加

狗脊25g	防风12g	片姜黄15g	络石藤30g
黄柏12g	独活10g	川续断15g	桑寄生30g
制元胡20g	伸筋草15g	生炒薏米各35g	郁金15g
知母20g	补骨脂15g	元参12g	葛根25g
连翘12g			

14付，水煎服

三诊：2008年10月12日

患者服药后右臀痛时轻时重，仍胁痛，咳嗽时加重，口干好转，大便略干。舌红略暗，边有齿痕，舌苔白，脉沉滑细。中药上方去补骨脂、生薏米，改制元胡12g、元参15g，加白芷12g、炒枳实壳各10g。中药处方整理如下：

补肾强督方加

狗脊25g	防风15g	片姜黄15g	络石藤30g
黄柏12g	独活10g	川续断15g	桑寄生30g
制元胡12g	伸筋草15g	炒薏米35g	郁金15g
知母20g	元参15g	葛根25g	连翘12g
白芷12g	炒枳实壳各10g		

14付，水煎服

四诊：2009年1月6日

患者服药后诸症已基本缓解，胸胁痛及咳嗽时加重已消失。饮食可，二便调。舌淡暗，苔白，脉沉滑细。中药改为服用补肾舒脊颗粒配合帕夫林间断口服。

按：本例为明确诊断的强直性脊柱炎，中医诊断为大偻，乃肾虚督寒、瘀血阻络之证。其特点为以臀痛（附着点炎）为主要表现，经补肾强督为法治疗后，症状缓解，但因患者年轻，阳气偏盛，邪有化热之势，故于首方中加入连翘以清热解毒，佐制补肾强督之化热，果然热势得以遏制，此时邪及肝肺的病机得以显现，故以白芷宣肺走表，炒枳实壳疏理气机而使肝气得畅，肺气得宣，进而诸症得解。体现老师治疗强直性脊柱炎从证出发，抓住实质，寒热平衡，清温有序的思想和经验，故而能有较好疗效。

（陶庆文）

大偻并骨痹治案

患者：吴某某　　女　　55岁

初诊：2010年8月9日

主诉：多关节疼痛3年。

现病史：患者3年前无明显诱因出现腰背、颈椎疼痛，在香港当地医院检查诊为腰椎间盘突出症，予腰椎牵引治疗，疗效不显。后脊柱僵痛逐渐加重，以颈项部最为突出，并感双肩、双膝关节痛，时有双手小关节痛，伴晨僵半小时，稍活动后减轻，再活动后加重，无畏寒乏力、口眼干等。大便偏干，每两日1次。曾查右膝关节正侧位片示：右膝诸骨边缘轻度骨质增生，关节面局部骨密度高，关节内侧缘间隙略窄。腰椎MRI示：腰椎退行性改变，部分椎间盘膨出。颈椎MRI示：颈椎生理曲度变直，多个椎体前缘变尖。骶髂关节MRI回报：关节面下可见高低信号混杂区，考虑强直性脊柱炎早期。查HLA-B27（+），ESR 29mm/h，CRP 0.91mg/dl，Ig、C3、C4、ANA+ENA、抗CCP等均阴性。患者为求进一步中医治疗来阎师门诊就诊，现症见：脊柱僵痛，夜间加重，以颈项部最为突出，并感双肩、双膝关节痛，时有双手小关节痛，伴晨僵半小时，稍活动后减轻，再活动后加重，无畏寒乏力、口眼干等。大便偏干，每两日一次。

既往史：否认肝炎、结核病史和其他特殊病史。无药物过敏史。

个人史：生活、学习环境无特殊。

家族史：否认家族遗传病史。

查体：脊柱生理曲度变直，枕墙距、颌柄距、指地距均为0cm，胸廓活动度4cm，脊柱活动度45°，schober试验4cm，舌淡红略暗，薄白苔，脉沉细弦，左略滑。

诊断： 中医：大偻，骨痹

西医：强直性脊柱炎，骨关节炎

辨证： 肝肾不足，风湿痹阻，瘀血阻络

治法： 补肝肾、祛风湿、活血通络

处方：

补肾强督方加

桑寄生25g	川断20g	狗脊20g	独活10g
伸筋草25g	葛根20g	杜仲20g	防风15g
片姜黄12g	桑枝20g	青风藤20g	秦艽15g
徐长卿15g	制元胡15g		

14付，水煎服

二诊： 2010年8月21日

服上药后病情无明显变化，仍有脊柱痛以颈项为甚，晨僵时间缩短，其余关节未见缓解，且遇风寒后关节痛加重，膝关节于活动后疼痛加剧，大便正常。舌淡红，略暗，苔白，脉沉细。中药上方改寄生30g，狗脊25g，葛根25g，桑枝25g，加豨莶草15g，鸡血藤20g。方药整理如下：

补肾强督方加

桑寄生30g	川断20g	狗脊25g	独活10g
伸筋草25g	葛根25g	杜仲20g	防风15g
片姜黄12g	桑枝25g	青风藤20g	秦艽15g
徐长卿15g	制元胡15g	豨莶草15g	鸡血藤20g

14付，水煎服

三诊： 2010年9月10日

服药后脊柱痛减轻，颈项痛减轻尤为明显，且晨僵消失，自觉腰背较前明显轻松，唯膝肩痛依旧。二便调。舌淡红，略暗，苔白，脉沉细。中药上方改伸筋草30g，葛根30g，川断25g，秦艽20g，加山萸肉15g。方药整理如下：

补肾强督方加

桑寄生30g	川断25g	狗脊25g	独活10g
伸筋草30g	葛根30g	杜仲20g	防风15g
片姜黄12g	桑枝25g	青风藤20g	秦艽20g
徐长卿15g	制元胡15g	豨莶草15g	鸡血藤20g
山萸肉15g			

14付，水煎服

四诊： 2010年10月10日

复诊时患者诉脊柱痛大减，颈项痛基本消失，偶有双手小关节、肩、膝等关节痛，遇天气变化时明显。舌淡红略暗，苔白，脉滑。鉴于患者症状缓解，复查ESR 2mm/h，CRP 0.1mg/dl，予口服血塞通片和愈风宁心片。

按： 本例从临床表现来看特点有二：一是强直性脊柱炎早期的诊断问题，MRI由于能早期发现关节滑膜的炎症、骨髓水肿，以其对软组织高分辨的高敏感性，在强直性脊柱炎早期诊断方面优于CT，老师一直强调和重视风湿病的早期诊断、早治疗，本例即是明证。二是除强直性脊柱炎之外，还有骨关节炎的相应改变，即多个关节的退行性变，既有中轴关节，又有外周关节。从中医角度出发，则中轴、外周关节症状均为痹病所致，其病机为一，即女性七七之后，肝肾亏虚，脾气不足，卫外不固，使风湿之邪（或寒或热）更易侵入人体，并与肾及督脉相合，而成大偻之证。虽然患者未表现为脊柱的变形、骨质受损，但从脊柱疼痛症状表现看，仍然是大偻的表现，因而从早期治未病的思想出发，应予补肾强督为法治疗。用药方面，补肾强督方式补肝肾、强筋骨、祛风湿为基础方，在此基础上。川断、寄生、狗脊等药物合用更加强化了这一作用，葛根起阴气，治痹证，且振奋阳气，其逐渐加量的用法也是老师治疗大偻的常用手法，关键问题是于初次显效之后，进一步加入豨莶草、鸡血藤，祛风除湿并引药直达四肢病所，三诊时出现酸痛为主，是"湿"的表现，又是"筋"的表现，肝主筋，故以酸味的山萸肉加强补肝肾之力，果然酸痛快速缓解。本例为早诊断、早治疗的病例，故而仅用区区两月时间症状即告缓解。

（陶庆文）

大偻并脉痹似二实一案

患者： 王某　女性　34岁

主诉： 口腔溃疡、结节红斑反复发作12年余。

现病史： 患者1991年5月份开始出现间断发热，最高体温可达39℃，伴口腔溃疡、左髋关节疼痛和发作性下肢结节红斑，未予特殊治疗。1992年在中国医科大学附院查E-玫瑰花试验等，考虑为白塞病？予注射"转移因子"，每周2次，共用数周无效。1993年协和医院查HLA-B27（-），RF（-），ESR 51mm/h，ANA（-），ENA（-），诊断为不全型白塞病，可疑强直性脊柱炎，予口服抗疟药及萘普生2月，无效而自行停药。至1999年每年均发病，每次持续1周至4周不等，发热等能自行缓解，但口腔溃疡、结节红斑反复发作不解。当年在中国医科大学附院再查骶髂关节CT示，左侧骶髂关节间隙变窄，关节面硬化，诊为不全型白塞病、强直性脊柱炎，予口服强的松30mg/天，后逐渐减量，共用3个月，柳氮磺吡啶1年，上述症状减轻，发作减少。但未完全控制。2002年开始发作频繁加重，间断高热可达39.6℃，关节痛、口腔溃疡、结节红斑亦加重。2002年11月首次就诊于我院，当时左髋疼痛，腰椎疼痛，双小腿结节红斑，针刺反应（+），畏风寒，无明显汗出，无口眼干燥。舌体胖大，边有齿痕，白薄苔，脉沉细，尺弱。

查体： 枕墙距、颌柄距、指地距均为0cm，胸廓活动度5cm，脊柱活动度55°，schober试验5cm，4字试验左（+++），右（+），骶髂关节定位试验左（++），右（+）。

辅助检查：ESR 74mm/h，CRP 0.83mg/dl，Ig、C3、C4大致正常，ANA+ENA（-），骶髂关节CT：左侧骶髂关节间隙消失，右侧关节面欠光滑，可见骨质增生硬化性改变。诊断仍为不全型白塞病、强直性脊柱炎。

诊断：中医：痹证 肾虚标热证

　　　　西医：强直性脊柱炎

处方：

知母15g	黄柏9g	连翘12g	百合20g
生地20g	白蒺藜15g	川断15g	寄生20g
青风藤15g	海风藤15g	羌活12g	独活10g
秦艽15g	元胡15g	炙山甲15g	龟板20g
仙灵脾10g	鹿衔草10g	骨碎补18g	补骨脂12g
威灵仙15g	砂仁10g		

二诊：2002年12月

服上药后，症状并未缓解，且药后胃脘有嘈杂感、恶心、纳呆、口唇干、畏寒。舌质暗，白苔微黄，脉沉略细。中药上方去鹿衔草、威灵仙、生地，改川断20g，连翘18g，补骨脂15g，加茯苓30g 黄连10g 生炒薏米各30g。

三诊：2003年1月

服药4周后，左髋疼痛加重，余症仍未缓解，且发作发热3周，双小腿结节红斑加重。舌脉同前无变化。中药上方去茯苓、仙灵脾，加生石膏20g，青蒿15g。

四诊：2003年2月

发热缓解，左髋等关节痛减轻，服药后胃脘已无不适感，腰背痛减轻，仍畏寒、口唇干。中药上方去连翘、黄柏、青蒿、龟板，加生山药15g、葛根15g、狗脊25g、千年健15g。

2003年3月至10月间，患者来诊12次，关节痛等症状相对减轻，可不服止痛药物，仍间断发作口腔溃疡及双下肢红斑，药物加减呈以下特点：狗脊逐渐加量至30g、川断30g、寄生30g，有热象时，加淡竹叶6~12g，热象减轻去掉；舌质暗明显时，加丹参15g，片姜黄12g，余基本维持原方。

2004年10月来诊时，症状平稳，但发现左手脉伏甚未及，疑为左手无脉，紧急请血管外科会诊，并行血管造影术，发现左锁骨下动脉栓塞，并予全麻下行锁骨下动脉人工搭桥术，诊断修订为"大动脉炎，头臂动脉型"，经手术后左脉恢复，然仍脉细尺弱。中药处方改为：

狗脊30g	羌活12g	独活10g	片姜黄12g
元胡20g	秦艽15g	骨碎补20g	补骨脂12g
知母18g	生炒薏米各40g	连翘15g	川断30g
寄生30g	防风15g	浙贝15g	玄参15g
炙山甲15g	黄柏12g	千年健15g	忍冬藤30g
络石藤30g	坤草10g	桂枝12g	赤白芍各12g
当归12g			

2009年1月5日来诊。诉服上药45付后已完全停药，偶有髋、腰背疼痛，程度不剧，未服止痛药物，下肢结节红斑未在发作，留有陈旧色素沉着，口腔溃疡每年发作2~3次左右，约1周后可自行缓解，未再发作发热等，复查ESR 31mm/h，CRP 0.12mg/dl，已能正常生活、工作。

按：本例以髋、脊柱等关节痛，反复发作的发热，口腔溃疡，下肢结节红斑为特点，诊断历尽曲折，根据典型临床表现及骶髂关节炎左侧4级，右侧1级改变，诊断强直性脊柱炎无疑，关键是疾病初始表现为不全型白塞病，后因左手无脉，经血管造影证实为大动脉炎的头臂动脉型，因此确定为血管炎综合征，大动脉炎头臂动脉型。治疗时激素及免疫抑制剂效果均不明显，但锁骨下动脉人工搭桥术从根本上改变了患者左手无脉证。从中医角度分析，似二实一，肾虚标热之大偻，与普通大偻不同，本例肾虚更重，肾水枯乏，以至于相火妄动，炎上则发热，外出则致皮肤结节红斑，病久则兼见瘀血内生，且肾虚为本，相火妄动为标，又兼见畏寒等寒象，成为肾虚水乏，相火妄动，寒热错杂的复杂证候，治法上不能仅以补肾清热简单处之，纵观本例近3年的诊治过程，其特点有三，一是证候复杂，治疗不可冒进，宜缓缓图之，补肾为治疗根本，故逐渐以狗脊、川断、寄生、骨碎补、补骨脂之类，且剂量逐渐加大，若妄补则可能化火助阳，或滋腻碍胃。二是寒热错杂，症状上表现为发热，口干，局部结节红斑，与畏寒、面色白并存，此畏寒非表证之恶寒（怕冷且加衣加被可以缓解），治疗时比较棘手，清热太过可能伤阴耗气，补肾祛寒太过则化火，因此老师时时以连翘、竹叶等轻宣清热，间断辅之以青蒿清虚热，黄连、黄柏清三焦之热，并据证候仔细斟酌，随证调之，治疗过程中未见寒热起伏，而病情逐渐减轻。三是邪气深伏，故使用龟板、炙山甲等血肉有情之品，既补肾又通络，并清除阴分伏邪。四是本证肾虚为本，具体表现为肾水枯乏，故予元参色黑入肾，且于寒热势微之后使用，有利于相火逐渐归元，是本证药后不易复发的关键。最后，老师每次临证，仔细观察，及时发现左手脉伏以至无脉，并联合现代西医手术干预，不但使诊断明确，也使患者血流改善，于中药治疗大有裨益，此例为某些疑难病例在诊治上拓宽了思路，值得深思与借鉴。

（陶庆文）

"循经辨证"治大偻复发案

患者：李某　女　39岁

初诊：2010年8月23日

主诉：腰背痛反复发作11年。

现病史：患者11年前无明显诱因出现腰骶痛，渐延至后背及整个脊柱痛。曾查HLA-B27（+），骶髂关节CT示：关节面多处硬化、囊变，关节间隙消失，骨性融合，符合AS改变。9年前曾经全国名老中医焦树德教授治疗3年，症状已基本消失，此后6年一直稳定，未服药物治疗。4个月来无明显诱因渐渐出现右肩疼痛，上举受限，颈椎、后枕作痛，期间曾自服小活络丹，效不佳。检查ESR 35mm/h，CRP 1.55mg/dl。患者为求进一步中医治疗来阎师门诊就诊，现症见：腰背痛，颈部活动受限，畏寒喜暖，无乏力及口眼干，纳食可，夜眠安，二便自调。

既往史：否认肝炎、结核病史和其他特殊病史情况。无药物过敏史情况。

个人史：无吸烟及饮酒等不良嗜好史。

家族史：无家族遗传病史情况。

查体：专科检查：颌柄距8cm，指地距5cm，枕墙距5cm，胸廓活动度3cm，Schober试验6cm。舌淡红，略暗，边瘀点、斑，有齿痕，脉弦细，右略沉。

诊断：中医：大偻（肾虚督寒证）

　　　　西医：强直性脊柱炎

辨证： 肾虚督脉受邪，寒湿深侵，营卫不和，瘀血阻络，故致脊柱作痛，辗转不利。

治法： 补肾壮骨，调和营卫，通络止痛

处方：

补肾强督方加

川断20g	狗脊25g	寄生25g	独活10g
防风15g	片姜黄15g	元胡15g	伸筋草25g
葛根25g	青风藤20g	徐长卿15g	生炒薏米各30g

14付，水煎服

二诊： 2010年9月8日

患者服药后颈椎、后枕部疼痛无明显改善，仍右肩痛，上举受限，颈部活动受限。头部畏风畏寒，喜戴帽，偶感乏力，大便日3~4次，质稀，眠差。舌淡红，略暗，白苔，脉沉细。中药上方加桂枝6g、赤白芍各8g、百合20g，整理如下：

补肾强督方加

川断20g	狗脊25g	寄生25g	独活10g
防风15g	片姜黄15g	元胡15g	伸筋草25g
葛根25g	青风藤20g	徐长卿15g	生炒薏米各30g
桂枝6g	赤白芍各8g	百合20g	

28付，水煎服

三诊： 2010年10月11日

患者服药后颈椎、后枕部疼痛略有减轻，右肩上举受限轻微缓解，颈部活动范围加大，头部畏风畏寒基本消失，已可去帽，大便日1~2次。舌淡红，苔白，脉弦细。中药上方去桂枝、赤白芍、百合，改葛根30g、青风藤25g、独活12g，加羌活6g、鸡血藤25g、鹿衔草10g、知母15g。处方整理如下：

补肾强督方加

川断20g	狗脊25g	寄生25g	独活12g
防风15g	片姜黄15g	元胡15g	伸筋草25g
葛根30g	青风藤25g	徐长卿15g	生炒薏米各30g
鸡血藤25g	鹿衔草10g	知母15g	羌活6g

28付，水煎服

四诊： 2010年11月22日

服药后颈椎、后枕部疼痛大为减轻，右肩上举受限缓解，颈部活动范围继续加大，仍颈枕部略僵硬，右肩后侧疼痛，经期加重，无畏风寒，二便如常。舌淡略暗，白薄苔，脉细略沉弦。中药上方去羌活，改鸡血藤30g、狗脊30g、独活10g，加桑枝30g。处方整理如下：

补肾强督方加

川断20g	狗脊30g	寄生25g	独活10g
防风15g	片姜黄15g	元胡15g	伸筋草25g
葛根30g	青风藤25g	徐长卿15g	生炒薏米各30g
鸡血藤30g	鹿衔草10g	知母15g	桑枝30g

28付，水煎服

2010年12月10日电话随访患者，病情稳定，疼痛不著。当地医院检查：ESR18mm/h，CRP阴性。

按： 本例为明确诊断的强直性脊柱炎，属中医大偻之肾虚督寒证，初发时经焦老诊治，症状基本消失，病情缓解后未再坚持治疗，以致复发，终为憾事。再发时受寒诱因明显，老师仍治以补肾强督法为基础加减，其中以头部畏风寒、喜戴帽为突出表现，此为典型太阳风湿，营卫不和，按"循经辨证"方法，头部为太阳经循行部位，故以桂枝、芍药相合，解肌发表，调和营卫，使卫气不外泄，营阴得以内守，乃仲景方桂枝汤核心所在，故二诊后头部畏风寒、喜戴帽诸症随药而解。

本例鸡血藤的使用较为关键，鸡血藤性温祛风湿，利关节，又活血通络止痛，故于风湿深侵、瘀血阻络、经脉不调均有兼顾，且引药入经入络，使内部深在之风湿诸邪得除，正如《本草纲目拾遗》所言："活血，暖腰膝，已风瘫"，故鸡血藤的配伍乃本例关键所在，为点睛之笔。对于寒性脊柱痛或肢体疼痛，活动不利，尤其女性遇经期而重者，提示经络瘀阻，配伍鸡血藤实为首选。

（陶庆文）

大偻颈项僵痛治案

患者： 何某　女　25岁。

初诊： 2010年2月9日

主诉： 腰骶、后背疼痛6年

现病史： 患者6年前无明显诱因出现腰骶、后背部疼痛，发僵，当地医院按"风湿"治疗无效。后出现颈项僵痛，双膝活动后疼痛，查HLA-B27（+），外院诊为"强直性脊柱炎"，服柳氮磺吡啶及多种消炎止痛药物等，症状时轻时重，但逐渐出现腰背部僵直，活动不利。为求进一步中医治疗来阎师门诊就诊，查：ESR 63mm/h，CRP 9.3mg/dl，骶髂关节CT：关节面毛糙、硬化，部分虫蚀样变，右侧关节间隙略窄。颈椎、胸腰段X-RAY：生理曲度变直，部分可见竹节样变。现症见：脊柱作痛，包括颈项、下背部、腰骶疼痛，以颈项部为最甚，双膝疼痛，畏风寒，肢冷，阴雨天加重，纳食可，夜眠安，二便自调。

既往史： 体健，否认肝炎、结核等病史。无药物过敏史。

个人史： 生活、学习环境无特殊。

家族史： 家族中无类似病史。

查体： 指地距30cm，胸廓活动度、脊柱活动度均减小。舌淡红，略暗，苔白，脉沉细略弦。

诊断： 中医：大偻（肾虚督寒证）

　　　　西医：强直性脊柱炎

辨证： 肾虚督脉受邪，脊柱、夹脊阳气不利，经脉失养。

治法：补肾强督，通络止痛。

处方：

补肾强督方加

寄生 20g	独活 10g	川断 15g	狗脊 20g
防风 15g	片姜黄 12g	伸筋草 20g	青风藤 20g
千年健 15g	元胡 10g	海风藤 15g	豨莶草 15g
郁金 15g	鸡血藤 15g		

14 付，水煎服

二诊：2010 年 3 月 11 日

患者服药后，腰骶、后背痛减轻，双膝痛明显减轻，畏风寒肢冷好转，但颈项痛未缓解，有时牵涉右肩痛。纳食可，夜眠安，二便自调。舌淡红，略暗，苔白，脉沉细尺弱。中药上方去郁金，改寄生 25g，川断 20g、狗脊 25g，加桑枝 15g、羌活 12g、葛根 25g。处方如下：

补肾强督方加

寄生 25g	独活 10g	川断 20g	狗脊 25g
防风 15g	片姜黄 12g	伸筋草 20g	青风藤 20g
千年健 15g	元胡 10g	海风藤 15g	豨莶草 15g
鸡血藤 15g	桑枝 15g	羌活 12g	葛根 25g

14 付，水煎服

三诊：2010 年 3 月 29 日

服上方后，患者颈肩痛大减，脊柱痛已减为原来的 3/10，脊柱活动度好转，畏风寒基本消失，纳可，眠安，二便调。舌淡红，苔白，脉沉细尺弱。中药上方去鸡血藤、元胡、豨莶草，改葛根 30g、伸筋草 25g，加陈皮 10g。处方如下：

补肾强督方加

寄生25g	独活10g	川断20g	狗脊25g
防风15g	片姜黄12g	伸筋草25g	青风藤20g
千年健15g	海风藤15g	桑枝15g	羌活12g
葛根30g	陈皮10g		

28付，水煎服

四诊： 2010年4月30日

患者药后脊柱痛偶作，在可忍受范围内，不需服用止痛药物。活动自如，能正常生活工作。患者要求服用中成药，予补肾舒脊颗粒、帕夫林及参苓白术丸。

按： 本例肾虚督寒大偻的特点为偏于颈项的脊柱痛，从肾虚督脉受邪看，督脉经气不利，布化失司，部位偏上，上为阳位，偏于表，属于"上半身"之风湿，故予羌活、防风、桑枝、葛根配片姜黄，羌活主入太阳经，行于脊背部，善祛上半身风寒，直上巅顶，横行肢臂；防风味辛、甘，性微温，归膀胱、肝、脾经，祛风解表，胜湿止痛；桑枝苦平，入肺肾经，祛风湿，通经络，利关节，以肩臂关节拘挛疼痛用之最佳；片姜黄辛、苦，温。归肝、脾经，功能破血行气，通经止痛；葛根入脾胃经，可升发脾胃清阳之气，解肌，轻扬升发，能发散足太阳经表邪，解"项背强几几"，四者相配，从气、从血、从表解之，是阎老师治大偻上部寒湿的常用配伍，临床效果颇佳。其中以颈项牵扯肩背僵痛为辨证要点，偏于寒者效果更佳，偏于热者可配秦艽等。

（陶庆文）

少年大偻治案

患者：吴某　男　15岁

初诊：2007年4月30日

主诉：间断性双手指间关节、踝、膝关节痛2年余，伴右目红赤2周余。

现病史：2005年6月无明显诱因出现间断性双手指间关节疼痛，踝、膝关节肿痛，在当地医院查ESR 8mm/h，CRP（－），HLA-B27（＋），AKA（－），RF 33.95U/dl（<20），抗CCP 45.53U/ml。诊断为幼年类风湿关节炎（JRA），外院药用中草药2年余，症状能够控制，未明显加重。2006年6月双踝关节肿痛加重，查踝关节X-RAY未见异常，仍诊为JRA，在中草药基础上加服正清风痛宁、帕夫林口服，查骶髂关节CT报告为未见明显异常（未见原片）。2007年3月在当地医院复查CRP 12.8mg/dl（0~5），RF 25.4U/dl。2007年4月中旬出现右目红赤伴疼痛，当地医院眼科诊为虹膜睫状体炎，予头孢噻肟钠、地塞米松静点3天，并予结膜下注射地塞米松（具体量不详）、配合散瞳等措施，现激素已停用，我院查CRP 0.1mg/dl，ESR 3mg/h，抗CCP 1185U/ml，余Ig、C_3、C_4无异常。阅骶髂关节CT：双侧骶髂关节面部分边缘欠清晰，可见局部硬化、小囊变。髋关节CT示：双侧髋关节面模糊，关节间隙无改变。现症见：双手指间关节疼痛，踝、膝关节肿痛，以右侧为重，右目红赤，目痛不适，无畏风寒。纳食可，夜眠安，二便自调。

既往史：无肝炎、结核病史。否认有药物过敏史。

个人史：生活、学习均在当地，无疫区接触史。

家族史：无家族遗传病史情况。

查体：右膝、踝关节肿，关节周围压痛，触之局部皮温增高，凉髌征消失，右膝活动轻微受限。舌淡红，苔白，脉沉细。

诊断：中医：痹证，大偻（邪及肝肺证）

西医：幼年特发性关节炎（JIA）

辨证：肾虚，邪及肝肺，化热，经络瘀阻

治法：补肾祛风，清热疏肝，通络止痛

处方：

骨碎补15g	补骨脂15g	狗脊20g	杜仲15g
炒黄芩10g	蜜桑皮12g	地骨皮12g	羌活8g
独活8g	防风10g	片姜黄8g	青风藤12g
络石藤15g	忍冬藤15g	泽兰泻各10g	秦艽12g
千年健12g	知母10g	生炒薏米各15g	

14付，水煎服

二诊：2007年5月16日

患者服药后，右目红赤已好转，目痛消失，踝、膝关节疼痛减轻，双手指间关节疼痛消失，饮食可，二便调。舌淡红，苔白，脉沉细。中药上方改补骨脂10g、防风12g、泽兰泻各12g、生炒薏米各20g、黄芩12g，加川断15g、连翘15g、黄柏8g。

处方：

骨碎补15g	补骨脂10g	狗脊20g	杜仲15g
炒黄芩12g	蜜桑皮12g	地骨皮12g	羌活8g
独活8g	防风12g	片姜黄8g	青风藤12g
络石藤15g	忍冬藤15g	泽兰泻各12g	秦艽12g
千年健12g	知母10g	生炒薏米各20g	川断15g
连翘15g	黄柏8g		

14付，水煎服

三诊： 2007年7月25日

患者服上药后踝、膝关节肿痛已不明显，关节周围压痛消失，凉髌征恢复，右目恢复如常，未再发作，因服药有效，患者自行加服以上中药。现时有双足跟疼痛发作，有时腰骶疼痛，食可，二便调。舌淡红略暗，苔白，脉沉弦细。中药上方去黄柏、秦艽，改黄芩10g、狗脊25g、忍冬藤20g、知母15g，加桑枝20g。

处方：

骨碎补15g	补骨脂10g	狗脊25g	杜仲15g
炒黄芩10g	蜜桑皮12g	地骨皮12g	羌活8g
独活8g	防风12g	片姜黄8g	青风藤12g
络石藤15g	忍冬藤20g	泽兰泻各12g	桑枝20g
千年健12g	知母15g	生炒薏米各20g	川断15g
连翘15g			

14付，水煎服

四诊： 2007年7月9日

患者服药后病情稳定，腰痛时作，不影响学习、生活，无需服用止痛药，双目无不适，无畏寒、汗出等。舌淡红，苔白，脉沉细。中药上方去桑枝，改黄芩8g、生炒薏米各30g，加桑寄生15g。

处方：

骨碎补15g	补骨脂10g	狗脊20g	杜仲15g
炒黄芩8g	蜜桑皮12g	地骨皮12g	羌活8g
独活8g	防风12g	片姜黄8g	青风藤12g
络石藤15g	忍冬藤15g	泽兰泻各12g	桑寄生15g
千年健12g	知母10g	生炒薏米各30g	川断15g
连翘15g			

14付，水煎服

五诊： 2007年7月25日

患者腰痛已不明显，偶有双腹股沟处隐痛不适，膝、踝、足跟痛消失，双目无不适。舌脉同前。当地医院检查ESR、CRP均正常。

按： 本例患者表现为反复或交替发作的少关节炎，HLA-B27（＋），RF低滴度阳性，抗CCP高滴度阳性，骶髂关节炎双侧Ⅱ级改变，既往诊断为JRA和JAS并存，按最新诊断标准应诊为幼年特发性关节炎（JIA），属于外周关节型，同时伴发虹膜睫状体炎。由于患者血清炎性指标在大多数情况下均是正常的，而临床确是进展的，使西医治疗（激素加免疫抑制剂）陷入两难的境地，实际使用效果亦不佳。中医诊断痹证，大偻，病机实质为在肾虚督寒基础上，明显化热而形成标热，热性炎上，侵及肝肺，故有低热、汗出、目赤等表现，关节表现为红肿热痛，属邪及肝肺。右目白睛发红，白睛在"五轮"中属肺，又兼低热、汗出，知是营卫不合之象，肺主皮毛，故知兼以肺经标热之象，是故首诊开始即配用黄芩清上焦之热，桑皮宣肺理气引药达经，再配地骨皮清标热。从药物剂量看，患者虽15岁，但身高体重已接近常人，但脏腑仍然稚嫩，故补肾壮骨、祛风除湿之力偏小，而黄芩、桑皮、地骨皮用量相对较大，其入肺经清标热之力亦较大，至三、四诊热象缓解后才予以减量，而补肾壮骨之力逐渐加大，体现了急则治标、缓则治本的有序治疗思想。

（陶庆文）

大偻邪及肝肺治案

患者： 张某　女　27岁

初诊： 2009年1月19日

主诉： 左臀深处痛4个月，右臀深处痛2个月，伴腰痛半月余。

现病史： 患者2008年8月无明显诱因出现左臀深处痛，在我院骨科诊为"滑膜炎？"，予草乌甲素片、复方夏天无片口服，症状不缓解。2个月前右臀深处又作痛，半月前出现腰部疼痛，发酸，经手法按摩等效果不显，半月前出现右侧腰部疼痛发酸，为求进一步中医治疗来阎师门诊就诊。理化检查：HLA-B27（＋），血PLT 336×10^9/L，ESR 19mm/h，CRP 0.158mg/dl，骶髂关节CT示：双侧骶髂关节面毛糙，局部骨质增生硬化，关节间隙略窄。现症见：右侧腰部疼痛不适感，双臀深处交替痛，夜间平卧时明显，活动时腰骶不适，右肋侧发酸，畏寒不明显，汗不多，口稍干，双目干涩，眠差，二便调。

既往史： 无肝炎、结核病史和其他特殊病史情况。否认药物过敏史。

个人史： 生活、学习环境无特殊，无吸烟及饮酒史。

家族史： 否认家族遗传病史。

查体： 枕墙距、指地距均为0cm，胸廓活动度6cm，4字试验左（－），右（＋）。四肢关节无浮肿。舌淡红暗，苔黄白相间，脉沉略细，尺弱。

诊断： 中医：痹证（肾虚邪及肝肺证）

　　　　西医：脊柱关节病，强直性脊柱炎可能大。

辨证：肾虚督脉受邪，风寒湿深侵，邪及肝肺，阻滞经脉，而为大偻。

治法：补肾强督，疏肝理气止痛。

处方：

补肾强督方加

寄生20g	川断15g	独活10g	狗脊15g
香附10g	郁金10g	防风12g	千年健15g
伸筋草15g	生薏米20g	豨莶草15g	

14付，水煎服

二诊：2009年2月2日

患者服药后，腰及双臀部疼痛明显减轻，但出现颈肩疼痛不适，伴畏寒喜暖，时有胸肋部疼痛不适，纳可，睡眠好转，舌淡红暗，苔白，脉沉弦细。中药上方改寄生25g、狗脊20g、香附12g、郁金12g、防风15g、伸筋草20g，加桑枝20g、葛根20g、片姜黄12g。方药调整情况如下：

补肾强督方加

寄生25g	川断15g	独活10g	狗脊20g
香附12g	郁金12g	防风15g	千年健15g
伸筋草20g	生薏米20g	豨莶草15g	桑枝20g
葛根20g	片姜黄12g		

14付，水煎服

三诊：2009年2月18日

腰及双臀疼痛缓解。夜间平卧时已不甚明显，于久行后略感疫痛，颈肩痛好转，畏寒喜暖亦不明显。唯胸胁、微微胸闷未缓解，眠可，二便调。中药上方改寄生30g、川断25g、伸筋草30g、桑枝30g、狗脊25g，去葛根，加杜仲20g、坤草10g。方药调整情况如下：

补肾强督方加

寄生 30g	川断 25g	独活 10g	狗脊 25g
香附 12g	郁金 12g	防风 15g	千年健 15g
伸筋草 30g	生薏米 20g	豨莶草 15g	桑枝 30g
片姜黄 12g	杜仲 20g	坤草 10g	

28付，水煎服

四诊：2009年3月19日

腰背、双臀疼痛基本消失，夜间睡眠佳，仅于久行后臀痛、足跟痛，已无畏寒，二便调，舌淡红，苔白，脉沉滑寸著。中药上方去香附、郁金，改杜仲25g，加茯苓30g、木瓜15g、海桐皮15g。方药调整情况如下：

补肾强督方加

寄生 30g	川断 25g	独活 10g	狗脊 25g
防风 15g	千年健 15g	伸筋草 30g	生薏米 20g
豨莶草 15g	桑枝 30g	片姜黄 12g	杜仲 25g
坤草 10g	茯苓 30g	木瓜 15g	海桐皮 15g

14付，水煎服

2009年7月2日复诊时诸症消失，已停药。

按：本例虽为HLA-B27阳性、骶髂关节双侧Ⅱ-Ⅲ级改变，但按修订的纽约标准尚不能诊断为强直性脊柱炎，由于临床症状与血清炎性指标不符，故西药只能以对症治疗为主。依脊柱及双臀表现，中医诊为大偻，在肾虚督脉受邪同时，本例突出双臀痛，且夜间加重，由于厥阴肝经走行，过胸胁，走双髋，络阴器，故属于邪及肝肺。治疗在补肾强督上，配伍香附、郁金舒肝理气活血。首剂之后症状即见缓解，但颈肩痛作，属上部风湿，分析可能与补肾强督之后，邪气已涣散游离有关，故予葛根配桑枝、片姜黄、防风，葛根解肌透表，生津升阳，配桑枝祛风湿、通利关节，片姜黄内行气血，外散风湿客邪，防风疏风透表，使上部风湿之邪从表达透而解。三诊之后，方显肾虚之象：偶然发作疼痛多于久行久立之后发生，肾主骨，肾虚骨弱则不能久行久立，理应继续补肾壮骨，并注意中州后天脾胃之气，即后天以养先天，才能收获全功。

（陶庆文）

大偻脊柱僵痛治案

患者： 宋某　男　32岁

初诊： 2010年10月9日

主诉： 腰背疼痛13年余，加重3个月。

现病史： 患者13年前无明显诱因出现腰背部疼痛，未予重视，左眼发作"虹膜炎"一次，间断服用消炎止痛药治疗。2008年10月就诊于解放军总医院，查HLA-B27（+），骶髂关节CT示：双侧骶髂关节Ⅱ级炎性改变，诊为"强直性脊柱炎"，给予美洛昔康栓治疗。2009年4月就诊于西安第五人民医院，予柳氮磺吡啶片1g，日2次，来氟米特20mg，日1次，及其院内制剂（具体不详），共服4个月，症状不能控制，患者近3月间诸症加重，驼背日益严重，为求进一步中医治疗来阎师门诊就诊，检查：血PLT 313×10^9/L，ESR 23mm/h，CRP 1.46mg/dl，血尿酸599μmol/L，髋关节CT未见明显异常。现症见：腰背僵痛，夜间加重，凌晨痛醒，晨僵2~3小时，活动受限，不能平卧，驼背，伴胸骨旁、胁肋部疼痛，微畏寒，纳食可，大便偏稀，日2次，睡眠不佳，小便自调。

既往史： 发现高脂血症、高尿酸血症2年。可疑有芬必得过敏史。

个人史： 吸烟20支/天，无饮酒史。

家族史： 姐姐患强直性脊柱炎，母亲、外公有"驼背"表现。

查体： 指地距32cm，枕墙距15cm，颌柄距9cm，胸廓活动度2cm，schober试验2cm，脊柱活动度25°。舌淡红暗，苔白，脉弦滑沉。

诊断： 中医：大偻（肾虚督寒证）

西医：强直性脊柱炎，高尿酸血症

辨证：肾虚，寒湿深侵，督脉不利，络脉不通

治法：补肾强督，散寒除湿，通络止痛

处方：

补肾强督方加

桑寄生20g	独活10g	川断15g	狗脊20g
防风12g	片姜黄12g	元胡15g	仙灵脾10g
鸡血藤20g	海桐皮15g	海风藤15g	郁金15g
豨莶草15g	伸筋草20g	葛根20g	千年健15g

28付，水煎服

二诊：2010年11月11日

患者服药后，腰背僵痛略有减轻，以VAS评估减少至6~7/10，行走或受凉后腰骶痛加重，仍以僵痛为主，夜间及晨起加重。无口干眼干，纳可，睡眠可，大便溏稀略轻。舌淡红略暗，边有齿痕，白薄苔，脉沉弦滑。中药上方去葛根，改寄生25g、川断20g、狗脊25g、防风15g、元胡18g、仙灵脾12g、鸡血藤25g、海风藤20g、伸筋草25g，加补骨脂15g。处方如下：

补肾强督方加

桑寄生25g	独活10g	川断20g	狗脊25g
防风15g	片姜黄12g	元胡18g	仙灵脾12g
鸡血藤25g	海桐皮15g	海风藤20g	郁金15g
豨莶草15g	伸筋草25g	补骨脂15g	千年健15g

28付，水煎服

三诊：2010年12月25日

患者服药后大便已如常，腰骶、胸胁痛大为缓解，僵痛夜间加重已不明显，晨僵减为10分钟，伴畏寒，乏力，眠安纳可。舌淡红，边

有齿痕，白苔，中根略腻，脉沉弦滑。中药上方去豨莶草，改川断25g、片姜黄15g、元胡20g、鸡血藤30g、伸筋草30g，加葛根25g、桑枝20g。处方如下：

补肾强督方加

桑寄生25g	独活10g	川断25g	狗脊25g
防风15g	片姜黄15g	元胡20g	仙灵脾12g
鸡血藤30g	海桐皮15g	海风藤20g	郁金15g
伸筋草30g	补骨脂15g	千年健15g	葛根25g
桑枝20g			

28付，水煎服

四诊： 2011年2月10日

患者服药后腰背、骶部等疼痛好转，以VAS评估减少至2~3/10，行走自觉轻快自如，咳嗽时仍有胸胁部不适，活动受限明显好转，已能完成仰卧起坐动作，晨僵消失，纳可眠可，二便调。舌淡红，略暗，白苔，脉沉略弦细。中药上方去千年健，改仙灵脾10g、补骨脂20g、葛根30g。加泽兰泻各20g、徐长卿15g。处方如下：

补肾强督方加

桑寄生25g	独活10g	川断25g	狗脊25g
防风15g	片姜黄15g	元胡20g	仙灵脾10g
鸡血藤30g	海桐皮15g	海风藤20g	郁金15g
伸筋草30g	补骨脂20g	葛根30g	桑枝20g
泽兰泻各20g	徐长卿15g		

按： 对于强直性脊柱炎引起的脊柱僵痛，夜间加重和痛醒是炎症活动的表现，而夜间及凌晨是阳气在表较弱之时，因为按照白昼阳气运行规律来说，夜间阳入于阴，凌晨阳出于阴，此时阳气"出"或"入"，均是阳气相对不足之时。若有肾虚，则阳气更加无力鼓动经

气，加之风寒湿之邪羁绊，督脉经气不利，关节经脉不通，而产生发僵作痛。阎师善用伸筋草，微苦辛温，有辛散、温通之功，苦能燥湿，其性如《滇南本草》所述："其性走而不守，其用沉而不浮……"，对于阳气无力鼓动督脉经气运行之证最为适宜，且伸筋草又入肝经，可疏筋，活络消肿止痛，故有"舒筋藤"之别称。本例伸筋草剂量不断增加，患者脊柱僵痛亦不断缓解。伸筋草配合补肾强督、祛风除湿之法，确可有效缓解脊柱僵痛。

（陶庆文）

补骨脂解大偻便溏案

患者：马某　女　25岁

初诊：2010年8月26日

主诉：腰痛1年，伴双髋痛5个月。

现病史：患者1年前无明显诱因出现腰痛，当地医院查腰椎正侧位片未见异常，予外用膏药及功能锻炼，效不佳。5个月前开始出现双髋疼痛，夜间加重，晨起发僵，稍活动后好转，未再系统诊治。2010年8月初查：HLA-B27（+），骶髂关节CT示：骶髂关节面毛糙不平，局灶性硬化，关节面下见囊性变，以左侧为重，关节间隙不窄，符合强直性脊柱炎改变。为求进一步中医治疗来阎师门诊就诊，现症见：腰痛，双髋疼痛，夜间作痛，晨僵，活动后减轻，不伴关节运动障碍，无畏寒乏力，无足跟痛及虹膜炎发作，大便偏多，眠可，纳食正常。

既往史：否认肝炎、结核病史和其他特殊病史。无药物过敏史。

个人史：生活无特殊嗜好。

家族史：否认家族遗传病史。

查体：指地距、枕墙距、颌柄距均为0cm，胸廓活动度3.5cm，schober试验4cm，脊柱活动度60°。舌淡红，苔薄白，脉沉细左略滑。

诊断：中医：大偻（肾虚督寒证）

　　　　西医：强直性脊柱炎

辨证：肾虚，寒湿偏盛，督脉受邪，经气不利，筋脉失养

治法：补肾强督壮骨

处方：

骨碎补20g	补骨脂12g	狗脊25g	川断20g
寄生20g	杜仲20g	伸筋草20g	葛根20g
桂枝10g	赤白芍各12g	知母15g	防风12g
片姜黄12g	制元胡15g	青风藤20g	络石藤20g
徐长卿15g	豨莶草15g		

14付，水煎服

二诊： 2010年9月10日

患者服药后，右髋疼痛减轻，仍腰痛，左髋痛，晨僵好转，夜间已可安静入睡，唯大便溏稀，达每日3~4次，无腹痛。纳可，小便调。舌淡红，苔薄白，脉沉细。中药上方改补骨脂15g、狗脊30g、川断25g、寄生25g、杜仲25g、防风15g，加郁金12g、羌活12g、独活10g。方药整理如下：

骨碎补20g	补骨脂15g	狗脊30g	川断25g
寄生25g	杜仲25g	伸筋草20g	葛根20g
桂枝10g	赤白芍各12g	知母15g	防风15g
片姜黄12g	制元胡15g	青风藤20g	络石藤20g
徐长卿15g	豨莶草15g	郁金12g	羌活12g
独活10g			

28付，水煎服

三诊： 2010年10月8日

患者服药后，病情大部缓解。双髋疼痛不甚明显，腰痛休息时略有感觉，程度大为减轻，夜间安静入睡，晨僵缓解。大便溏稀较前次加重，每日4~5次，有1次水样便，外院查便常规未见异常，无腹痛。舌淡红，尖略红，苔白，脉沉细。中药上方去豨莶草，改补骨脂20g、寄生30g、伸筋草25g、葛根25g、青风藤25g、郁金15g、羌活15g，加千年健15g。方药整理如下：

骨碎补20g	补骨脂20g	狗脊30g	川断25g
寄生30g	杜仲25g	伸筋草25g	葛根25g
桂枝10g	赤白芍各12g	知母15g	防风15g
片姜黄12g	制元胡15g	青风藤25g	络石藤20g
徐长卿15g	郁金15g	羌活15g	独活10g
千年健15g			

28付，水煎服

四诊：2010年11月1日

患者服药后，双髋疼痛消失，腰骶时有作痛，发僵，休息后好转，大便溏稀好转，大便每日1~2次，质软。舌淡红，苔白，脉沉细。中药上方改补骨脂15g、川断30g、青风藤30g，加炒枳壳10g、土鳖虫10g。方药整理如下：

骨碎补20g	补骨脂15g	狗脊30g	川断30g
寄生30g	杜仲25g	伸筋草25g	葛根25g
桂枝10g	赤白芍各12g	知母15g	防风15g
片姜黄12g	制元胡15g	青风藤30g	络石藤20g
徐长卿15g	郁金15g	羌活15g	独活10g
千年健15g	炒枳壳10g	土鳖虫10g	

28付，水煎服

五诊：2010年12月10日

患者偶有腰骶作痛，仍夜间明显。双髋症状消失，二便调。舌脉同前。中药上方改伸筋草30g、杜仲30g、葛根30g。方药整理如下：

骨碎补20g	补骨脂15g	狗脊30g	川断30g
寄生30g	杜仲30g	伸筋草30g	葛根30g

桂枝 10g	赤白芍各 12g	知母 15g	防风 15g
片姜黄 12g	制元胡 15g	青风藤 30g	络石藤 20g
徐长卿 15g	郁金 15g	羌活 15g	独活 10g
千年健 15g	炒枳壳 10g	土鳖虫 10g	

按:《金匮要略》说:"湿痹之候,其人小便不利,大便反快,……",分析本例病机,一为湿气重,一为肾阳虚及脾,中阳不足则泄泻。阎师见大偻或尪痹出现大便偏多时,往往必用补骨脂,且用量较大。补骨脂苦辛温,温能助阳,一助肾阳,暖水脏,用于肾阳虚衰,风冷侵袭;二助脾阳,暖中阳以止泻。另有涩性,一涩肾精,固精缩尿;二涩大肠,故能止泻,实乃"阴中生阳,壮火益土之要药"。大便得固,下利得止,说明中阳得固,中气得健,一使脾胃健运,于祛湿亦颇有裨益;二使理气行气之品不至于扰动肠胃。

(陶庆文)

水瘀互阻关节肿胀治案

患者： 李某　女　43岁

初诊： 2010年4月18日

主诉： 腰骶痛伴四肢多关节痛20年余。

现病史： 患者20年前无明显诱因出现腰骶、髋关节，及双下肢膝、踝关节肿痛，当地医院诊为"风湿性关节炎"，予青霉素等治疗，未见明显缓解。病情逐渐加重，呈渐进性进展。2009年因病情加重，在佳木斯某医院行相关检查（具体不详），诊为强直性脊柱炎，同年在协和医院查骶髂关节CT示：骶髂关节Ⅱ–Ⅲ级炎性改变，ESR 49mm/h，CRP 74.5mg/L，HLA–B27（+），诊为强直性脊柱炎，并予益赛普皮下注射，25mg，Biw，共5个月，用时有效。停药复发。患者为求进一步中医治疗来阎师门诊就诊，现症见：腰背疼痛剧烈，双腕、膝关节肿痛，局部关节处发热，皮温增高，活动受限，晨僵明显，晨起难以起床，活动后好转，夜间脊柱腰骶疼痛，难以成眠，畏寒喜暖，饮食尚可，二便如常。

既往史： 否认肝炎、结核病史。无药物过敏史。

个人史： 生活、学习环境无特殊，无吸烟及饮酒史。

家族史： 否认有家族遗传病史。

查体： 脊柱后凸畸形，膝关节处皮温增高，活动受限，凉髌征消失。舌淡红，苔白薄，脉沉细小涩。

诊断： 中医：大偻（肾虚督寒，瘀血阻络）

　　　　西医：强直性脊柱炎

辨证： 肾虚，风寒湿邪合而为痹，肾督受邪，瘀血阻络

治法：补肾强督，通络止痛

处方：

补肾强督方加

桑寄生25g	川断20g	狗脊25g	独活10g
防风15g	片姜黄12g	仙灵脾10g	元胡15g
青风藤20g	豨莶草15g	鸡血藤20g	徐长卿15g
补骨脂12g	焦白术12g	千年健15g	

14付，水煎服

二诊：2010年5月6日

患者服药后，仍双手、足、膝、踝、腕、肘、肩关节疼痛，颈项疼痛，右腕、双膝踝肿胀，双手晨僵4小时，腰背、骶部疼痛，形体偏瘦，怕风怕凉明显，纳差，眠欠安，大便偏稀。舌淡红暗，苔白少津，脉沉细。中药上方去仙灵脾、豨莶草、鸡血藤，改寄生30g、川断25g、片姜黄15g、元胡18g、白术15g，加忍冬藤30g、泽兰泻各26g、桑枝20g、葛根20g。处方如下：

补肾强督方加

桑寄生30g	川断25g	狗脊25g	独活10g
防风15g	片姜黄15g	元胡18g	泽兰泻各26g
青风藤20g	徐长卿15g	桑枝20g	葛根20g
补骨脂12g	焦白术15g	千年健15g	忍冬藤30g

14付，水煎服

三诊：2010年5月21日

患者服药后，全身多个关节疼痛减轻，双膝、踝关节肿胀大部消失，局部无热感，凉髌征存在，腰骶疼痛夜间加重，晨僵1小时，活动时较前有力，饮食可，眠安，二便调。舌淡红略暗，苔白，脉沉细。中药上方去白术、千年健，改葛根25g、片姜黄12g。处方如下：

补肾强督方加

桑寄生30g	川断25g	狗脊25g	独活10g
防风15g	片姜黄12g	元胡18g	泽兰泻各26g
青风藤20g	徐长卿15g	桑枝20g	葛根25g
补骨脂12g	忍冬藤30g		

14付，水煎服

四诊：2010年5月27日

患者服药后，四肢远端各小关节疼痛已不明显，双膝、踝不肿，但仍有痛感，胸胁、颈项痛，遇风寒加重，得热则舒，晨僵半小时，畏寒喜暖。眠可，二便调。舌淡红略暗，苔白，脉沉细。中药上方改狗脊30g、片姜黄15g、葛根30g，加伸筋草30g、仙灵脾15g。处方如下：

补肾强督方加

桑寄生30g	川断25g	狗脊30g	独活10g
防风15g	片姜黄15g	元胡18g	泽兰泻各26g
青风藤20g	徐长卿15g	桑枝20g	葛根30g
补骨脂12g	忍冬藤30g	伸筋草30g	仙灵脾15g

按：本例强直性脊柱炎不仅有脊柱中轴关节僵痛，更有外周四肢关节疼痛，且下肢关节肿胀，局部甚至微有热感，结合舌脉表现，本例判断仍以寒湿为主，湿性重浊，聚集成形于下，故见膝踝关节肿胀，热象为标热，不掩寒湿本质，故于补肾强督壮骨之上，更用泽兰配泽泻，甘寒泄热，利水渗湿泻浊，与祛风除湿药物配合，加强其祛风寒湿作用，且能清下焦膀胱经之热，泄少阴肾经之虚火，泽兰苦辛，活血通经，利水消肿，与泽泻相配最适用于下焦湿浊之气，尤以水瘀互阻更胜一筹，是故老师抓住患者肿痛关节多、经久不愈、反复发作的特点，将治疗重心置于水瘀互阻、湿浊下注之上，果于三诊之后开始明显缓解，若仅以寻常补肾强督通络之法，恐难以起如此沉疴。

（陶庆文）

外用中药熏洗治大偻案

患者：刘某　女　31岁

初诊：2010年11月22日

主诉：腰背酸痛5年。

现病史：患者5年前因居处寒湿致腰背酸楚不适，逐渐出现疼痛感未予注意。2009年9月病情加重，在当地医院摄X-ray腰椎片，诊为"腰肌劳损"，予按摩等治疗，症状未缓解，反而逐渐加重，晨起脊柱发僵。为求进一步诊断治疗来阎师门诊就诊，检查结果：HLA-B27（-），ESR 22mm/h，CRP 0.174mg/dl，ALT 74mmol/L，AST 65mmol/L，甲、乙、丙肝炎抗体均阴性，自身免疫性肝病抗体阴性，骶髂关节CT未见异常。骶髂关节MRI示：骶髂关节内条状高信号，骶骨、髂骨信号不均，关节面毛糙，软骨面模糊，符合强直性脊柱炎改变。患者现症见：腰部酸痛，劳累后加重，夜间休息时腰骶部痠痛，双膝关节胀痛，不影响行走，畏寒乏力，无口眼干，无足跟痛，纳食可，夜眠安，二便调。

既往史：否认肝炎、结核病史。否认药物过敏史。

个人史：生活、学习环境如常。无吸烟及饮酒史。

家族史：无家族遗传病史。

查体：枕墙距、颌柄距、指地距均为0cm，schober试验：3cm，胸廓活动度：4cm。舌淡暗，苔白黄相间，微腻，脉沉略弦滑，右略细。

诊断：中医：痹证（肾虚督寒证）

西医：未分化脊柱关节病，强直性脊柱炎早期

辨证：肾虚感受寒湿，深侵肾督，经络不通而成大偻

治法：补肾强督，祛风散寒

处方：因肝功异常，且有生育要求，不适于服药，故外用熏洗之。

羌活15g	独活10g	寄生30g	防风15g
川断30g	桂枝10g	赤芍10g	茯苓30g
狗脊30g	伸筋草20g	杜仲20g	骨碎补20g
补骨脂20g	泽兰20g	海桐皮15g	千年健15g

28付，水煎外用熏洗

二诊：2010年12月20日

患者外用后，双膝肿痛不适大部消失，腰背部晨起僵硬，活动数分钟后缓解，无明显畏寒乏力，偶有腰部酸痛，无口干，纳可，眠可，二便调。舌淡红，略暗，白薄苔，脉沉略弦细、尺弱。中药上方改伸筋草30g、杜仲30g。处方整理如下：

羌活15g	独活10g	寄生30g	防风15g
川断30g	桂枝10g	赤芍10g	茯苓30g
狗脊30g	伸筋草30g	杜仲30g	骨碎补20g
补骨脂20g	泽兰20g	海桐皮15g	千年健15g

28付，水煎外用熏洗

三诊：2011年1月10日

患者外用熏洗后，腰背脊柱痛已明显减轻，双膝痛已消失，时有左下肢小腿肌肉发酸，夜间受热有发胀感。无怕冷畏风，无口干眼干，二便调，舌脉同前。嘱继续使用以上外用中药。

按：阎师一直倡导强直性脊柱炎治疗，以中药为主，中西合璧，外加健康教育，外用药物，体育医疗。形成"五连环"的综合疗法。对本例特殊情况的强直性脊柱炎患者，肝功异常，妊娠要求均不适于口服药物，故外用中药为首先之选。上方系阎师据《备急千金要方》

中的独活寄生汤加减而成，主要用于肾虚寒湿偏盛之痹证。方中桑寄生补益肝肾、强筋健骨，独活入肾经搜风蠲痹，共为主药；赤芍和营养血，配合川断、杜仲滋补肝肾，防风祛风胜湿通络，伸筋草舒筋活血通络，海桐皮引诸药下行；共奏补肾散寒、祛风通络、化瘀止痹之功。

（陶庆文）

大偻肾虚督寒证仙灵脾治案

患者：母某某　男　37岁

初诊：2010年4月15日

主诉：反复多关节疼痛20余年，加重3周。

现病史：患者12岁时患双膝关节肿痛，眼部患"红眼病"（具体不详），当时当地医院诊为"风湿热"，未系统治疗，自行缓解。此后经常双膝、踝、肩等关节发作疼痛，疼痛严重时服双氯芬酸等消炎止痛药。2009年2月突发双侧腹股沟疼痛，腰部酸困，当地医院查X线提示"骶髂关节炎"，诊为"强直性脊柱炎"，予柳氮磺吡啶片0.5g，Bid，用药1年，病情好转，于2010年3月底停药。近3周诸关节再痛，以右肩、足跟为主。检查：ESR 94mm/h，CRP 9.21mg/ml，HLA–B27（＋），骶髂关节CT示：关节面广泛毛糙不平，可见囊变，部分关节面呈锯齿样变，关节间隙增宽，未见骨性融合。患者为求进一步中医治疗来阎师门诊就诊，现症见：右肩关节疼痛明显，上抬受限，右足跟痛，腰背酸困，颈项不舒。感怕冷怕风，遇寒加重。晨僵不明显。无皮疹、腹泻等，不伴乏力。纳食可，夜眠安，二便自调。

既往史：否认肝炎、结核病史和其他特殊病史。无药物过敏史。

个人史：生活、学习环境无特殊。

家族史：否认家族遗传病史。

查体：指地距8cm，枕墙距、颌柄距0cm，胸廓活动度6cm，脊柱活动度60°。舌淡红暗，苔白，脉弦细左略沉。

诊断：中医：大偻

西医：强直性脊柱炎

辨证： 肾虚督寒，瘀血阻络，督脉经气不利

治法： 补肾强督，活血通络

处方：

补肾强督方加

防风15g	葛根25g	伸筋草25g	桑枝25g
片姜黄12g	桑寄生25g	狗脊20g	独活10g
川断25g	青风藤20g	元胡15g	威灵仙15g
郁金15g	鸡血藤20g	千年健15g	

14付，水煎服

二诊： 2010年5月5日

患者服药后，肩痛略减，颈项僵硬，足跟痛，遇寒加重，得热则缓，二便调，纳可，眠不佳。舌淡红，略暗，苔白水滑，脉沉弦细。中药上方去威灵仙、千年健，改狗脊25g、寄生30g，加仙灵脾10g、鹿衔草10g。处方整理如下：

补肾强督方加

防风15g	葛根25g	伸筋草25g	桑枝25g
片姜黄12g	桑寄生30g	狗脊25g	独活10g
川断25g	青风藤20g	元胡15g	郁金15g
鸡血藤20g	仙灵脾10g	鹿衔草10g	

14付，水煎服

三诊： 2008年5月18日

患者服药后，诸关节痛大减，冷痛好转，仍怕冷畏风，肩、颈等活动有所改善，无口干等，大便稍溏，日2~3次，纳可，眠可。舌暗红，苔薄白，脉滑略沉细。中药上方去鹿衔草，改葛根30g、仙灵脾12g，加千年健15g、海桐皮15g、补骨脂15g。处方整理如下：

补肾强督方加

防风15g	葛根30g	伸筋草25g	桑枝25g
片姜黄12g	桑寄生30g	狗脊25g	独活10g
川断25g	青风藤20g	元胡15g	郁金15g
鸡血藤20g	仙灵脾12g	千年健15g	海桐皮15g
补骨脂15g			

14付，水煎服

四诊： 2010年6月10日

患者服药后，右肩、颈项痛以VAS评分计仅剩原来的2/10，足跟痛减半，现右肩时痛，程度不剧，行走久后足跟痛作，仍畏寒乏力，无口眼干，无汗出，二便调。舌淡红暗，苔白，脉弦细。中药上方去海桐皮，改片姜黄15g，狗脊30g、补骨脂20g，加茯苓30g、海风藤20g。处方整理如下：

补肾强督方加

防风15g	葛根30g	伸筋草25g	桑枝25g
片姜黄15g	桑寄生30g	狗脊30g	独活10g
川断25g	青风藤20g	元胡15g	郁金15g
鸡血藤20g	仙灵脾12g	千年健15g	补骨脂20g
茯苓30g	海风藤20g		

14付，水煎服

五诊： 2010年6月29日

家属代为就诊。诉症状大减，已恢复正常工作和生活，在当地医院检查：ESR 11mm/h，CRP阴性。嘱前方继服。

按： 大偻总因肾督虚弱，经气不利，或寒或热，其寒者为寒湿偏盛，寒为阴邪，主收引，故以冷痛为主。本例内因为肾阳虚，不足以温煦，以致经气郁闭，当以补肾强督法主之。若阳气不足较甚，寒湿深侵肾督，则取效不易，当重用仙灵脾。阎师以仙灵脾补肾壮阳，祛风除湿，理关节冷痛，故本例冷痛缓解满意。仙灵脾及淫羊藿，辛甘温，归肝肾经，药性燥烈，以温热见长，长于补肾壮阳，单用即有效，若配川断、寄生等则补阳之力益宏，又加强祛风胜湿，入肝则强筋骨，正如《日华子本草》所言："治一切冷风劳气，补腰膝，强心力……筋骨挛急……"。

（陶庆文）

石楠藤配伍治大偻腰脚俱痛案

患者：李某　女　44岁

初诊：2010年9月8日

主诉：脊柱僵痛20年余。

现病史：患者20年前无明显诱因出现腰骶、背部、双髋关节痛，有时伴四肢多个关节痛，在当地医院诊为"风湿性关节炎"，予青霉素等治疗，并曾用过地塞米松，症状时轻时重，逐渐进展。1年前在"北京协和医院"检查：骶髂关节CT示Ⅲ～Ⅳ级炎性改变，HLA-B27（＋），ESR 49mm/h，CRP 74.5mg/L，诊为"强直性脊柱炎"，予益赛普25mg，皮下注射，每周2次，共用20周，停药后症状复发，改为口服塞来昔布200mg，Bid，甲氨蝶呤10mg，QW，但不能控制症状，为求进一步中医治疗来阎师门诊就诊，检查：ESR 104mm/h，CRP 7.02mg/dl，AKA、APF、抗CCP均（－）。现症见：脊柱以腰骶为主僵痛，双腕关节肿痛，关节有局部热感，活动受限，脊柱后凸畸形，畏寒喜暖明显，晨起难以起床，夜间脊柱腰骶疼痛加重，纳食可，夜眠差，二便自调。

既往史：无肝炎、结核病史。有注射用血塞通过敏史。

个人史：生活、学习环境无特殊。

家族史：否认家族遗传病史。

查体：脊柱后凸畸形，四肢关节无肿胀及压痛。舌淡红，略暗，苔薄白，脉沉细。

诊断：中医：大偻

西医：强直性脊柱炎

辨证：肾虚，督脉寒湿深侵，兼有标热，瘀血阻络

治法：补肾强督，通络止痛

处方：

补肾强督方加

寄生30g	狗脊25g	川断25g	防风15g
片姜黄15g	制元胡20g	青风藤25g	补骨脂20g
炙山甲15g	桑枝30g	葛根30g	伸筋草30g
仙灵脾12g	独活10g	知母12g	鸡血藤25g
砂仁10g	枳壳12g		

14付，水煎服

二诊：2010年9月25日

患者服药后，脊柱痛减轻至原来基线的6/10，现仍颈项痛，双腕关节、肘、肩疼痛，双腕局部热感同前，晨僵明显，终日难以缓解，畏寒乏力，无口眼干，眠差纳少，大便稀，1~3次/天，小便调。舌淡红，边尖略红。苔白黄相间，脉沉细略弦滑。中药上方改青风藤20g、鸡血藤30g，加焦白术15g。方药整理如下：

补肾强督方加

寄生30g	狗脊25g	川断25g	防风15g
片姜黄15g	制元胡20g	青风藤20g	补骨脂20g
炙山甲15g	桑枝30g	葛根30g	伸筋草30g
仙灵脾12g	独活10g	知母12g	鸡血藤30g
砂仁10g	枳壳12g	焦白术15g	

14付，水煎服

三诊：2010年10月9日

患者服药后，脊柱痛与前相比未再减轻，双手含腕多个关节痛，

握拳不利，时肩作痛，扭转不利，畏寒明显，乏力，偶有胸闷，无口眼干，大便如常，眠少纳差。舌淡红，白黄薄苔，脉沉滑略弦，尺弱。中药上方去枳壳、白术，改知母15g、仙灵脾15g、狗脊30g，加千年健15g、徐长卿15g。方药整理如下：

补肾强督方加

寄生30g	狗脊30g	川断25g	防风15g
片姜黄15g	制元胡20g	青风藤20g	补骨脂20g
炙山甲15g	桑枝30g	葛根30g	伸筋草30g
仙灵脾15g	独活10g	知母15g	鸡血藤30g
砂仁10g	千年健15g	徐长卿15g	

14付，水煎服

四诊：2010年10月27日

患者服药后，双手含腕疼痛略减轻，握拳仍不利，脊柱痛同前未再减轻。近日出现膝、踝及足底作痛，影响行走，畏寒乏力，纳可，眠不安。舌淡红暗，苔白，脉沉细略弦滑，中药上方去千年健，改青风藤25g、片姜黄12g、仙灵脾12g、知母18g，加石楠藤15g。方药整理如下：

补肾强督方加

寄生30g	狗脊30g	川断25g	石楠藤15g
防风15g	片姜黄12g	制元胡20g	青风藤25g
补骨脂20g	炙山甲15g	桑枝30g	葛根30g
伸筋草30g	仙灵脾12g	独活10g	知母18g
鸡血藤30g	砂仁10g	徐长卿15g	

14付，水煎服

五诊：2010年11月6日

患者服药后，脊柱痛明显减轻，约为首诊时的3/10（VAS）左右，膝、踝关节及足底作痛基本消失，能自己行走，夜间痛好转，已无需服用塞来昔布止痛，畏寒好转，纳可眠安，二便调。舌脉同前。中药上方改片姜黄15g、独活12g、知母20g、石楠藤20g。方药整理如下：

补肾强督方加

寄生30g	狗脊30g	川断25g	石楠藤20g
防风15g	片姜黄15g	制元胡20g	青风藤25g
补骨脂20g	炙山甲15g	桑枝30g	葛根30g
伸筋草30g	仙灵脾12g	独活12g	知母20g
鸡血藤30g	砂仁10g	徐长卿15g	

14付，水煎服

按：尽管本例有上肢小关节肿痛并有热感，而同时全身畏寒，关节痛遇寒加重，此标热难掩肾虚督寒的基本病机。肾虚，督脉受寒湿之邪，使阳失布化，阴失淖泽，正虚邪盛之时，寒湿或兼标热出于督脉，流溢四肢，而出现四肢关节痛，标热炎上，则可出现上肢关节作痛；寒湿趋下，则多见下肢。二、三诊之后，症状有一定程度缓解，但此时病情胶着，病情随时可能反复，又出现下肢多个关节疼痛，故阎师处以石楠藤。石楠藤味辛性温，辛以开散，温以通利，入肝脾经。本药以茎枝入药，善通经络，有祛风通络、补肾壮阳之功，且质地偏于重着，又可引药下行，诚如《本草纲目》所言："治风虚，逐冷气，除痹痛，强腰脚"，确是治大偻腰及下肢冷痛之佳品。果于使用石楠藤之后，脊柱痛进一步缓解，已可停用使用时间甚长的塞来昔布，且下肢关节痛亦迅速缓解。

（陶庆文）

未分化脊柱关节病"欲为大偻"验案

患者：陈某某　男　23岁

初诊：2009年6月18日

主诉：下腰部及双下肢疼痛半年余。

现病史：患者半年前有外伤史，因不慎摔倒，扭伤左踝，当时踝关节肿痛，X-RAY未见骨折，两周后左踝症状消失，但出现下腰部及双下肢疼痛，并呈逐渐加重趋势，疼痛夜间加重，伴次日晨僵约10分钟，严重时有活动受限。曾在我院检查，血、尿RT、肝肾功能皆正常，ESR 26mm/h，CRP 0.561mg/ml，腰椎CT示：L_5~S_1轻度椎间盘突出，HLA-B27阴性，服消炎止痛药等效果不佳。患者为求进一步中医治疗来阎师门诊就诊，现症见：下腰部及双下肢疼痛，夜间加重，伴次日晨僵，畏寒喜暖，得热稍舒，饮食二便调，夜眠安。

既往史：否认肝炎、结核病史。否认药物过敏史。

个人史：生活、学习环境无特殊。

家族史：无家族遗传病史。

查体：腰椎活动度稍差，指地距、枕墙距、胸廓活动度等在正常范围。舌淡红略暗，舌苔薄白，脉沉细尺弱。

诊断：中医：痹证

　　　　西医：未分化脊柱关节病

辨证：肾虚寒盛、瘀血阻络证

治法：补肾强督、活血通络

处方：因患者要求服用中成药，故暂处以补肾舒脊颗粒6g，tid；

帕夫林 0.6g，tid；血塞通片 100mg，tid。

二诊：2009年7月3日

患者服药后症状改善不明显，仔细询问患者症状，其关节症状出现的次序大致为：足踝-足跟-足底-双下肢-下腰-双肩，且夜间重，晨僵。骶髂关节CT阅片示：关节面可见局灶硬化，关节面稍毛糙，关节间隙不狭窄。根据患者症状、体征和检查，诊为强直性脊柱炎早期，中药如下：

补肾强督方加

寄生20g	独活10g	川断25g	狗脊20g
络石藤15g	豨莶草15g	千年健15g	防风12g
片姜黄12g	郁金12g	连翘15g	杜仲20g
海桐皮12g			

14付，水煎服

三诊：2009年9月6日

患者服药后腰部及双下肢疼痛均大为缓解，仅余发僵，且活动已不受限，但久坐后仍有僵硬不适，舌淡红暗，舌苔薄白，脉沉细（尺脉已变为应手有力）。患者因有效自行服用前方8周。中药前方去郁金、豨莶草，改杜仲25g、海桐皮15g，加徐长卿15g、坤草15g，嘱服4周后复诊。中药整理如下：

补肾强督方加

寄生20g	独活10g	川断25g	狗脊20g
络石藤15g	千年健15g	防风12g	片姜黄12g
连翘15g	杜仲25g	海桐皮15g	徐长卿15g
坤草15g			

14付，水煎服

2010年1月患者久不复诊，电话追访，因症状完全缓解，自加服上药4周，现已停药8周，无明确不适主诉。

按：本例诊为未分化脊柱关节病，附着点炎表现明显，病情有进展，首服中成药效果不佳，并有不断加重之势，后复习病史，参考骶髂关节CT，应诊为强直性脊柱炎早期。中医属于痹证，但从症状特点和发作性质分析，有欲成为"大偻"之势，寒性症状明显，故予补肾强督方加减。补肾强督方为治疗肾虚督寒证的基本方，以补肾强督方补肾壮骨，并兼以祛风除湿，患者很快症状缓解，后防久病入络，且夜间疼痛加重属于血瘀证，故加入坤草以活血化瘀。本例突出之点并不在于补肾强督方加减疗效如何，关键是早期诊断和治疗，从症状看，已有明确的附着点炎症症状，且有脊柱症状，但未出现相应畸形和明显功能活动障碍，若仅以普通痹证治疗，恐药力不足，所以不能等大偻之证表现完全再补肾强督，阎老师一直强调大偻乃至风湿病的早诊断、早治疗，因此，早期中药干预是取得临床疗效的必要前提。

（陶庆文）

寒热错杂大偻治案

患者: 梁某　男　18岁

初诊: 2010年5月6日

主诉: 脊柱酸痛4年余, 加重伴双膝关节痛1年余。

现病史: 患者4年前无明显诱因出现脊柱疼痛发酸, 以颈项部为重, 腰背、骶酸痛, 活动后稍好转, 未予明确诊断及治疗。1年前又出现双膝关节疼痛, 小腿酸痛, 乏力, 外院查: HLA-B27 (+), ESR、CRP异常, 予洛索洛芬、柳氮磺吡啶等口服, 症状稍减轻。3月前在"湘雅医院"查: CRP 9.23mg/dl, ESR 71mm/h, 予益赛普注射共4次, 药后痛减, 停药后复发。患者为求进一步中医治疗来阎师门诊就诊, 现症见: 双膝关节疼痛, 左髋、脊柱痛, 双膝肿胀, 局部发热, 活动略受限, 下蹲困难, 乏力, 口干, 畏寒怕风, 遇寒脊柱疼痛加重, 晨僵10分钟, 纳食可, 夜眠安, 二便自调。

既往史: 无肝炎、结核病史和其他特殊病史。无药物过敏史。

个人史: 生活、学习环境无特殊, 少量吸烟及饮酒史。

家族史: 其父患强直性脊柱炎。

查体: 双膝关节周围皮温增高, 肿胀, 有压痛, 凉髌征消失。舌淡红略暗, 苔白薄, 脉弦细。

诊断: 中医: 大偻

　　　　西医: 强直性脊柱炎

辨证: 肾虚督寒, 风寒湿深侵, 化热化瘀, 瘀热结于膝

治法: 补肾强督, 祛风除湿, 清热通络止痛

处方：

补肾强督方加

寄生 30g	独活 10g	川断 25g	狗脊 25g
青风藤 20g	防风 15g	片姜黄 15g	制元胡 20g
忍冬藤 30g	络石藤 30g	桑枝 30g	豨莶草 15g
伸筋草 30g	葛根 30g	徐长卿 15g	海桐皮 12g
地骨皮 12g	寒水石先煎 30g		

14付，水煎服

二诊： 2010年5月26日

患者服药后，脊柱酸痛减轻，右膝肿胀好转，左膝仍肿胀，局部热感反而加重，仍怕冷怕风，口干，纳可，眠安，二便调。中药上方去伸筋草、桑枝、海桐皮、地骨皮，加泽兰泻各25g、猪苓15g、松节15g、知母15g。舌淡红略暗，苔白薄，脉弦细。方药整理如下：

补肾强督方加

寄生 30g	独活 10g	川断 25g	狗脊 25g
青风藤 20g	防风 15g	片姜黄 15g	制元胡 20g
忍冬藤 30g	络石藤 30g	豨莶草 15g	葛根 30g
徐长卿 15g	寒水石先煎 30g	泽兰泻各25g	猪苓 15g
松节 15g	知母 15g		

28付，水煎服

三诊： 2010年6月29日

患者服药后，脊柱酸痛已消失，双膝肿胀疼痛，触之热，右髋痛，畏寒乏力，口干，面色微红，眠差，纳可，二便调。舌淡红，苔白薄，脉弦细。中药上方去松节，改青风藤25g、泽兰泻各30g，加生石膏30g。方药整理如下：

补肾强督方加

寄生 30g	独活 10g	川断 25g	狗脊 25g
青风藤 25g	防风 15g	片姜黄 15g	制元胡 20g
忍冬藤 30g	络石藤 30g	豨莶草 15g	葛根 30g
徐长卿 15g	寒水石_{先煎}30g	泽兰泻各 30g	猪苓 15g
知母 15g	生石膏_{先煎}30g		

28付，水煎服

四诊： 2010年7月26日

患者服药后，双膝肿痛减轻，触之微热，右髋痛消失，晨僵约半小时，畏寒乏力，口干喜饮，眠可，纳可，二便调。复查ESR 28mm/h，CRP正常。舌淡红、暗，苔白薄，脉沉略弦细。中药上方去猪苓、葛根、泽泻、生石膏，加秦艽20g、鸡血藤20g。方药整理如下：

补肾强督方加

寄生 30g	独活 10g	川断 25g	狗脊 25g
青风藤 25g	防风 15g	片姜黄 15g	制元胡 20g
忍冬藤 30g	络石藤 30g	豨莶草 15g	徐长卿 15g
泽兰 30g	知母 15g	寒水石_{先煎}30g	秦艽 20g
鸡血藤 20g			

28付，水煎服

五诊： 2010年8月26日

患者服药后，双膝症状消失，疼痛以VAS评分计为原来的2/10，不影响行走等活动，畏寒乏力好转，脊柱、双髋疼痛已不明显，晨僵数分钟可解，口微干，舌淡红，苔白，脉弦细略滑。中药上方去生石膏、鸡血藤，改青风藤20g、秦艽25g、知母20g，加海桐皮15g。方药整理如下：

补肾强督方加

寄生 30g	独活 10g	川断 25g	狗脊 25g

青风藤20g	防风15g	片姜黄15g	制元胡20g
忍冬藤30g	络石藤30g	豨莶草15g	徐长卿15
泽兰30g	知母20g	寒水石^{先煎}30g	秦艽25g
海桐皮15g			

28付，水煎服

按： 大偻肾虚督寒证的年轻患者易从阳化热，成为难以治疗的寒热错杂证。寒热错杂证表现不一，或为一个时期内寒、热象交替出现，此阶段若以畏寒怕风为主，彼阶段则以关节红肿热痛为主；或为一个时期内寒、热并现，既有畏寒怕风、遇寒加重，又伴有某些关节的红肿热痛。本例肾虚督寒证为本，风寒湿深侵肾督，故后背怕风怕冷，诸邪从阳化热，标热在下，与瘀相结，积于膝，故膝关节肿胀、局部发热。阎师治疗此类疑难病症仔细辨证，把握寒热证候的不同阶段、不同部位，方药随证而立、随证而变，"寒者热之"、"热者寒之"，故可见松节（此处用量偏大，但用药时间短）、生石膏、寒水石并用，生石膏清全身之热，用于全身热象偏重者；寒水石清热之力稍逊，主要用于局部关节热痹。热势轻时，结于膝；热势重时，出于膝，至全身，是两者使用时病机之异。

（陶庆文）

循经辨治大偻双臀深处交替痛案

患者: 石某某　男　23岁

初诊: 2008年5月16日

主诉: 双侧臀部深处交替痛5年余。

现病史: 患者5年前无明显诱因出现双侧臀部交替性疼痛不适,当时腰背痛不明显,未予明确诊断和治疗。每年发作2~3次较为严重的疼痛,季节变更时明显,近1年症状逐渐加重,并伴腰背痛。2周前来我院检查:RF(−),ESR 71mm/h,CRP 1.71mg/dl,HLA−B27(+),骶髂关节CT示:双侧骶髂关节面硬化,毛糙不平,以髂骨侧明显,边缘呈锯齿状,皮质下有囊变影,患者为求进一步中医治疗来阎师门诊就诊,现症见:双侧臀部深处疼痛,久坐久立后更甚,夜间翻身痛剧,腰背僵痛不适,晨僵3小时,不畏寒,汗出不多,口不干,饮食可,睡眠欠安,二便调。

既往史: 否认肝炎、结核病史和其他特殊病史。无药物过敏史。

个人史: 生活、学习环境无特殊,无吸烟及饮酒史。

家族史: 否认家族遗传病史。

查体: 枕墙距、颌柄距、指地距均为0cm,schober试验:3cm,胸廓活动度:4cm。舌淡红暗,苔白,脉沉细。

诊断: 中医:大偻

　　　　西医:强直性脊柱炎

辨证: 肾督亏虚,风湿深侵,气滞络脉瘀阻

治法: 补肾强督壮骨,活血通络

处方：

补肾强督方加

寄生20g	防风15g	片姜黄12g	伸筋草20g
络石藤30g	葛根15g	川断15g	狗脊15g
知母12g	豨莶草15g		

14付，水煎服

二诊： 2008年5月28日

患者服药后，双臀深处痛略有减轻，晨僵时间缩短，腰背僵痛消失，伴心烦、易怒，不畏寒，二便调。舌淡红，苔白，脉沉弦细。中药上方改片姜黄15g、葛根20g、知母15g，加香附10g、郁金15g、黄柏10g。方药整理如下：

补肾强督方加

寄生20g	防风15g	片姜黄15g	伸筋草20g
络石藤30g	葛根20g	川断15g	狗脊15g
知母15g	豨莶草15g	香附10g	郁金15g
黄柏10g			

28付，水煎服

三诊： 2008年6月25日

患者服药后，双臀深处痛大为缓解，约为原来的1/3（VAS），于久坐久立后明显，有时呈左右交替性，腰背仍僵痛不适，晨僵约10分钟，活动后缓解，近期剧烈活动后右膝疼痛，纳眠可，二便调。舌淡红，苔白薄，脉细略弦小涩。中药上方去豨莶草，改片姜黄12g、葛根25g，加独活10g、杜仲15g、山甲10g。方药整理如下：

补肾强督方加

寄生20g	防风15g	片姜黄12g	伸筋草20g
络石藤30g	葛根25g	川断15g	狗脊15g

| 知母15g | 香附10g | 郁金15g | 黄柏10g |
| 独活10g | 杜仲15g | 山甲10g | |

28付，水煎服

四诊： 2008年7月24日

患者服药后，双臀深处痛已不明显，腰背僵痛减轻，不影响正常活动，晨僵亦不明显，无畏寒口干等。纳可，二便调。舌淡红，苔白薄，脉细。中药上方去山甲，改片姜黄15g、葛根30g，加白僵蚕10g、茯苓20g。方药整理如下：

补肾强督方加

寄生20g	防风15g	片姜黄15g	伸筋草20g
络石藤30g	葛根30g	川断15g	狗脊15g
知母15g	香附10g	郁金15g	黄柏10g
独活10g	杜仲15g	白僵蚕10g	茯苓20g

28付，水煎服

按： 臀部深处痛是强直性脊柱炎引起附着点炎症的典型表现，轻者表现为交替痛，重者双侧均发疼痛。臀部为足厥阴肝经所过，阎师辨治大偻重视循经辨证，是脏腑辨证的有力补充。仔细分析本例，天人相应，季节交替时，人体经气亦随之变化，而肝为"将军之官"，情志所系，此时易致肝经经气不利，故以臀痛为特点，且季节交替时加重。况伴心烦、易怒、烦躁，可知在肾督亏虚之上，伴有肝气郁滞，法当配合疏肝理气、活血通络治之。香附辛甘苦，入肝脾经，芳香辛行，最擅长疏肝解郁、调经理气；郁金辛苦，归肝胆经，辛能行、能散，既能行气，又能活血；两者一偏温，一偏凉，既入血分，又入气分，大偻之臀部深处痛无论寒热均可配伍使用。

（陶庆文）

补肾强督方配伍治大偻肾虚标热案

患者： 陈某某　男　24岁

初诊： 2009年8月2日

主诉： 腰骶部僵痛3年余，伴双髋、双膝关节疼痛2年。

现病史： 患者于3年前无明显诱因出现左侧第5趾跖关节肿痛，伴腰骶部僵痛，当地医院诊为"痛风"，给予别嘌呤醇口服后症状好转（具体不详）。2年前渐出现双髋、右膝关节疼痛，腰骶部僵痛，无脱发、光敏、口腔溃疡等，就诊于北京友谊医院及人民医院，查HLA–B27（＋），骶髂关节CT示双骶髂关节炎，诊断为"强直性脊柱炎"，给予甲氨蝶呤、柳氮磺吡啶、得宝松，益赛普皮下注射，第一至第三个月25mg、qiw，第四至第六个月逐渐减量，症状缓解，停药后症状加重，多次反复。患者为求进一步中医治疗来阎师门诊就诊，化验检查：红细胞沉降率60mm/h，C反应蛋白3.26mg/dl，类风湿因子20.1IU/ml，血小板数355×10⁹/L。双膝X线示胫骨前结节骨质粗糙，密度减低。CT检查诊断示双髋关节骨质疏松。心电图示窦性心律。腰椎、股骨BMD示骨密度减低。现症见：腰背部僵痛，晨僵10分钟，稍活动即缓解，右肘关节屈曲强直，左肩关节活动受限，双髋关节活动后疼痛，畏寒，汗出畏风。纳可，眠安，二便调。

既往史： 无肝炎、结核病史和其他特殊病史。否认有药物过敏史。

个人史： 生活、学习环境无特殊，少量吸烟，无饮酒史。

家族史： 其弟及堂姐患"强直性脊柱炎"。

查体： 右肘关节屈曲强直，活动度减低，左肩关节活动受限，四肢关节无肿胀。舌淡红略暗，苔白腻，脉沉弦滑。

诊断：中医：大偻

西医：强直性脊柱炎

辨证：肾虚标热、瘀血阻络

治法：补肾强督、调和营卫、健脾开胃

处方：

补肾强督方加

桑寄生20g	川续断20g	防风12g	片姜黄12g
金狗脊15g	络石藤30g	青风藤20g	独活10g
桑枝20g	穿山甲15g	制元胡15g	知母15g
郁金15g	海风藤20g		

28付，水煎服

二诊：2009年10月8日

患者服药后，腰背部僵痛略减，仍晨僵，稍活动即缓解，右肘、左肩关节症状无明显变化，双髋关节活动后疼痛，畏寒，汗出畏风，偶有口干，纳可，眠安，大便溏稀，每日2~3次，因家为外地，自觉服药有效，故又继服上方4周才来诊。舌质红略暗，苔白微腻，脉沉略细涩。中药上方改寄生25g、川断25g、桑枝30g，加补骨脂15g。方药整理如下：

补肾强督方加

桑寄生25g	川续断25g	防风12g	片姜黄12g
金狗脊15g	络石藤30g	青风藤20g	独活10g
桑枝30g	穿山甲15g	制元胡15g	知母15g
郁金15g	海风藤20g	补骨脂15g	

28付，水煎服

三诊：2009年10月25日

患者服药后，腰背部僵痛大减，晨僵不明显，右肘、左肩关节症状大致同前，双髋关节活动已不疼痛，畏寒、汗出畏风减轻，仍有口干，纳可，眠安，大便初硬后溏，每日1~2次，无腹痛腹胀等。舌淡红略暗，苔白薄，脉沉略细。中药上方改寄生30g、防风15g、片姜黄15g、补骨脂20g、知母20g，加徐长卿15g。方药整理如下：

补肾强督方加

桑寄生30g	川续断25g	防风15g	片姜黄15g
金狗脊15g	络石藤30g	青风藤20g	独活10g
桑枝30g	穿山甲15g	制元胡15g	知母20g
郁金15g	海风藤20g	补骨脂20g	徐长卿15g

28付，水煎服

四诊：2010年4月10日

患者服药后，腰背部僵痛不著，晨僵不明显，无明显畏寒、汗出畏风等，口不干，纳可，眠安，二便调。舌淡红，苔白薄，脉沉细。复查各项指标：红细胞沉降率降为12mm/h，C反应蛋白0.62mg/dl，类风湿因子<20IU/ml，血小板数261×10^9/L，各项指标较前明显好转。

按：大偻含义为"当直不直而屈曲，当屈曲而不曲反僵直"。大者既指脊柱为人体最大的支柱，又指大偻之病病情深重之意。本例患者表现为腰骶部僵痛3年，伴双髋、双膝关节疼痛，已有关节僵直，故中医诊断为大偻。患者平素工作过劳，久劳则伤肾，是为肾气不充，卫外不固，而致风、寒、湿邪深侵入筋脉、骨髓，合而为痹，邪气痹阻日久，发为大偻之疾。肾与督脉相通，肾气不足，督脉亦虚，加之风寒湿邪深侵，督脉行于后背正中，故腰骶脊背部疼痛。肾主骨，生髓，肾虚，则髓海不充，故关节疼痛。病久入络，瘀血阻滞，故出现固定部位疼痛。患者正值青年，为人生中阳气最盛之期，入侵之邪最易从阳化热。而成标热之证，此热为标热，不掩肾督虚弱之实。舌淡红略暗，苔白腻，脉沉略弦细亦为肾虚标热、瘀血阻络之象，治应以补肾清热，活血通络之法。补肾强督方为主治肾虚督寒证候之方，川续断、桑寄生、补骨脂补肾壮腰、强筋健骨，对于髋，膝脊背病痛尤为适合；金狗脊补肾督，强腰膝，利俯仰；制元胡、郁金用于气滞血瘀之脘腹胸胁诸痛；再以络石藤、海风藤、青风藤相用寒热同施，疏通经络之功大增，并能养血益肝柔筋；独活祛下肢之风湿浊邪、开痹止痛；桑枝清利关节之热。知母滋阴润肾以防诸温药燥血生热，又可防大偻日久化热，徐长卿清热利节、开胃健脾，穿山甲最能搜剔经络，引药达病所；防风祛风胜湿、解痉止痛，为太阳经药，对于颈项脊背僵痛，能祛风除湿，缓解痛疼；片姜黄既入血分活血化瘀，又入气分行散滞气，有较强的祛瘀作用，为破血行气之品。以补肾强督方加减治疗肾虚标热轻证，只要加减得当，仍可达扶正祛邪、补肾强督、调和营卫、健脾开胃之目的。在本例辨证中，贯穿着循经辨证，随证加减。治病求本、急则治标、标本兼治有机地结合，往往更能直中病机，而获佳效。

（陶庆文）

清热化湿法治疗热痹案

患者：苗某某　男　19岁

初诊：2012年11月19日

主诉：右踝关节肿痛2个月。

现病史：2个月前运动后出现右踝关节肿痛，但否认外伤史，逐渐加重，出现局部发热肿胀，发病3天后，活动明显受限，就诊于我院骨科，摄X线片未见异常，服用止痛药物症状略有缓解，但停药复发。1周前就诊于我科门诊，轻度跛行步态，无腰背痛及活动受限。查骶髂关节CT：双侧骶髂关节可见虫蚀样改变，关节间隙大致正常，考虑为双侧Ⅱ级改变，HLA-B27（+），ESR：43mm/h，CRP：2.37mg/dl，RF<20 IU/L，诊为强直性脊柱炎。现症见：右踝关节肿痛，活动明显受限，轻度臀部痛，不畏寒，口微渴，二便调。

既往史：无特殊。

过敏史：无。

体格检查：右踝关节肿胀，局部压痛，皮温升高。舌略红，苔薄白，脉细数。

辅助检查：骶髂关节CT：双侧Ⅱ级改变，HLA-B27（+）。

诊断：中医：大偻　邪痹关节

　　　　西医：强直性脊柱炎

治法：清化湿热，消肿止痛

处方：

炒苍术10g	焦白术15g	络石藤20g	生薏米30g

青风藤25g	金银藤30g	秦艽20g	黄柏10g
怀牛膝10g	生石膏20g	桑枝25g	桂枝15g
骨碎补20g	知母15g	赤芍25g	茯苓30g
川断20g	桑寄生20g	徐长卿15g	猪苓15g
泽泻20g	泽兰20g	连翘15g	

二诊：2012年12月13日

右踝关节痛有好转，皮温减低，活动受限仍较明显。查体：右踝关节肿胀，局部压痛，皮温升高。舌略红，苔薄白，脉细数。

上方改生石膏为30g，加寒水石30g，改桂枝为10g

炒苍术10g	焦白术15g	络石藤20g	生薏米30g
青风藤25g	金银藤30g	秦艽20g	黄柏10g
怀牛膝10g	生石膏30g	桑枝25g	桂枝10g
骨碎补20g	知母15g	赤芍25g	茯苓30g
川断20g	桑寄生20g	徐长卿15g	猪苓15g
泽泻20g	泽兰20g	连翘15g	寒水石30g

三诊：2013年1月10日

右踝关节肿痛明显好转，查体：右踝关节略肿胀，局部压痛明显减轻，皮温基本正常。舌边尖红，苔薄白，脉细数。

上方去生石膏，改连翘20g，川断30g，寄生30g，标热已去，可酌补肾元。

炒苍术10g	焦白术15g	络石藤20g	生薏米30g
青风藤25g	金银藤30g	秦艽20g	黄柏10g
怀牛膝10g	连翘20g	桑枝25g	桂枝15g
骨碎补20g	知母15g	赤芍25g	茯苓30g
川断30g	桑寄生30g	徐长卿15g	猪苓15g
泽泻20g	泽兰20g		

按：阎老师确定的强直性脊柱炎中医病名为大偻。大偻的证候分型为：两期为发作期、缓解期，六证为：肾虚督寒证、邪痹肢节证、邪及肝肺证、邪郁化热证、湿热伤肾证、缓解稳定证。肾虚督寒证临床最为多见，是大偻病的基本证候，治疗以补肾强督法为主。邪痹肢节证见于以肢体关节病变为先或为主要症状的大偻患者，治疗以补肾强督法为基础，加入藤类药物治疗关节肿痛。本例患者下肢单关节炎，局部肿痛，活动受限明显，属于邪痹肢节证。阎师以四妙散加减，苍术、黄柏、牛膝、薏仁主治肝肾不足下焦湿热，因热势较盛，故加生石膏、金银藤、连翘、络石藤清热通络止痛，妙在方中反佐以五苓散之意，用桂枝、猪茯苓、泽泻、焦白术温阳化气健脾利水，有提壶揭盖之意，给湿邪以出路，使湿邪能从三焦清化，热邪无湿邪依傍则易于消散，此种分进合击之法值得我辈深思。

（金笛儿）

大偻久病治案

患者：王某　男　20岁

初诊：2000年11月6日

发病节气：秋分

主诉：双膝关节疼痛5年，双髋关节疼痛3年。

现病史：患者5年前无明显诱因出现双膝关节部肿块突起，疼痛，皮色不红，于积水潭医院拍X线片、查各项生化指标后（具体不详），未见明显异常，诊断为生长痛，予外用院内制剂后好转。3年前体育课后出现右髋关节疼痛，不能持重，约2周后出现左髋关节疼痛，于怀柔某诊所诊断为"坐骨神经痛"，予中药治疗4月余，效果不明显。后于积水潭医院拍X线片（具体不详），查HLA-B27（＋），RF（－），ESR 4mm/h，诊断为强直性脊柱炎，予柳氮磺吡啶、帕夫林等药口服（剂量不详），症状有所缓解。现为求进一步中西医结合治疗，就诊于阎小萍教授门诊。现症见：右髋关节，腰部疼痛伴晨僵，约20分钟，不能持重，夜间疼痛明显，影响睡眠。畏寒怕冷，周身倦怠，纳食可，二便可。病来无发热，无腹泻，无脱发，无光敏，无口腔溃疡。

既往史：既往体健。否认手术、外伤、输血史。

过敏史：否认药物过敏史。

个人史：适龄婚育。

家族史：无家族遗传病史。

查体：舌质淡红，苔白，脉沉。

辅助检查：骶髂关节CT：双侧骶髂关节面模糊，毛糙，凹凸不平，关节间隙明显狭窄，部分区域关节间隙消失。符合AS表现。

诊断：中医：大偻　肾虚督寒证

西医：强直性脊柱炎

治法：补肾强督，散寒通络，祛风除湿

处方：

骨碎补18g	补骨脂10g	桂枝12g	制附片12g
生地12g	赤芍12g	白芍12g	知母12g
狗脊30g	鹿角片9g	炒杜仲18g	地鳖虫6g
炙山甲9g	羌活12g	独活12g	防风10g
川楝子10g	秦艽15g	海风藤15g	威灵仙12g
川断15g	川牛膝6g	怀牛膝6g	千年健15g

日一剂，水煎服，早晚分服。

二诊：2000年11月20日

服上方后大便偏稀，日行1~2次。双膝疼痛较前减轻，晨僵好转，周身倦怠好转，畏寒好转，关节承重增加。纳可。舌淡红暗，苔白，脉沉。上方加减，骨碎补加至20g、补骨脂加至15g、知母加至15g、川断加至18g，具体方药如下：

骨碎补20g	补骨脂15g	桂枝12g	制附片12g
生地12g	赤芍12g	白芍12g	知母15g
狗脊30g	鹿角片9g	炒杜仲18g	地鳖虫6g
炙山甲9g	羌活12g	独活12g	防风10g
川楝子10g	秦艽15g	海风藤15g	威灵仙12g
川断18g	川牛膝6g	怀牛膝6g	千年健15g

日一剂，水煎服，早晚分服

三诊：2000年12月4日

患者诉服药后疼痛有所减轻，晨僵好转，活动较利，舌淡红暗，白苔，脉沉。上方加减，炒杜仲加至20g，地鳖虫加至9g，炙山甲加

至10g，怀牛膝加至15g，补骨脂减至10g、羌活、独活减至10g，去生地、威灵仙、川牛膝，中药具体如下：

骨碎补20g	补骨脂10g	桂枝12g	制附片12g
赤芍12g	白芍12g	知母15g	千年健15g
狗脊30g	鹿角片9g	炒杜仲20g	地鳖虫9g
炙山甲10g	羌活10g	独活10g	防风10g
川楝子10g	秦艽15g	海风藤15g	怀牛膝15g
川断18g			

日一剂，水煎服，早晚分服

患者一直于门诊复诊至2009年，主要表现为右髋关节疼痛，时有颈项、腰背疼痛，遇凉加重，调整中药以补肾壮骨、活血通络，症状逐步缓解，遇劳累或阴雨天仍时有反复，服药后可缓解。自2002年起间断口服尪痹冲剂、益肾蠲痹丸、知柏地黄丸等中成药与汤药交替口服，2009年起口服补肾舒脊颗粒、帕夫林等药物至2012年12月16日再次复诊。具体如下：

2012年12月16日：患者今年8月自觉症状加重，胸骨疼痛、隆起，深呼吸、打喷嚏时加重，后背僵硬，双髋、腰骶部疼痛，颈椎僵痛，畏寒乏力，晨僵半小时，纳眠可，二便调，舌淡红略暗，苔白，脉沉略弦细。中药具体如下：

狗脊30g	鹿角霜10g	川断25g	桑寄生30g
炒杜仲25g	桂枝10g	赤芍12g	白芍12g
知母15g	骨碎补20g	补骨脂15g	防风15g
片姜黄12g	制元胡15g	香附12g	郁金15g
青皮10g	陈皮10g	羌活15g	独活15g
桑枝25g	千年健15g	徐长卿15g	

日一剂，水煎服，早晚分服

后患者1~2月复诊，持续吃中药，主要表现为胸胁关节疼痛不适，偶有足底、肩、髋关节等不适，腰背、双髋活动不受限，能正常工作、生活。略有汗出、乏力，调整中药后症状逐渐好转。后一直坚持服用中药至今。

按： 本患者为大偻，肾虚督寒证，门诊随诊15年，症状平稳，脊柱无畸形，髋关节活动无受限，正常生活、工作。虽服药治疗15年，未出现肝肾副作用及胃肠道副作用。大偻、尪痹等风湿病患者病程久长，许多患者需要长期服药，因此阎师主张用药以安全为先，小毒或无毒治病，并且十分注重顾护脾胃。此患者治疗初期方药中应用了辛温大热有毒的附子，而后期患者症状减轻，阎师即将附子减去，而更为鹿角霜、补骨脂等无毒之品温肾助阳，长期服用。即遵《素问·五常政大论》："大毒治病，十去其六；常毒治病，十去其七；小毒治病十去其八；无毒治病，十去其九。谷肉果菜，食养尽之，无使过之，伤其正也。"意思是用药治病，要掌握适当的度，要至约而止，不可过度，有伤正气，其余的要靠饮食养扶正气，使之康复。因此有毒之品不是不可用，而是要会用、巧用、适可而止。

（孔维萍）

"治未病"指导大偻早期治案

患者：丁某　女　32岁

初诊：2013年1月31日

发病节气：大寒

主诉：腰骶痛1月余。

现病史：患者1月前无明显诱因出现腰骶疼痛，时有夜间痛醒，翻身困难，伴晨僵，活动后好转，弯腰受限，久坐加重，无四肢麻木，于我院骨科查X线示：腰骶轻度骨质增生，双侧骶髂关节间隙不清。腰椎MRI示：L5/S1椎间盘轻度突出。服用布洛芬及盐酸乙哌立松片（剂量不详）治疗，症状缓解不明显。患者10天前于我院门诊查RF（-），HLA-B27（+），骶髂关节CT示：关节面毛糙不整，考虑为强直性脊柱炎（早期）。于今日来阎小萍教授门诊就诊。现症见：腰骶部疼痛，双髋部隐痛不适，无畏寒，无口干，纳可，夜寐可，大便溏，小便正常。

既往史：有"角膜炎"，"结膜炎"病史，约4岁时曾患黄疸型肝炎。

过敏史：否认。

家族史：父亲、姑母有腰椎病、颈椎病病史。

体格检查：舌淡红略暗，苔白，脉沉略弦细。腰背活动无受限。

辅助检查：RF（-）、抗"O"（-），HLA-B27（+），骶髂关节CT：双侧骶髂关节毛糙不整。

诊断：中医：痹证　肾虚督寒证

西医：脊柱关节病，强直性脊柱炎（早期）

治法：补肾强督，散风除湿，活络利节

处方：

狗脊30g	川断25g	桑寄生25g	生杜仲20g
防风15g	片姜黄12g	制元胡20g	桑枝25g
伸筋草25g	葛根25g	鹿角霜12g	青风藤25g
羌活15g	独活12g	海桐皮15g	蚕沙12g
秦艽20g	鸡血藤25g	络石藤20g	徐长卿15g

日一剂，水煎服，早晚分服

二诊：2013年2月22日

患者诉腰骶部僵痛减轻，晨起明显，活动后可缓解，时有夜间腰疼，唇干，无畏寒，纳可，大便日行一次，小便略黄，舌淡红略暗，白苔，脉沉略弦细。上方加减：川断25g加量至30g，桑寄生25g加量至30g，生杜仲20g加量至25g，片姜黄12g加量至15g，青风藤25g加量至30g，络石藤20g加量至25g，去秦艽，加知母15g，具体如下：

狗脊30g	川断30g	桑寄生30g	生杜仲25g
防风15g	片姜黄15g	制元胡20g	桑枝25g
伸筋草25g	葛根25g	鹿角霜12g	青风藤30g
羌活15g	独活12g	海桐皮15g	蚕沙12g
知母15g	鸡血藤25g	络石藤25g	徐长卿15g

日一剂，水煎服，早晚分服

三诊：2013年3月21日

患者诉左侧髋部疼痛，夜间明显，右侧髋部疼痛减轻，右侧膝关节酸胀乏力，右足跟发紧，无畏寒发热，无口干口苦，纳可，二便调，舌淡红略暗，白苔，脉沉略弦滑。方药如下：

狗脊30g	川断30g	桑寄生30g	生杜仲25g

防风15g	片姜黄15g	制元胡20g	桑枝30g
伸筋草25g	络石藤25g	鹿角霜12g	青风藤30g
羌活15g	独活12g	木瓜15g	炒枳壳12g
烫骨碎补20g	鸡血藤25g	徐长卿15g	海桐皮30g

日一剂，水煎服，早晚分服

四诊：2013年4月11日

患者诉服药后双侧髋部疼痛较前好转，仍有酸痛感，双膝疼痛好转，右足踝发紧，后腰酸感，晨起明显，活动后好转，无其他小关节不适，偶有胃部不适，无畏寒发热，偶有畏风，无口干口苦，无腹痛腹泻，纳可，眠可，二便调。舌淡红略暗，白薄黄苔，脉沉略弦细。上方加减：鸡血藤25g加量至30g，伸筋草25g加量至30g，制元胡20g加量至25g，络石藤25g加量至30g，去鹿角霜、炒枳壳、木瓜，加鹿角镑10g，海桐皮15g，具体如下：

狗脊30g	川断30g	桑寄生30g	生杜仲25g
鸡血藤30g	片姜黄15g	制元胡25g	桑枝30g
伸筋草30g	络石藤30g	鹿角镑10g	青风藤30g
羌活15g	独活12g	海桐皮15g	徐长卿15g
烫骨碎补20g			

日一剂，水煎服，早晚分服

五诊：2013年5月15日

患者诉服药近2周腰骶、双髋部疼痛完全缓解，仍有双膝、双踝酸胀、麻木不适，行走乏力，无疼痛感，无畏寒发热、无口干口苦、腹痛腹泻等，无其他小关节不适，纳可，眠可，二便调，体重无明显变化。舌淡红略暗，苔白，脉沉略弦细，右略滑。上方加减：片姜黄15g减量至12g，去海桐皮、鹿角镑，加鹿角霜10g，豨莶草15g，知母15g，具体如下：

狗脊30g	川断30g	桑寄生30g	生杜仲25g
鸡血藤30g	片姜黄12g	制元胡25g	桑枝30g
伸筋草30g	络石藤30g	鹿角霜10g	青风藤30g
羌活15g	独活12g	豨莶草15g	徐长卿15g
知母15g	烫骨碎补20g		

日一剂，水煎服，早晚分服

按： 强直性脊柱炎是一种起病缓慢，病程较长的全身性，慢性炎症性疾病，且患者的发病年龄多在13~31岁之间，高峰为20~30岁，以青年男性居多，若能在早期控制住病情的发展，对提高患者生活质量具有重大意义。强直性脊柱炎早期以骶髂关节炎常见，临床症见腰骶部或臀部钝痛和晨僵，而后随病情发展，脊柱自下而上受累，出现腰背痛，胸痛，颈痛，伴活动受限，最后导致整个脊柱强直。

本例患者属脊柱关节病，强直性脊柱炎早期，病程1个月，有腰背痛、伴晨僵，而活动尚无受限，阎师认为其病虽尚未成大偻，而有欲偻之势，当以大偻而治之。《素问·四气调神大论》云："是故圣人不治已病治未病，不治已乱治未乱，此之谓也。夫病已成而后药之，乱已成而后治之，譬犹渴而穿井，斗而铸锥，不亦晚乎。" 内经提出了"治未病"的思想，包含两个方面，一是未病先防，一是已病防变。因此阎师认为医者，不但要治病，而且要防病，不但防病，而且要注意阻挡病变发生的趋势、并在病变未产生之前就采用适当的方法，这样才能掌握疾病的主动权，达到"治病十全"的"上工之术"。方中使用鹿角霜，狗脊，杜仲，桑寄生，川断，祛风湿、强筋骨、徐长卿祛风湿健筋骨同时又可顾护脾胃，青风藤，鸡血藤与络石藤相配祛风湿同时又可养血活血，姜黄配桑枝善祛上肢之痹，海桐皮善祛下肢之痹，羌活、独活相配祛一身上下之痹，伸筋草，桑枝祛风湿，利关节，秦艽可清湿热，全方共奏补肾强督，散风除湿，活络利节之效。二诊：继续加大祛风湿强筋骨之力，同时将秦艽换成知母，加大清热之力度。

而后根据症状，相应调整祛风活络药物之用量。在整个治疗过程中，阎师始终强调未病先防，即使病处早期，同样注重补肾填精、强督壮骨、祛风散寒、活血通络，使其肾充、骨强、髓满、督通，而使已入之邪祛除，未入之邪难进，以达不尪、不偻之旨。

（孔维萍）

补肾强督清化汤治大偻案

患者：郭某　女　41岁

初诊：2012年12月10日

发病节气：大雪

主诉：腰痛及双髋交替疼痛6年余，伴双踝肿痛5个月。

现病史：患者6年前受凉后出现腰骶痛及双侧臀部深处交替疼，并逐渐出现肩背疼痛，夜间不加重，无晨僵，疼痛休息后可缓解。一月前查HLA-B27（+），ESR 38mm/h，CRP 36.5mg/L，骶髂关节CT示：双侧关节面毛糙，局部间隙变窄，诊断为强直性脊柱炎，予柳氮磺吡啶、美洛昔康（具体剂量不详）治疗，因过敏反应停药。3个月前无明显诱因出现双踝关节肿痛，行走受限，现为求进一步诊治来阎小萍教授门诊就诊。现症见：双踝关节红肿热痛，右肩疼痛，双侧臀部深处疼痛，无晨僵，偶有干咳。

既往史：否认肝炎、结核、高血压、糖尿病等病史。

过敏史：磺胺类药物过敏。

体格检查：双踝关节肿痛红热，舌淡红略暗，苔白，脉沉略弦滑。

辅助检查：HLA-B27（+），ESR 38mm/h，CRP 36.5mg/L，骶髂关节CT示：双侧关节面毛糙，局部间隙变窄。

诊断：中医：大偻　肾虚湿热证

　　　　西医：强直性脊柱炎

治法：补肾强督，清热利湿，扶正祛邪

处方：

苍术 10g	焦白术 10g	知母 15g	炒黄柏 10g
怀牛膝 15g	青风藤 25g	防风 15g	桑枝 25g
伸筋草 25g	忍冬藤 30g	寒水石 30g	炙山甲 15g
络石藤 25g	豨莶草 15g	郁金 15g	葛根 25g
海桐皮 15g	鹿角霜 10g	羌活 15g	独活 12g
徐长卿 15g	狗脊 25g	制元胡 20g	

日一剂，水煎服，早晚分服

二诊： 2013 年 1 月 24 日

双踝肿痛、红热较前减轻，久站或久坐后双踝肿胀，腰臀疼痛，无畏寒，多汗，食欲欠佳，眠可，大便溏，小便正常，舌淡红有瘀斑，苔白；脉略弦滑。现口服依托考昔 60mg 每日一次。中药方如下：

秦艽 20g	焦白术 15g	知母 20g	制元胡 25g
徐长卿 15g	青风藤 30g	防风 15g	桑枝 30g
伸筋草 30g	忍冬藤 30g	狗脊 30g	山甲珠 15g
络石藤 30g	豨莶草 15g	郁金 15g	葛根 30g
海桐皮 15g	鹿角霜 10g	羌活 15g	独活 12g

日一剂，水煎服，早晚分服

三诊： 2013 年 3 月 7 日

患者双踝肿胀疼痛减轻，左颈肩胀僵硬，右肩酸痛，纳可，眠欠佳，无眼干口干，大便溏，小便调。舌淡红略暗，白黄薄苔，脉沉略弦细。予口服依托考昔 60mg 每日一次。上方加减：鹿角霜 10g 减量至 8g，秦艽 20g 加量至 25g，去焦白术、海桐皮，加砂仁 10g，白僵蚕 12g。具体如下：

秦艽 25g	砂仁 10g	知母 20g	制元胡 25g
徐长卿 15g	青风藤 30g	防风 15g	桑枝 30g

伸筋草30g	忍冬藤30g	狗脊30g	山甲珠15g
络石藤30g	豨莶草15g	郁金15g	葛根30g
白僵蚕12g	鹿角霜8g	羌活15g	独活12g

日一剂，水煎服，早晚分服

四诊： 2013年4月11日

患者诉服上方后诸症减轻，久立或久行后双踝仍有肿胀疼痛，左颈肩僵硬，无口干眼干，纳可，夜眠欠安，二便调。舌淡红略暗，白黄薄苔，脉沉略弦细。予口服依托考昔60mg每日1次。上方加减：鹿角霜8g加量至10g，制元胡25g加量至30g，白僵蚕12g加量至15g，去山甲珠、豨莶草、砂仁，加千年健15g，海桐皮15g，地鳖虫6g。具体如下：

秦艽25g	地鳖虫6g	知母20g	制元胡30g
徐长卿15g	青风藤30g	防风15g	桑枝30g
伸筋草30g	忍冬藤30g	狗脊30g	千年健15g
络石藤30g	海桐皮15g	郁金15g	葛根30g
白僵蚕15g	鹿角霜10g	羌活15g	独活12g

日一剂，水煎服，早晚分服

五诊： 2013年5月16日

患者诉服上方后病情有好转，双踝部于久坐后肿胀疼痛，程度较前明显减轻，晨僵于活动后即可缓解。腰骶部无疼痛感，无畏寒畏风，汗多，无口干，眼稍干，纳可，眠可，大便于服药期间呈水样便，日行3~4次，停药后恢复正常，小便调。舌淡红略暗，苔白微黄，脉沉略弦细。予口服依托考昔60mg每日1次。上方加减：桑枝30g减量至25g，络石藤30g减量至25g，鹿角霜10g减量至8g，羌活15g减量至12g，去千年健、地鳖虫、秦艽、白僵蚕，加砂仁10g，徐长卿15g，具体如下：

砂仁10g	徐长卿15g	知母20g	制元胡30g
鹿角霜8g	青风藤30g	防风15g	桑枝25g

伸筋草30g	忍冬藤30g	狗脊30g	独活12g
络石藤25g	海桐皮15g	郁金15g	葛根30g
羌活12g			

日一剂，水煎服，早晚分服

六诊： 2013年6月20日

患者诉下腰部、臀部深处、髋关节疼痛大大减轻。双踝关节部位久行后肿胀疼痛，无活动受限，局部皮温无升高，伴轻微压痛，畏寒怕风，乏力感明显。无胸闷咳嗽，双眼发干，无口干。纳可，眠安。诉大便服中药后日行2~3次，质稀，无明显腹痛。舌淡红，苔白黄，脉沉略弦细。予口服依托考昔60mg每日1次。上方加减：桑枝25g加量至30g，络石藤25g加量至30g，狗脊30g加量至35g，羌活12g加量至15g，去葛根、砂仁，加补骨脂20g，具体如下：

补骨脂20g	徐长卿15g	知母20g	制元胡30g
鹿角霜8g	青风藤30g	防风15g	桑枝30g
伸筋草30g	忍冬藤30g	狗脊35g	独活12g
络石藤30g	海桐皮15g	郁金15g	羌活15g

日一剂，水煎服，早晚分服

七诊： 2013年7月25日

患者诉久坐后肩胛部发僵，活动后缓解，久行后右踝关节疼痛，无肿胀，无皮温升高，腰部、双膝、双髋及颈项部疼痛消失，无畏寒乏力，偶有眼干，纳可，眠安，二便调。舌淡红略暗，苔薄白，脉沉略弦细。予口服依托考昔60mg每日1次。上方加减：狗脊35g减量至30g，制元胡30g减量至25g，去郁金、忍冬藤，加生杜仲25g，葛根25g，秦艽25g，具体如下：

补骨脂20g	徐长卿15g	知母20g	制元胡25g
鹿角霜8g	青风藤30g	防风15g	桑枝30g

伸筋草 30g	生杜仲 25g	狗脊 30g	独活 12g
络石藤 30g	海桐皮 15g	葛根 25g	羌活 15g
秦艽 25g			

日一剂，水煎服，早晚分服

按：强直性脊柱炎是一种侵犯骶髂关节，脊柱骨突，脊柱旁组织及外周关节的全身性、慢性炎症性疾病，严重者可发生脊柱畸形和强直。中医属"大偻"病的范畴。《内经》云："阳气者，精则养神，柔则养筋，开阖不得，寒气从之，乃生大偻"。大偻病因责于肾气不足，肾阳不能温煦四肢百骸，生化精血乏源，此乃病之根本，当重点把握。阳气不足，外引寒邪，邪气久居，郁而化热，湿热相搏，故见足踝肿痛红热，此为病之标象，又因邪气化热伤肺阴，故见干咳。阴虚火旺，热扰心神而见夜寐不安，多梦易醒。本例总括为肾虚湿热证。

阎师以补肾强督清化汤加减。方中以苍术，炒黄柏，牛膝喻三妙丸之意。三妙丸出自《医学正传》治湿热下流，两脚麻木，或如火烙之热。本方由《丹溪心法》二妙散加牛膝一味化裁而来。方中黄柏苦寒清热，苍术苦温燥湿，两药相配燥湿清热，再加牛膝，补肝肾，强筋骨引药下行，治疗湿热下注，足膝肿痛。方中尚以寒水石、知母清热泻肺、肾之火，润燥止咳；郁金凉血清心热，使得心神得安；另用寒凉之祛风湿药物，如青风藤、忍冬藤、豨莶草，或平性药如桑枝、海桐皮以助清热利湿消肿。方中寒凉药物众多，故以焦白术、徐长卿健脾胃，不忘顾护脾胃之则。本方注重在补益肾督阳气之时，同时兼顾清热利湿，全方攻补兼施、寒温并用。阎师还强调清热大寒之药中病即止，不可久用，待湿热之势消退既可改为清凉和缓之药物以收功。故二诊：患者足踝处红热已退，去苍术、黄柏、牛膝、寒水石，加秦艽以祛风湿，清热利节。

（孔维萍）

补肾壮骨治幼年强直性脊柱炎案

患者： 段某　男性　14岁

初诊： 2012年4月8日

发病节气： 清明

主诉： 间断左膝关节疼痛1年余，双侧腹股沟疼痛4月余。

现病史： 患者于2010年初无明显诱因出现间断左膝关节疼痛，休息后可缓解，未予重视。于2010年6月突然出现左膝关节肿胀、疼痛加剧，无发热，就诊于济宁附属医院诊断为"滑膜炎"，给予抽液、封闭及静点青霉素后，症状痊愈。2010年9月无明显诱因出现双侧腹股沟间断性疼痛，左侧明显，在山东省枣庄矿业集团中心医院查CRP 1.96mg/dl，ESR 36mm/h，HLA-B27阳性。左髋关节核磁示左侧骶骨、髂骨异常信号，考虑"幼年强直性脊柱炎"，给予柳氮磺吡啶，白芍总苷，甲氨蝶呤等治疗，患者未坚持服用。2011年2月初就诊于301医院，行骶髂关节核磁，报告未见，阅片示左侧骶髂关节炎Ⅱ~Ⅲ级，明确诊断为"幼年强直性脊柱炎"。患者欲求中药治疗来我科就诊。现症见：左侧腹股沟疼痛，左膝关节疼痛，无明显腰背疼痛、无口干、无明显畏寒，纳可，眠尚可，二便调。

既往史： 否认肝炎、结核、高血压、糖尿病等病史。否认溃疡等病史。

过敏史： 否认药物、食物过敏史。

家族史： 否认家族遗传病史。

个人史： 否认疫区、疫水接触史，无吸烟饮酒史。

查体：枕墙距：0cm，颌柄距：0cm，左4字试验（±），schober 征：8cm。舌淡红，苔黄白相间，脉沉细尺弱。

诊断：中医：大偻

西医：幼年强直性脊柱炎

辨证：肾虚督寒证

治法：补肾强督、壮骨荣筋、祛风除湿、活血通络

处方：

桑寄生12g	独活8g	川断12g	狗脊15g
炒杜仲12g	桂枝6g	赤芍6g	白芍6g
焦白术10g	生山药10g	徐长卿8g	炙元胡8g
青风藤8g	郁金8g	补骨脂10g	茯苓15g

水煎服，日一剂

二诊：2012年6月20日

患者因上学未至，其家属代诉，活动剧烈时双下肢疼痛，无明显腰痛，其余关节无明显不适，无怕冷，无口干，纳眠可，二便调。前方去桑寄生、独活、桂枝、白芍、炙元胡、茯苓，改桑寄生18g、川断15g、狗脊20g、生杜仲15g、补骨脂12g、赤芍10g、生山药15g、徐长卿10g、青风藤12g、郁金10g，加豨莶草10g、知母10g、桑枝15g、络石藤15g、羌活10g、骨碎补12g，整理如下：

川断15g	狗脊20g	郁金10g	青风藤12g
徐长卿10g	炙元胡10g	补骨脂12g	桑寄生18g
独活8g	赤芍10g	豨莶草10g	知母10g
桑枝15g	络石藤15g	生杜仲15g	羌活10g
焦白术10g	生山药15g	骨碎补12g	

水煎服，日一剂

三诊：2012年8月16日

患者诉剧烈活动时稍感右膝关节疼痛，无腰痛，无晨僵，无怕冷，无口干、口苦，无腰酸，纳眠可，二便调。舌淡红略暗苔薄白，脉沉略弦细。辅助检查：外院，CRP：10.8mg/L，ESR：7mm/h，血常规未见明显异常。上方川断加至18g，元胡加至12g，桑枝减至12g，加山萸肉12g，去郁金，方药调整如下：

川断18g	狗脊20g	山萸肉12g	青风藤12g
徐长卿10g	炙元胡12g	补骨脂12g	桑寄生18g
独活8g	赤芍10g	豨莶草10g	知母10g
桑枝12g	络石藤15g	生杜仲15g	羌活10g
焦白术10g	生山药15g	骨碎补12g	

水煎服，日一剂

四诊至八诊： 2012年10月18日

家属代诉： 左侧下肢无力，大腿根明显，右膝关节疼痛消失，无腰痛，无晨僵，前方元胡加至15g、独活加至10g、知母加至12g、杜仲加至20g、桑枝加至15g、焦白术加至12g、山药加至18g、山茱萸加至15g。2012年12月27日，患者诉双下肢无力感消失，其间左膝关节疼痛1次，持续2日后消失，舌淡红略暗，苔白，脉沉略弦。ESR 5mm/h，CRP 6.4mg/dl。前方川断加至20g、元胡减至12g、络石藤减至12g，加熟地10g、砂仁8g，2013年2月28日诉左膝关节活动后疼痛，其余部位无明显疼痛，无晨僵，舌淡红略暗，苔白，脉沉略弦细。ESR 20mm/h，CRP 2.36mg/dl。上方狗脊加至25g、徐长卿加至12g、补骨脂加至15g、桑寄生加至20g、络石藤加至15g、去熟地、砂仁，加生地10g、茯苓15g。2013年4月18日，家属代诉：患者右髋关节活动时疼痛，行动不利，无法爬楼梯，左膝关节活动后疼痛。X线：双侧骶髂关节显示关节面毛糙模糊，强直性脊柱炎改变可能，较一年前比较无明显进展，双膝关节未见明显异常。上方川断加至25g、豨莶草加至12g、桑寄生加至25g、赤芍加至12g、青风藤加至15g、制元胡加至15g、羌活加至12g、生杜仲加至25g。2013年6月27日，服药后症状好转，只有长时间及剧烈活动后疼痛，现可爬楼梯，左膝关节无明显疼痛，无晨僵，舌淡红，苔薄白，脉沉略弦细。予中成药口服：（1）补肾舒脊颗粒6g，日3次。（2）帕夫林0.6g，日3次。（3）瘀血痹胶囊3粒，日3次。

　　按：本例为幼年强直性脊柱炎，患者坚持服汤药1年余，症状缓解，效果良好，且骶髂关节放射学无进展。阎师在治疗各种风湿病时均强调"早期"治疗的重要性。如在治疗尪痹时提出"抓住欲尪的治疗窗"，而在治疗"大偻"时，阎师也强调"注重欲偻的治疗"。一方面需通过现代医学检测手段如CT、MRI、X线等可以作为中医"望诊"的延伸，能够在症状、体征之前发现痹病的骨损，如本例患者骶髂放射学改变符合"大偻"，虽然其症状尚未见脊柱关节活动不利，而其辨治方药中仍十分注重补肾壮督、补骨通络药物的运用。另一方面多数风湿病，均可出现骨质损害，补肾壮骨之法是治疗大偻、尪痹等风湿病时时不忘的根本大法之一。肾精不足，则髓无以化生，髓不足，则骨失其养，且肾精不足无以化生肾阳、肾阴，肾阳不足，肾失温煦，骨之生长失其动力；肾阴不足，骨失濡养，而质松质脆。其实这与现代医学所强调的延缓关节的骨质破坏、保护关节功能是一致的。本例方中川断、桑寄生、狗脊、补骨脂、骨碎补等均为阎师补肾壮骨的常用药物，再配以祛风除湿、散寒通络、顾护脾胃之法，而获良效。抓住风湿病患者的早期治疗时机，重视补肾壮骨是本例取得良好效果的关键。

（孔维萍）

与附着点炎相关的关节炎典型治案

患者： 白某　男　14岁

初诊： 2012年7月26日

发病节气： 大暑

主诉： 间断性多关节疼痛10余年。

现病史： 10年前无明显诱因出现双膝关节肿痛，伴行走不利，晨僵，服用止痛药后，症状可缓解。5年前出现双髋关节疼痛，于当地医院行MRI检查提示双髋关节有积液，未予以特殊治疗，自服止痛药及休息后疼痛缓解，但双髋、双膝、双踝关节近3月来疼痛反复发作。于当地县医院治疗1月后好转。10日前就诊于河南省商城县第一人民医院，查骶髂关节CT：双侧Ⅱ级炎性改变，血常规：WBC 9.71×10^9/L，RBC 4.75×10^{12}/L，HGB 127g/L，PLT 356×10^9/L，血沉 10mm/h，给予甲氨蝶呤10mg q.w，醋酸泼尼松5mg t.i.d，来氟米特20mg q.d，塞来昔布0.2g b.i.d，治疗后病情减轻。为求进一步诊治，来阎小萍教授门诊就诊。现症见：双膝关节疼痛，右膝为甚，腰背酸痛，伴晨僵3~4小时，轻微畏寒，汗多，口干，纳寐可，二便调。

既往史： 否认。

过敏史： 否认。

体格检查： 舌淡红略暗，白苔，脉沉略弦细。

辅助检查： 无。

诊断： 中医：大偻　肾虚督寒证

　　　　西医：幼年特发性关节炎

与附着点炎相关的关节炎（ERA）

治法： 补肾强督，祛风散寒除湿，活血通络

处方：

补肾强督方1付

桑寄生20g	独活10g	川断20g	狗脊20g
防风15g	片姜黄12g	制元胡15g	知母15g
青风藤15g	炒黄芩6g	桑枝20g	泽兰20g
泽泻20g	郁金12g	徐长卿15g	千年健15g

日一剂，水煎服，早晚分服

二诊： 2012年9月19日

患者诉现已停用激素，症状无加重，右膝关节僵痛，腰背部酸痛，右肩关节疼痛，畏寒，口干，纳可，夜寐安，二便调。舌淡红略暗，白苔，脉沉略弦细。方药如下：

补肾强督方1付

桑寄生20g	独活10g	川断20g	狗脊25g
防风15g	片姜黄15g	制元胡15g	知母15g
青风藤20g	炒黄芩6g	桑枝20g	泽兰20g
泽泻20g	郁金12g	徐长卿15g	千年健15g

日一剂，水煎服，早晚分服

三诊： 2012年10月25日

患者诉右膝关节僵痛好转，无腰背部疼痛不适，晨僵已不明显，口干，时有左踝关节疼痛不适，纳呆，不欲饮食，夜寐可，二便调，稍畏寒，舌淡红，苔白薄，脉沉略滑。上方加减，泽兰20g减量至15g，徐长卿15g减量至12g，片姜黄15g减量至12g，去泽泻、千年健、黄芩，加元参6g，海桐皮12g。具体方药如下：

补肾强督方1付

桑寄生20g	独活10g	川断20g	狗脊25g
防风15g	片姜黄12g	制元胡15g	知母15g
青风藤20g	海桐皮12g	桑枝20g	泽兰15g
元参6g	郁金12g	千年健15g	

日一剂，水煎服，早晚分服

四诊： 2012年11月16日

患者现右膝、左踝关节疼痛较前好转，但右膝关节晨僵较明显，活动后缓解，无腰背部疼痛，口干，食纳好转，稍畏寒，夜寐可，二便调，舌淡红略暗，苔白，脉沉细。上方加减，桑寄生20g加量至25g，制元胡15g加量至18g，泽兰15g加量至20g，元参6g加量至10g，去郁金，加补骨脂12g。具体方药如下：

补肾强督方1付

桑寄生25g	独活10g	川断20g	狗脊25g
防风15g	片姜黄12g	制元胡18g	知母15g
青风藤20g	海桐皮12g	桑枝20g	泽兰20g
元参10g	补骨脂12g	千年健15g	

日一剂，水煎服，早晚分服

五诊： 2012年12月3日

患者左侧足跟仍有疼痛，程度减轻，右膝疼痛，僵硬已缓解。足跟疼痛晨起后明显，活动后可减轻，受凉后症状加重，怕冷，无口干，多汗，纳眠可，二便调。舌淡红略暗，白苔，脉沉略弦细。10月25日方加减，制元胡18g加量至20g，海桐皮12g加量至15g，元参10g加量至12g，补骨脂12g加量至15g，去泽兰，加豨莶草12g，具体方药如下：

补肾强督方1付

桑寄生25g	独活10g	川断20g	狗脊25g
防风15g	片姜黄12g	制元胡20g	知母15g

青风藤20g	海桐皮15g	桑枝20g	豨莶草12g
元参12g	补骨脂15g	千年健15g	

日一剂，水煎服，早晚分服

六诊：2012年12月27日

患者左侧足跟疼痛减轻，膝关节疼痛不明显，久坐后腰酸。晨起时左足跟僵硬，活动后缓解，余关节无疼痛，怕风怕凉，无口干，看书久后眼干，纳眠可，二便调。舌淡红白苔，脉沉弦细。12月3日方加减，元参12g加量至15g，补骨脂15g加量至20g，去豨莶草，加连翘20g，枸杞20g，白菊花10g，具体方药如下：

补肾强督方1付

桑寄生25g	独活10g	川断20g	狗脊25g
防风15g	片姜黄12g	制元胡20g	知母15g
青风藤20g	海桐皮15g	桑枝20g	连翘20g
元参15g	补骨脂20g	千年健15g	枸杞20g
白菊花10g			

日一剂，水煎服，早晚分服

按：与附着点炎相关的关节炎（ERA）是幼年特发性关节炎的一个亚型，以男性年长多见，以非对称性累及下肢关节、骶髂关节和多数患儿有附着点炎症、HLA-B27阳性为特点。发病年龄为3~16岁，发病高峰在13~14岁，男女比例为9∶1，发病特点是累及外周大关节，好发部位依次为膝关节、髋关节、踝关节、肩关节、肘关节、腕关节，特点是非对称性单侧大关节、肌腱末端炎。

阎师将本病也纳入"大偻"范畴来辨证论治。病因多为先天禀赋不足，肾精亏虚，或后天脾胃失于调养而致五脏六腑气血不足，而致外感风寒湿邪深侵入肾、督而致。本例用药体现了阎师治疗幼年风湿病患者的用药特点。一、因小儿为纯阳之体，邪易热化，方中多用清凉之药佐温药之性。如方中知母坚肾阴，滋阴清热，黄芩苦寒清肺泻火，郁金凉血清心，共防温药过燥伤阴。二、小儿脾常不足，故方中以徐长卿、千年健等顾护脾胃，且避免过用苦寒、滋腻之品。三、因小儿稚阳未充，稚阴未长，故治疗时不忘以元参等顾护阴液，慎用或少用风药及虫类等辛燥之品。总之小儿脏腑娇嫩，血气未平，若只重温补，则必生燥化火，酿生湿毒，反之一味滋阴清热，必碍脾胃而伤及后天之本。因此用药时应标本兼顾，温清并用，虚实相合，方能除病收功。

（孔维萍）

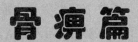

骨痹篇

骨痹并咳嗽验案

患者： 刘某某　女　69岁

初诊： 2010年7月27日

主诉： 双膝关节痛半年余。

现病史： 患者半年前无明显诱因出现双膝关节肿痛，活动后加重，上下楼梯加重，起立时伴关节弹响，双下肢无力，时有双手关节痛，经常咳嗽，痰量多。膝关节局部发热，凉髌征消失，检查：ESR 33mm/h，RF＜20IU/L，CRP 0.373mg/dl，AKA、APF、抗CCP均阴性，膝关节X-ray示：广泛骨赘形成，髁间棘变尖，关节腔少量游离物，关节间隙不狭窄。患者为求进一步中医治疗来阎师门诊就诊，现症见：双膝关节肿痛，活动后加重，上下楼梯加重，起立时伴关节弹响，双下肢无力，时有双手关节痛，经常咳嗽，痰量多，无畏寒肢冷，偶有腰痛，纳食可，夜眠安，二便自调。

既往史： 有慢性支气管炎病史30余年，否认肝炎、结核病史和其他特殊病史。否认药物过敏史。

个人史： 生活、学习环境无特殊。

家族史： 否认家族遗传病史。

查体： 触诊膝关节局部皮温增高，凉髌征消失。舌淡红略暗，舌苔薄白，脉沉细。

诊断： 中医：骨痹

　　　　西医：膝骨关节炎

辨证： 肝肾亏虚，风寒湿痹阻，久而化热，而成风湿热痹

治法： 补益肝肾，祛风清热除湿，通络止痹
处方：

苍白术各10g	炒黄柏10g	知母15g	川怀牛膝各6g
生炒薏米各30g	忍冬藤30g	桑枝30g	络石藤20g
川断25g	桑寄生30g	杜仲20g	仙灵脾10g
金狗脊30g	伸筋草30g	鸡血藤20g	豨莶草15g
青风藤20g	秦艽20g	炙山甲15g	川浙贝各10g

14付，水煎服

二诊： 2010年8月11日

服上药两周后，膝关节局部发热消失，凉髌征恢复，双下肢无力及手关节痛好转，关节疼痛仍于活动后加重，但膝关节怕冷，遇天气变化尤其遇冷风加重，咳嗽、痰多加重，甚则喘息，舌质淡暗，苔黄白相兼，脉沉细尺弱。中药于上方去生炒薏米、杜仲、仙灵脾、秦艽、炙山甲，加炒苏子6g、茯苓25g。方药整理如下：

苍白术各10g	炒黄柏10g	知母15g	川怀牛膝各6g
忍冬藤30g	桑枝30g	络石藤20g	川断25g
桑寄生30g	金狗脊30g	伸筋草30g	鸡血藤20g
豨莶草15g	青风藤20g	川浙贝各10g	炒苏子6g
茯苓25g			

14付，水煎服

三诊： 2010年8月26日

服上药后，咳嗽、痰多好转，喘息消失，膝关节疼痛大为减轻，但仍不能久行，活动后关节痛加剧，大便稍溏泻，每日2~3次，舌质淡暗，苔白，脉沉细尺弱。中药改三妙丸加减为骨痹通方（补肾壮骨），处方如下：

骨碎补20g	补骨脂15g	川断30g	桑寄生30g

炒枳实壳各6g	知母15g	忍冬藤30g	杜仲25g
仙灵脾10g	桑枝30g	金狗脊30g	伸筋草25g
鸡血藤25g	豨莶草15g	炙山甲15g	苏梗10g
威灵仙15g	青风藤25g		

14付，水煎服

四诊： 2010年9月10日

膝关节疼痛仅于久行后发生，可平地行走500米不发生疼痛，上下三楼可无疼痛，大便如常，仍时有膝关节怕凉。舌质淡红，苔白，脉沉细。复查：ESR 14mm/h，CRP 0.1mg/dl。中药改为金乌骨通胶囊口服，再随诊2个月无复发。

按： 本例为典型的骨关节炎，诊断明确。中医表现为风湿热痹之骨痹，膝关节局部发热、凉髌征消失是其特征表现，故予三妙丸加补肝肾、祛风湿兼以清热，究之病机为肾经下焦湿热，此湿热非"湿热下注膀胱"之常道，而是因肾主骨，发为骨痹，湿热阻络而成，药后果然风湿热痹得解，但经曰："女子七七，天癸竭，地道不通"，肝肾之精已然亏虚，肝主血、肾主水，故此热为标热，一旦标热得清，则本证尽显，即肝肾不足为本，此时若一味使用三妙类，则恐伤气伤血，若出现关节寒热错杂或形寒肢凉，则坏证必成，故应审时度势，改以骨痹通方以补肾壮骨，补肝肾为本，祛风湿为标。本例使用多种藤类药物，取其善走，以蔓达节，力求扫尽经络之风湿，于改善关节疼痛颇为有效。另外本例有慢支病史，于上方中稍加川浙贝、炒苏子、茯苓等理气化痰润燥之品，于骨痹缓解的同时，咳喘亦得以减轻，同时应注意肺有喜润恶燥的特性，用药应以质轻顺气为主，不可妄用重镇下气之药。至于在大便稍溏泻之时，仍用炒枳实壳之类，是因舌淡红，脉沉细尺弱，无舌体胖大等脾气虚弱之征，揣有通因通用之妙。

（陶庆文）

温阳除湿法治老年骨痹案

患者：阎某某　女　68岁

初诊：2008年7月6日

主诉：多关节疼痛11年。

现病史：患者5年前无明显诱因出现双下肢外侧畏寒，怕风，症状逐渐加重，并出现双足跟、踝关节，右膝关节疼痛，遇寒后加重明显，并开始出现活动受限。2年前开始双手近、远端指间关节肿痛，双腕、肘、肩关节痛，曾用多种中药制剂内服及外用，病情不能缓解，外院曾查RF 45IU/ml，CRP 19mg/L，服雷公藤多苷片无效，患者为求进一步中医治疗来阎师门诊就诊，检查：RF 35.4IU/ml，CRP 0.1mg/dl，ESR 10mm/h，AKA、APF、抗CCP、ANA等均阴性，X线示双手骨质疏松，双膝关节骨质增生，符合OA改变。骨密度检查示重度骨质疏松症。现症见：双手近、远端指间关节疼痛，局部皮温不高，晨僵半小时可缓解，右腕、双肘、双肩、双足跟、双踝、双膝关节痛，遇寒当风则加重，得暖则痛减，汗多，口干，喜热饮，乏力，喜眠，二便调。

既往史：体健，无肝炎、结核病史和其他特殊病史。有青霉素过敏史。

个人史：生活、学习环境无特殊，无吸烟及饮酒史。

家族史：否认家族遗传病史。

查体：双手指2~4远端指间关节骨性膨大。舌淡红，有裂纹，苔白薄，脉沉略细。

诊断：中医：骨痹

西医：骨关节炎（手、膝），骨质疏松症

辨证：肾虚寒湿，瘀血阻络

治法：补肾壮骨，温阳除湿，活血通络

处方：

骨碎补20g	补骨脂15g	川断20g	寄生20g
狗脊30g	杜仲20g	仙灵脾12g	巴戟天10g
仙茅10g	桂枝10g	赤白芍各6g	知母15g
防风12g	茯苓30g	木瓜12g	片姜黄12g
制元胡15g	青风藤20g	秦艽20g	生炒薏米各30g

21付，水煎服

二诊：2008年7月27日

患者服药后，诸症好转，双手第二指远端指间关节、双肩关节疼痛减轻，双膝、踝关节疼痛已基本消失，余关节疼痛变化不明显，仍遇寒或劳累后疼痛加重，腰部时有疼痛，纳可眠安，无明显口干口渴。舌淡红，略暗，苔薄白，脉沉略细弦。中药上方去秦艽、赤白芍，改寄生25g、川断25g、杜仲25g、知母18g、防风15g、制元胡18g、青风藤25g、生炒薏米各35g，加豨莶草12g、海风藤15g。方药整理如下：

骨碎补20g	补骨脂15g	川断25g	寄生25g
狗脊30g	杜仲25g	仙灵脾12g	巴戟天10g
仙茅10g	桂枝10g	知母18g	防风15g
茯苓30g	木瓜12g	片姜黄12g	制元胡18g
青风藤25g	生炒薏米各35g	豨莶草12g	海风藤15g

21付，水煎服

三诊：2008年8月14日

患者服药后，诸部位疼痛大减，怕风畏寒感消失，仅于天气变化时出现双下肢及足跟不适，近期觉身热、头晕、眼花，昼轻夜重，夜

间汗出，饮食二便调。舌淡红，苔薄白，脉沉弦略细。中药上方去木瓜，改寄生30g、杜仲30g、知母20g、制元胡20g、青风藤30g、豨莶草15g、海风藤20g，加黄柏10g。方药整理如下：

骨碎补20g	补骨脂15g	川断25g	寄生30g
狗脊30g	杜仲30g	仙灵脾12g	巴戟天10g
仙茅10g	桂枝10g	知母20g	防风15g
茯苓30g	片姜黄12g	制元胡20g	青风藤30g
生炒薏米各35g	豨莶草15g	海风藤20g	黄柏10g

28付，水煎服

四诊：2008年9月14日

患者服药后，诸症平稳，精神健旺，遇天气变化时双下肢及足跟不适，头晕、眼花及身热感消失，饮食二便调。舌淡红，苔白，脉沉细。中药上方去豨莶草，改片姜黄15g、黄柏12g，加元参10g。方药整理如下：

骨碎补20g	补骨脂15g	川断25g	寄生30g
狗脊30g	杜仲30g	仙灵脾12g	巴戟天10g
仙茅10g	桂枝10g	知母20g	防风15g
茯苓30g	片姜黄15g	制元胡20g	青风藤30g
生炒薏米各35g	海风藤20g	黄柏12g	元参10g

28付，水煎服

按：从患者关节疼痛、畏寒、遇寒加重及老龄女性，可知为肾虚骨痹，寒湿组络，骨密度检测示重度骨质疏松症，骨含量剧减，因而推之，应视为中医之骨弱，仍责之肾虚。本例阎师在补肝肾、祛风湿基础上，加用仙灵脾、仙茅、巴戟天三味，均为补肾助阳，兼祛风除湿之品，性较燥烈，用后观患者原有口干症状反而消失，可知此口干为肾阳虚不能化水湿，经脉不通，津液不能上承所致，故继以温阳补肾之法。三诊时现身热、头晕、眼花，昼轻夜重，汗出，则为肾阳已复，但有欲上亢或化热之象，故于上方加入黄柏清热坚阴，元参色黑补肾阴，佐制上述三味燥烈之性。可见本例辨证精准，理法方药整体观体现无疑。

（陶庆文）

温补命火法治疗骨痹案

患者：杨某某　女　53岁

初诊：2015年1月22日

主诉：多关节痛4年。

现病史：患者4年前无明显诱因出现双手、双膝关节痛，轻度肿胀，于当地医院查RF阴性，ESR、CRP正常，X线示：双膝轻度骨质增生，诊为：骨性关节炎，给予止痛药物及营养软骨治疗效果不佳。患者症状反复发作并逐渐加重，并伴有明显的周身畏寒，尤以头部和双下肢为主，夏天需穿秋季衣物，冬季则需穿双重棉衣。现为求中医诊疗来诊。现症见：四肢关节疼痛，局部轻压痛，肿胀不明显，周身及关节处明显畏寒，口不渴，睡眠不佳，大便偏稀，夜尿多。

过敏史：无。

体格检查：舌略红，苔薄白，脉细弦。

辅助检查：RF：<20 IU/L，抗CCP：（－），CRP：0.53 mg/dl，ESR：28mm/h。

诊断：中医：骨痹　肾虚寒湿证

　　　　西医：骨关节炎

治法：补肾益精，回阳助火

处方：

桂枝15g	骨碎补20g	独活15g	炙元胡30g
香附15g	片姜黄12g	桑枝30g	羌活15g
茯苓30g	枣仁30g	补骨脂20g	防风15g

青风藤 30g	鸡血藤 30g	海风藤 25g	赤芍 15g
干姜 5g	白附片 5g	伸筋草 30g	连翘 25g

二诊：2015年3月12日

患者服药后感头部及下肢畏寒有好转，虽衣物未减但遇寒遇风不再有恐惧感，关节痛减轻，活动能力有增强，但仍感关节肿胀明显，服中药后略感胃部不适。阎老师指示：上方去香附、片姜黄，加土贝母20g、佛手12g，改桂枝12g、海风藤30g、连翘30g。

桂枝 12g	骨碎补 20g	独活 15g	炙元胡 30g
土贝母 20g	佛手 12g	桑枝 30g	羌活 15g
茯苓 30g	枣仁 30g	补骨脂 20g	防风 15g
青风藤 30g	鸡血藤 30g	海风藤 30g	赤芍 15g
干姜 5g	白附片 5g	伸筋草 30g	连翘 30g

三诊：2015年5月28日

患者诸症均有减轻。阎老师指示：可在上方基础上加减收功。去佛手、连翘，加松节15g、合欢花15g，改桂枝15g

桂枝 15g	骨碎补 20g	独活 15g	炙元胡 30g
土贝母 20g	松节 15g	桑枝 30g	羌活 15g
茯苓 30g	枣仁 30g	补骨脂 20g	防风 15g
青风藤 30g	鸡血藤 30g	海风藤 30g	赤芍 15g
干姜 5g	白附片 5g	伸筋草 30g	合欢花 15g

按：要学懂本案之意，首先要搞懂附子的诸般称谓：盐附子、淡附片、黑附片（黑顺片）、白附片、炮附片，还有白附子的区别。（文献来源《中药大辞典》）

盐附子：选较大的泥附子，洗净后侵入盐卤和食盐的混合液，每日取出晾晒，逐渐延长晾晒的时间，直至附子表面出现大量结晶盐粒，并体质变硬为止。

黑附片（黑顺片）：选中等大小的泥附子，洗净后浸入盐卤水中数日，并煮沸捞出，水漂后切片，再浸稀盐卤水，并加黄糖及菜油制成的调色剂，使附片染成浓茶色，用水漂至口尝无麻木感时，取出蒸熟再晒干。

白附片：选较小的泥附子，洗净后浸入盐卤水中数日，并煮沸捞出，剥去外皮，纵切成薄片，用水漂至口尝无麻木感时，取出蒸熟再晒干。

淡附片：取盐附子，用清水浸漂至盐分漂净，置锅内与甘草黑豆加水同煮，至切开口尝稍有麻木感为度，取出刮去皮，切片复蒸2小时，再取出晾晒。反复闷润数次后晒干。（每50kg盐附子，甘草2.5kg，黑豆5kg）

炮附子：取盐附子洗净，清水浸泡一夜，去皮切片，再加水泡至口尝稍有麻木感为度，取出用姜汤浸1~3天，再蒸熟，焙至七成干，倒入锅内用武火急炒至烟起，微鼓裂为度，取出放凉。

大致讲，白附片是去皮生附子蒸熟一次，黑附片是带皮生附子蒸熟两次。炮附片是蒸过后再炒。白附子因个头偏小，药力反而略低于黑附片。此外有说，白附片因色白性偏上行，偏用于头面风痰之疾，黑附片正好相反。

此外还有个不相干的药：白附子，功能祛风痰，定惊搐，解毒散结，止痛。用于中风痰壅，口眼涡斜，语言謇涩，惊风癫痫，破伤风，痰厥头痛，偏正头痛，瘰疬痰核。如牵正散：白附子、白僵蚕、全蝎。要注意区别。

其次，阎老师以补肾益精为主，好比使肾中填满火药，再以白附片、干姜引燃命门之火，好比点燃火炮之药捻，白附片还能去头面之寒湿，故诸药和合才能强筋壮骨祛寒止痛。

（金笛儿）

当归四逆汤化裁治疗骨痹案

患者：韩某某　女　44岁

初诊：2014年10月15日

主诉：四肢多关节冷痛5年。

现病史：患者5年前劳累后出现四肢关节疼痛，以膝关节、双手指间关节最为明显，伴有明显畏寒，常感四末不温，双膝关节常年如在冰水中。症状遇寒亦会明显加重，穿衣物较常人为多，但亦不能克制关节冷痛。曾于当地医院查RF 23.1IU/L，诊为类风湿关节炎，给予中草药治疗，效果不佳。现为求中医治疗来诊，本次在我院查RF、抗CCP、ESR、CRP等检查未见异常，膝关节X线片示：双膝关节骨质增生，髁间嵴边尖，关节间隙略窄，关节对位尚可。双手X线片示：退行性变。未见明确骨侵蚀。现症见：双手远端指间关节、双膝关节疼痛，自觉关节及肢体畏寒明显，抚之四末不温。饮食可，眠不佳，大便偏稀，小便调。

过敏史：无。

体格检查：双膝关节肿胀不明显，双膝骨摩擦音阳性，双手指间关节轻度不对称肿胀，触之较硬，不明显压痛。舌淡边有齿痕，薄白苔，脉沉细。

辅助检查：X线示：双膝、双手退行性变。

诊断：中医：骨痹　肾虚寒湿、寒凝血脉证

　　　　西医：骨性关节炎

治法：补肾壮骨、温经止痛

处方：

独活 15g	伸筋草 25g	片姜黄 12g	防风 15g
秦艽 25g	川断 25g	寄生 25g	羌活 15g
千年健 12g	桂枝 10g	葛根 20g	细辛 3g
川芎 6g	当归 10g	徐长卿 12g	赤芍 10g
生杜仲 20g	怀牛膝 10g	鸡血藤 25g	青风藤 20g

二诊： 2014年10月30日

患者服药后症状明显减轻，自觉手足已有热感，心情大为愉快。阎老师指示：药已中病，继续在上方基础上加减。改川断30g、寄生30g，去生杜仲，改炒杜仲20g，去徐长卿，改海桐皮12g以巩固疗效。

独活 15g	伸筋草 25g	片姜黄 12g	防风 15g
秦艽 25g	川断 30g	寄生 30g	羌活 15g
千年健 12g	桂枝 10g	葛根 20g	细辛 3g
川芎 6g	当归 10g	海桐皮 12g	赤芍 10g
炒杜仲 20g	怀牛膝 10g	鸡血藤 25g	青风藤 20g

三诊： 2014年11月26日

患者服药后症状继续减轻，近日天气转冷，但症状并未加重，患者及家属较为开心。阎老师指示：上方去细辛以防伤正、去葛根，加仙灵脾12g、焦白术15g以补脾肾收功。

独活 15g	伸筋草 25g	片姜黄 12g	防风 15g
秦艽 25g	川断 30g	寄生 30g	羌活 15g
千年健 12g	桂枝 10g	焦白术 15g	仙灵脾 12g
川芎 6g	当归 10g	海桐皮 12g	赤芍 10g
炒杜仲 20g	怀牛膝 10g	鸡血藤 25g	青风藤 20g

按： 骨关节炎中医病名骨痹，阎老师根据《素问·长刺节论》：

"病在筋，筋挛节痛，不可以行，名曰筋痹"、"病在骨，骨重不可举，骨髓酸痛，寒气至，名曰骨痹"和《素问·痹论》："以冬遇此者，为骨痹。"、"骨痹不已，复感于邪，内舍于肾。"的有关论述，提出以"补肾壮骨"为辨治的基本法则，并创制了骨痹通方。此案采用的是治疗骨痹的变法，患者内寒较重，客于经脉留而不去，故采用当归四逆汤温通经脉之法。当归四逆汤出自《伤寒论·辨厥阴病脉证并治》，主血虚寒凝经脉证。症状可见：手足厥寒，舌淡苔白，脉沉细或细而欲绝，或寒入经络，腰、股、腿、足疼痛等。这也是本次收集的第二例阎老师运用当归四逆汤的医案，和前一例对比正可看出阎老师对本方的加减方法。上一例因患者有糖尿病的基础病变，阎老师去掉了辛温大热的细辛，并未加用辛燥伤阴的川芎。而本例患者因无明显辛燥药的禁忌，又来自中国北方寒冷地区，故阎老师加用了细辛和川芎两味药物，以加强温通经络、祛寒除湿的作用。此外，本例中阎老师在当归四逆汤的基础上，不是大量使用辛温药物，而是酌情添加了秦艽、赤芍这样凉性活血祛风药物，一方面可以反佐辛温药物，防止损伤正气，一方面也体现了阎老师阴阳平衡的组方理念。这些细致的分寸感都是非常值得我们学习的临床经验。

（金笛儿）

骨痹久病治案

患者：王某　男　36岁

初诊：2015年4月2日

发病节气：春分

主诉：双侧髋骨关节疼痛5年余，加重2年

现病史：患者于5年前运动后出现双侧髋骨疼痛，腰背部疼痛，双侧腹股沟疼痛，就诊于大兴医院、积水潭医院，未给予明确诊断，口服药物治疗（具体不详）。近2年双侧髋关节疼痛加重，劳累及运动后疼痛较前加重，双侧膝关节疼痛，无肿胀，双侧发软乏力，偶有双踝关节疼痛，腰背部疼痛，患者为求进一步诊治来阎小萍教授门诊处就诊，现症见：双侧髋关节疼痛，双侧腹股沟疼痛，双侧膝关节疼痛，无力，双踝关节疼痛，无肿胀，无明显畏寒怕冷，恶热，喜汗出，偶有口干，晨起口苦，易疲劳乏力，精神饮食可，大小便调，睡眠欠佳。舌红苔白，脉沉细略滑。

既往史：既往体健，无药物食物过敏史。

个人史：无特殊嗜好。

家族史：父亲有糖尿病史，舅妈患有股骨头坏死。

查体：双侧髋关节，双侧腹股沟，双侧膝关节，双踝关节压痛（＋），无肿胀。舌红苔白，脉沉细略滑。

诊断：中医：痹证　肝肾亏虚，风湿侵袭

　　　　西医：骨关节炎

治法：补肾养肝，祛风除痹，疏利关节

处方：

狗脊30g	川断25g	桑寄生30g	桂枝10g
赤芍10g	知母12g	防风15g	桑枝25g
制元胡25g	青风藤20g	秦艽25g	鸡血藤30g
络石藤25g	鹿角霜10g	伸筋草25g	郁金15g
沙苑蒺藜15g	泽兰25g	醋香附12g	徐长卿15g

日一剂，水煎服，早晚分服

二诊：2015年4月16日

患者双髋，双膝，双踝关节无明显疼痛，下肢酸困好转，饮食，睡眠尚可，仍觉乏力。舌质淡红，苔白，脉沉略弦细。上方加减：川断25g加至30g，赤芍10g加至15g，知母12g加至15g，秦艽15g加至30g，伸筋草25g加至30g，去鹿角霜10g，去沙苑蒺藜15g，加威灵仙15g，加泽泻25g，具体方药如下：

赤芍15g	桂枝10g	桑寄生30g	川断30g
烫狗脊30g	青风藤20g	制元胡25g	桑枝25g
防风15g	知母15g	秦艽30g	鸡血藤30g
络石藤25g	伸筋草30g	郁金15g	泽兰25g
醋香附12g	徐长卿15g	威灵仙15g	泽泻25g

日一剂，水煎服，早晚分服

三诊：2015年6月4日

患者诉右侧腰部酸痛，久坐后直立困难，活动后好转，右大腿后侧发麻，双膝，双侧腹股沟疼痛较前好转，仍觉乏力，纳眠欠佳，盗汗，头汗多，二便调，舌质红，薄白苔，脉沉细略弦。上方加减，桑寄生30g减至25g，赤芍15g减至10g，川断30g减至25g，制元胡25g减至20g，鸡血藤30g减至20g，秦艽30g减至20g，郁金15g减至10g，伸筋草30g减至25g，加茯苓30g，减醋香附12g，减络石藤25g，减泽兰

25g，具体方药如下

桑寄生25g	赤芍10g	桂枝10g	川断25g
青风藤20g	制元胡20g	桑枝25g	烫狗脊30g
鸡血藤20g	秦艽20g	防风12g	伸筋草25g
徐长卿15g	郁金10g	威灵仙15g	泽泻25g
茯苓30g			

日一剂，水煎服，早晚分服

四诊： 2015年8月13日

患者自述腰骶疼痛较前缓解，双髋关节仍有酸痛，右侧较为明显，久立后更为明显。活动后可缓解。双膝疼痛较前缓解，右侧仍时有不适，上下楼梯时出现疼痛。盗汗，头汗多，纳眠可，大便成形，日行2次，小便调。舌质红，苔薄白，脉沉略滑。上方加减：赤芍10g加至12g，桑寄生25g加至30g，桑枝25g加至30g，秦艽20g加至25g，川断25g加至30g，郁金10g加至15g，伸筋草25g减至20g，泽泻25g减至20g，去鸡血藤20g，具体方药如下：

桑寄生30g	赤芍12g	桂枝10g	川断30g
青风藤20g	制元胡20g	桑枝30g	烫狗脊30g
秦艽25g	防风12g	伸筋草20g	徐长卿15g
郁金15g	威灵仙15g	泽泻20g	茯苓30g

日一剂，水煎服，早晚分服

五诊： 2015年10月19日

患者双髋关节疼痛酸胀减轻，右膝关节不适症状减轻，左踝关节活动后略有不适，脚跟疼痛，休息后可缓解，余关节无不适。盗汗，动则出汗，纳食可，睡眠差，梦多易醒。小便黄，大便可。舌质红，白苔，脉沉略弦滑。上方加减：秦艽25g加至30g，伸筋草20g加至30g，防风12g加至15g，加豨莶草30g，海桐皮15g，怀牛膝15g，独活

15g，具体方药如下：

桑寄生30g	赤芍12g	桂枝10g	川断30g
青风藤20g	制元胡20g	桑枝30g	烫狗脊30g
秦艽25g	防风12g	伸筋草20g	徐长卿15g
郁金15g	威灵仙15g	泽泻20g	茯苓30g
豨莶草15g	海桐皮15g	怀牛膝15g	独活15g

日一剂，水煎服，早晚分服

按：骨关节炎是一种常见的关节疾病，是以关节软骨的变性，破坏及骨质增生为特征的慢性关节病。骨关节炎在中医中归为"骨痹"的范畴，病位在膝、手、髋等关节，与肝肾相关，本虚在肝肾亏虚，筋脉失养。《素问·痹论》中提到："骨痹不已，复感于邪，内舍于肾"，故在治疗时应当补肾养肝，祛风除痹，疏利关节。阎师首诊之时使用川断，狗脊，桑寄生，鹿角霜祛风湿，补肝肾，强筋骨，并将"桂枝芍药知母汤"化裁，桂枝与防风散湿于表，芍药与知母和阴行痹于里。徐长卿，伸筋草，青风藤散风寒湿痹，舒筋活血，鸡血藤补血活血，舒筋通络，泽兰活血利水，络石藤性寒，散风祛湿热，可制约补益药及散寒药的热性。并且阎师在这稍佐香附，制元胡，以行气，使整个方药"动起来"。故可见阎师在遣方用药之时常配伍使用行气活血之品，调动方药内在的活力，使临床疗效更佳。

（孔维萍）

燥痹篇

燥痹之肠燥津枯治案

患者：戴某　女　53岁

初诊：2008年1月28日

主诉：口眼干燥4年余，伴多关节肿痛1年余。

现病史：患者2004年开始无明显诱因出现口干，不断加重直至吞咽食物困难，干性食物需用汤水送下，双目干燥无泪。2007年又伴左踝关节肿痛，渐加重波及双手指、腕、膝、趾等肿痛，晨僵4小时，大便干燥，4~5日一行，腹胀。理化检查：RF：1170IU/ml，CRP<0.1mg/dl，ESR：37mm/h，ANA：1∶640，核颗粒型，ENA（－），AKA（＋），APF（＋），抗CCP：288U/ml，血RT、肝肾功能正常。眼科检查：可见干眼症。曾服来氟米特、美洛昔康等一个月，后因出现胃肠道副反应而停药。按RA的DAS28评分计算为5.08。为求进一步中医治疗来阎师门诊就诊，现症见：口干，吞咽食物困难，干性食物需用汤水送下，双目干燥无泪，伴双手指、腕、膝、趾、左踝关节肿痛，晨僵，腹胀，大便干燥，4~5日一行，饮食少，睡眠不佳。

既往史：无糖尿病、肝炎、结核病史。无药物过敏史。

个人史：生活、学习环境无特殊。

家族史：无家族遗传病史。

查体：双手指、腕、膝、趾等关节轻度肿胀，有压痛。舌淡红略暗，苔白，舌边有齿痕，脉沉略弦细。

诊断：中医：尪痹，燥痹

　　　　西医：类风湿关节炎

干燥综合征

辨证: 肾虚标热,肠燥津枯

治法: 补肾壮骨,滋阴清热润燥

处方:

骨碎补20g	补骨脂15g	知母20g	络石藤30g
防风15g	片姜黄15g	制元胡20g	豨莶草15g
元参10g	郁金15g	青风藤30g	川断30g
天冬12g	麦冬12g	连翘20g	炙山甲15g
海桐皮12g	羌活12g	独活10g	桑寄生30g
炒枳实壳各12g	生地20g	土浙贝各10g	青陈皮各10g

28付,水煎服

二诊: 2008年2月25日

患者服药后仍口舌干燥,双手足趾指关节、腕、踝关节疼痛,肿胀已消失,晨僵1小时,大便干燥3~4日一行,腹胀同前,舌淡红略暗,苔白,舌边有齿痕,脉沉略弦细。上方去炒枳实、土浙贝、青陈皮,改生地25g、元参15g,加鸡血藤30g、土贝母20g、土茯苓30g。

处方调整如下:

骨碎补20g	补骨脂15g	知母20g	络石藤30g
防风15g	片姜黄15g	制元胡20g	豨莶草15g
元参15g	郁金15g	青风藤30g	川断30g
天冬12g	麦冬12g	连翘20g	炙山甲15g
海桐皮12g	羌活12g	独活10g	桑寄生30g
炒枳壳12g	生地25g	鸡血藤30g	土贝母20g
土茯苓30g			

14付,水煎服

三诊: 2008年3月10日

患者服药后上述各关节疼痛减轻，晨僵1小时，双下肢僵紧不适，双目干涩不适，视物不清，皮肤干痒，大便2日一行仍干，腹胀好转，舌淡红略暗，苔白兼黄，脉沉略弦细。上方加海风藤15g，白菊花10g，改生地30g，元参20g。处方调整如下：

骨碎补20g	补骨脂15g	知母20g	络石藤30g
防风15g	片姜黄15g	制元胡20g	豨莶草15g
元参20g	郁金15g	青风藤30g	川断30g
天冬12g	麦冬12g	连翘20g	炙山甲15g
海桐皮12g	羌活12g	独活10g	桑寄生30g
炒枳壳12g	生地30g	鸡血藤30g	土贝母20g
土茯苓30g	海风藤15g	白菊花10g	

14付，水煎服

四诊至八诊： 2008年4月2日至2008年8月13日。

关节疼痛继续减轻，身痒好转，只下肢仍痒，口眼干燥略减轻，腹胀稍加重，大便如前，舌脉如前。上方去郁金、鸡血藤，加炒枳实10g、海桐皮12g、泽兰泻各20g。2008年5月5日，各关节症状无明显变化，双下肢自觉沉重，晨僵已不超过半小时，口眼干燥无变化，唯腹胀又作，大便不爽，2~3日一行，舌脉无变化。检查：RF：24.5IU/ml，ESR：16mm/h，CRP：0.2mg/ml，ANA：1∶320。上方去掉海桐皮，减补骨脂为10g，加焦槟片10g、秦艽15g。2008年6月2日，关节症状已趋于平稳，下肢沉重感消失，晨僵数分钟，口眼干燥自觉减轻，食干性食物已较前自如，但仍需汤水送下，时有身痒，程度不重，大便仍然不爽，舌脉同前。上方去补骨脂、土茯苓，改炒枳实12g、焦槟片12g、泽兰泻各25g、元参30g、生地35g，加当归15g。2008年6月30日，自述阴雨天时关节感觉不适，下肢时有麻木，腹胀消失，大便2日一行，舌脉无变化。上方改泽兰泻各30g、秦艽30g、肉苁蓉30g，去当归，加白菊花10g。2008年8月13日，述不自觉之间口眼干燥已明显好转，干性食物已无需汤水送下，自觉眼泪较前增多，关节症状基本消失，无腹胀，大便1~2日一行，舌淡红苔白，脉沉细。复查：血RT、肝肾功能正常，RF：<20 IU/ml，CRP：0.148mg/dl，ESR：17mm/h，ANA：1∶320，核颗粒型，ENA（−），AKA（＋），APF（＋），抗CCP：183.8U/ml，按RA的DAS28评分计算为2.01。嘱患者中药2日一剂，继服。半年后随诊，已停药，病情平稳。

按：本例为类风湿关节炎合并干燥综合征，西药免疫抑制剂不能耐受，仅用中药治疗，治疗约7个月关节症状基本消失，口眼干燥明显好转，免疫炎性指标恢复正常，按RA的DAS28评分计算达到了ACR50的标准，效果显著。分析本例中医辨证存在两条主线：一为诸邪内舍肝肾、骨质受损之尪痹，一为燥邪内生，损伤津液之肠燥津枯，津液无以滋养头面诸窍则口眼干燥，从疾病进程看，两者也存在密切关联，关节症状加重则口眼干燥加重，腹胀便秘亦重，反之亦然。治疗上也存在这种关联，只有肝肾得补，风湿得除，才有利于清肠润燥，反之祛除肠燥，使气机得畅，有利于津液的转输，才能使补肝肾、祛风湿相得益彰，故治当以滋补肝肾、祛风除湿并行气润肠通便。本例的另外一个特点是生地和元参的使用，两药均为苦寒清热养阴生津之品，合麦冬甘寒，滋肺生津，濡肠增液润燥，而成增液汤。但在临床应用中经常见到便溏的现象，本例病机恰恰相反，所以两药逐渐加量，直至病情缓解，同时配合行气理气之品，调畅气机。

（陶庆文）

知柏地黄丸合增液汤加减治燥痹案

患者： 李某　女　59岁

初诊： 2008年11月3日

主诉： 口眼干燥8年余。

现病史： 2000年开始无明显诱因出现口干眼干，双目干燥无泪，渐进性加重，曾经出现2次腮腺肿大，未予明确诊断治疗，时伴低热（Tmax=37.4℃），乏力，腰膝酸软，口舌易糜烂，小便短赤，大便溏稀，每日1~2次。需使用玻璃酸钠滴眼液一日四次。理化检查：RF：<20IU/ml，CRP：1.51mg/dl，ESR：28mm/h，ANA：1∶160，核颗粒/核膜型，ENA（+），SSa（+），SSb（-），IgG 2020mg/dl，IgA、IgM正常，血RT、肝肾功能正常。眼科检查：可见干眼症，ST：左2mm右5mm，BUT：左3秒右2秒，FE：左2分右3分。唇腺活检：可见灶性淋巴细胞浸润（>50个细胞）。患者为求进一步中医治疗来阎师门诊就诊，现症见：口干眼干，双目干燥无泪，低热，乏力，腰膝酸软，口舌易糜烂，小便短赤，大便溏稀，每日1~2次。

既往史： 否认糖尿病、肝炎、结核病史。否认药物过敏史。

个人史： 生活环境无特殊，无吸烟及饮酒史。

家族史： 否认家族遗传病史。

查体： 四肢关节无肿胀。舌边尖红，苔薄白黄相间，脉沉细略弦。

诊断： 中医：燥痹

　　　　西医：干燥综合征

辨证： 肝肾阴虚，津枯液少

治法：滋补肝肾、清泄浊热、滋阴润燥

处方：

生地10g	山萸肉12g	生山药15g	茯苓20g
丹皮10g	泽兰泻各15g	知母15g	黄柏10g
连翘20g	生甘草梢10g	淡竹叶10g	生石膏先煎25g
元参10g	天麦冬各12g	天花粉15g	青风藤20g
砂仁10g	川断20g	桑寄生20g	

28付，水煎服

二诊：2008年12月3日

患者服药后腰膝酸软减轻，低热时段减少，小便大致正常，大便如前，已无口舌糜烂，口眼干燥无明显变化，舌红转为淡红，苔、脉同前。上方改生地15g、知母18g，加骨碎补20g、补骨脂12g。处方调整如下：

生地15g	山萸肉12g	生山药15g	茯苓20g
丹皮10g	泽兰泻各15g	知母18g	黄柏10g
连翘20g	生甘草梢10g	淡竹叶10g	生石膏先煎25g
元参10g	天麦冬各12g	天花粉15g	青风藤20g
砂仁10g	川断20g	桑寄生20g	骨碎补20g
补骨脂12g			

21付，水煎服

三诊：2008年12月25日

患者服药后腰膝酸软、低热已消失，口眼干燥、乏力减轻，自觉眼泪、唾液增多，玻璃酸钠滴眼液一日二次使用。小便正常，大便仍每日1~2次，质软，舌淡红苔白，脉沉细。前方去石膏、生甘草梢，改补骨脂18g、泽兰泻各20g，加玉竹15g。处方调整如下：

生地15g	山萸肉12g	生山药15g	茯苓20g

丹皮10g	泽兰泻各20g	知母18g	黄柏10g
连翘20g	生甘草梢10g	淡竹叶10g	生石膏先煎25g
元参10g	天麦冬各12g	天花粉15g	青风藤20g
砂仁10g	川断20g	桑寄生20g	骨碎补20g
补骨脂18g	玉竹15g		

28付，水煎服

四诊： 2009年1月25日

患者服药后自觉口眼干燥、乏力已明显减轻，眼泪、唾液较治疗前增多，无其他不适，二便如常。舌淡红苔白，脉沉细。已自行停药2周余，并已停用玻璃酸钠滴眼液，未感不适。理化检查：RF：<20IU/ml，CRP：0.1mg/dl，ESR：11mm/h，ANA：1:80，核颗粒/核膜型，ENA（＋），SSa（＋），SSb（－），IgG1460mg/dl，IgA、IgM正常，血RT、肝肾功能正常。眼科检查：仍可见干眼症，ST：左3mm右5mm，BUT：左3秒右4秒，FE：左0分右2分，较前已有好转。

按： 本例为原发性干燥综合征，纯中药治疗2个月，症状基本消失，眼科检查干眼症好转，炎性指标恢复正常，原高丙球血症控制，疗效满意。中医辨证为肝肾阴虚，津枯液少，从口舌干燥知其水津无以上承，又肝主筋开窍于目，肾开窍于耳，精不上承则又见双目干涩，甚而视力模糊，头晕耳鸣；腰为肾之府，膝为筋之府，故腰膝酸软；而低热、口舌易糜烂、小便短赤则为水不治火，相火妄动，阴虚有内热之象。老师选方知柏地黄丸合增液汤加减，意在滋补肝肾、清泄浊热、滋阴润燥，后期又以川断、桑寄生、骨碎补、补骨脂等加强补肝肾之力，并壮骨强筋、补气行血。全方药专力宏，取药直指病所，在有效缓解症状之余，也改善了炎性指标、高丙球血症等西医检查指标，用现代医学解释可能本方具有免疫调节作用，实则是中医辨证准确、论治得当的体现。

（陶庆文）

六味地黄汤合增液汤治燥痹案

患者： 陈某　女　56岁

初诊： 2010年10月18日

主诉： 口干、眼干20余年，加重伴关节痛1年。

现病史： 患者20余年前既出现口干、眼干，当时查RF（＋），在协和医院经眼科确定干眼症，口腔黏膜活检诊为干燥综合征，但未服药物治疗，病情时轻时重，进展不快。近1年来上述症状加重，并出现双手关节痛，有时有雷诺现象出现，无关节肿胀，为进一步中医治疗来阎师门诊就诊，检查：ESR25mm/h，RF39.6mg/dl，C3：130mg/dl，ANA（－），SSA（－），SSB（－）。现症见：口干欲饮，进食干性食物需用汤水送下，平素频频饮水，眼干，视物不清，皮肤干燥、瘙痒，鼻腔干燥，无汗无涕，双手多个指关节疼痛，无肿胀，饮食少，小便调，大便偏干，眠可。

既往史： 无肝炎、结核病史和其他特殊病史。有磺胺过敏史。

个人史： 生活、学习环境无特殊。无吸烟及饮酒史。

家族史： 否认家族遗传病史。

查体： 慢性病容，四肢各关节无肿胀，腮腺无肿大。舌淡红，暗，苔白而干，无津液，脉沉滑细。

诊断： 中医：燥痹（肝肾阴虚证）

　　　　西医：干燥综合征

辨证： 肝肾阴虚，津液不足，内生燥邪，脏腑、经脉失于濡养

治法： 补肝益肾，滋阴养液

处方：

生地15g	天冬10g	麦冬10g	赤芍10g
白芍10g	知母20g	山萸肉20g	山药15g
牡丹皮10g	泽兰20g	泽泻20g	茯苓20g
百合20g	天花粉15g	鸡血藤20g	连翘15g
海风藤15g	青风藤25g	芦根20g	白芷20g
玉竹12g	枳实6g	枳壳6g	

14付，水煎服

二诊：2011年12月2日

患者服药后，口眼干燥缓解似不明显，但皮肤干、鼻干减轻，微微有汗出，并有鼻涕，大便变软，不成形，关节痛明显减轻，饮食有增加。舌淡红，苔白而干，脉沉滑。中药上方去玉竹、枳实，改山萸肉25g、泽兰泻各25g、茯苓25g、百合25g、鸡血藤25g、连翘20g、海风藤20g、青风藤30g、芦根25g，加元参12g、片姜黄12g、川怀牛膝各6g。方药调整如下：

生地15g	天冬10g	麦冬10g	赤芍10g
白芍10g	知母20g	山萸肉25g	山药15g
牡丹皮10g	泽兰25g	泽泻25g	茯苓25g
百合25g	天花粉15g	鸡血藤25g	连翘20g
海风藤20g	青风藤30g	芦根25g	白芷20g
枳壳6g	元参12g	片姜黄12g	川怀牛膝各6g

28付，水煎服

三诊：2008年12月25日

患者服药后，口眼干燥略减，进食干性食物已无需汤水送，关节痛继续减轻，但关节处发凉，夜间有汗出，仍有畏寒，左手雷诺现象时有发作，纳可，眠安，大便微溏。舌暗红，苔白，津液较前增多，脉沉滑。中药上方去川牛膝、枳壳，改麦冬12g、山萸肉30g、泽泻20g、百合30g、怀牛膝10g，加桑寄生25g。方药调整如下：

生地15g	天冬10g	麦冬12g	赤芍10g
白芍10g	知母20g	山萸肉30g	山药15g
牡丹皮10g	泽兰25g	泽泻20g	茯苓25g
百合30g	天花粉15g	鸡血藤25g	连翘20g
海风藤20g	青风藤30g	芦根25g	白芷20g
元参12g	片姜黄12g	怀牛膝10g	桑寄生25g

28付，水煎服

四、五、六诊：2010年12月29日至2011年2月10日

患者服药后，口眼干燥逐渐减轻，不知不觉之间每日饮水次数明显减少，进食愈加顺利，有时已有眼泪，有汗出，皮肤、鼻腔干燥明显好转，畏寒、雷诺现象均有缓解，大便仍微溏，2~3次/日，质软。舌暗红，苔白，已润，脉沉滑。四至六诊间基本守原方，五诊时因有胃脘轻痛，加良姜10g、香附10g，至六诊时胃脘痛消失。减良姜6g、香附6g，饮食正常。方药调整如下：

生地15g	天冬10g	麦冬12g	赤芍10g
白芍10g	知母20g	山萸肉30g	山药15g
牡丹皮10g	泽兰25g	泽泻20g	茯苓25g
百合30g	天花粉15g	鸡血藤25g	连翘20g
海风藤20g	青风藤30g	芦根25g	白芷20g
元参12g	片姜黄12g	怀牛膝10g	桑寄生25g
良姜6g	香附6g		

按：津亏液少是燥痹的发病之基，而肝肾阴虚是其发病的总病机。肾为水脏，肝肾同源，肝肾阴虚，津亏液少，则内生燥邪，此燥非外感而来，故皮肤、口、眼、鼻均干，是表里俱干。阎师治疗燥痹，补

益肝肾用六味地黄汤，滋阴增液用以增液汤，增液以行舟，正所谓"益火之源以消阴翳，壮水之主以制阳光"。地黄味甘入肾，山萸肉酸温入肝，山药甘平入脾，滋阴填精补虚，而又以泽泻利湿泄浊，防地黄之滋腻恋邪，丹皮清泄相火，并制山萸肉之温，茯苓淡渗脾湿，既助泽泻以泄肾浊，又助山药键运后天之本。此三补三泄，共奏滋补肝肾之功。元参苦咸寒，清热养阴生津，启肾水滋肠燥，配生地甘苦寒，清热滋阴，壮水生津，麦冬甘寒，滋肺生津，濡肠增液润燥，合用各药量俱重，力宏而药专，养阴增液而又清热，使肠燥得润，津液得呈，是生津润肠、滋肺养肾并用，是为增水行舟之法。

（陶庆文）

滋阴化浊法治疗燥痹兼痰湿案

患者：魏某某　女　60岁

初诊：2013年2月28日

主诉：口眼干10年。

现病史：患者10年前无明显诱因出现口眼干燥伴有关节痛，口眼干燥症状逐渐加重，出现口干不能进食干性食物，眼干有异物感，影响阅读书报及看电视，关节痛时轻时重，常能自行缓解。曾诊为类风湿关节炎，服用中药后关节痛明显好转，但口眼干无明显改善。后于省人民医院风湿免疫科就诊查：ANA1∶320，SSA（＋），SSB（＋），眼科会诊符合眼干燥症表现，诊为干燥综合征，无肺间质纤维化，无蛋白尿或低钾血症，间断服用硫酸羟氯喹、帕夫林、六味地黄丸、杞菊地黄丸等药物治疗，关节痛有缓解，口眼干改善不明显。来诊时见：口眼干燥，口干口苦，口干喜漱水而不喜饮，疲乏气短，纳差食少，心下痞满，睡眠不佳，多梦易醒，二便尚调。

既往史：无特殊。

过敏史：无。

体格检查：舌边尖红，苔白厚，中部略腻，脉弦略滑。

辅助检查：ANA1∶320,SSA（＋）,SSB（＋），眼科会诊：滤纸试验，左侧1mm，右侧2mm，泪膜破碎试验：左侧5秒，右侧3秒，角膜染色试验：双侧阴性。结论：符合眼干燥症。

诊断：中医：燥痹　肝肾阴虚，湿热内阻证

　　　　西医：干燥综合征

治法： 滋补肝肾，健脾化湿

处方：

生地15g	山萸肉15g	山药15g	砂仁10g
茯苓15g	丹皮10g	泽兰15g	泽泻12g
天冬10g	麦冬12g	天花粉12	百合20g
芦根20g	清半夏6g	姜厚朴10g	苏梗12g
连翘20g	杏仁10g	竹茹10g	

二诊： 2013年3月14日

患者眼干改善不明显，口干口苦有减轻，心下痞满明显好转，饮食改善，舌边尖红，苔白厚，腻苔好转，脉弦略滑。

上方去竹茹，加枸杞子20g、菊花12g以益肝明目。

生地15g	山萸肉15g	山药15g	砂仁10g
茯苓15g	丹皮10g	泽兰15g	泽泻12g
天冬10g	麦冬12g	天花粉12g	百合20g
芦根20g	清半夏6g	姜厚朴10g	苏梗12g
连翘20g	杏仁10g	枸杞子20g	菊花12g

三诊： 2013年5月7日

眼干开始好转，口苦基本消失，口干亦有好转，未再发作心下痞，饮食基本恢复。舌边尖红，苔白，中部稍有腻苔，脉弦略滑。

痰湿已化，上方去清半夏、厚朴，加山萸肉20g，生地改为25g，进一步滋补肝肾。

生地25g	山萸肉15g	山药15g	砂仁10g
茯苓15g	丹皮10g	泽兰15g	泽泻12g
天冬10g	麦冬12g	天花粉12g	百合20g
芦根20g	山萸肉20g	菊花12g	苏梗12g
连翘20g	杏仁10g	枸杞子20g	

　　按：干燥综合征中医病名：燥痹。病机多为：肺胃阴虚，或肝肾阴虚，亦有少量患者因阳气不能布达津液而致燥。治法以滋补阴液为主，但正如朱丹溪所论述的"人一身，阴难成而水易亏"，而人之心思欲望无穷，正符合干燥综合征的患者，很多有焦虑抑郁状态，有认知障碍，对身体和疾病有无数的担心忧虑，君火时刻引动相火，消耗肾水，使一身之水无源，使滋阴药物无效。假使"君火不妄动，相火唯有禀命守位而已，焉有燔灼之虐焰，飞走之狂热也哉？"。正是这些原因，干燥综合征在临床中本难应手，常常累进滋补而分毫无效。本例更难在干燥症基础上有湿困中焦，燥湿相兼。或问，燥湿形同水火怎可相兼，岂知此燥为内燥由肝肾阴虚而来，彼湿为脾胃内虚，运化失司，谷反为滞、水反为湿之湿邪，此湿不能润彼燥，彼燥不能化此湿。但治疗上便彼此掣肘，且看阎师如何运筹。以六味地黄汤加天麦冬、花粉、百合、芦根滋补三阴为底方，加清半夏、厚朴、苏梗、杏仁来燥湿健脾，有二陈汤之意，又有泻心汤之功，使脾胃健而枢机利，水湿得化，除燥得以助益，七分补三分消，从复诊情况看，此三分消起到了画龙点睛的作用，患者脾胃得健后，腻苔消退，饮食改善，燥证开始缓缓消退。

（金笛儿）

滋补肾阴治燥痹案

患者：张某　女　64岁

初诊：2013年4月25日

发病节气：谷雨

主诉：口干眼干13年，左膝关节痛2年。

现病史：患者于2000年无明显诱因出现口干眼干，呈加重之势，进干食需饮水送下，牙齿斑块状脱落。2004前就诊于山西医科大学第二医院，查RF：1：256，ANA：1：80，AMA（−），唾液流率基础0.1ml/min，眼液（＋），诊断为原发性干燥综合征、给予强的松10mg q.d，甲氨蝶呤10mg q.w（后改用来氟米特10mg q.d）治疗，规律服用并逐渐减少强的松剂量，1年后症状好转后停药，改用中药治疗。2008年出现双下肢紫癜，全身关节痛，于山西医科大学第二医院治疗，予萘丁美酮0.1g q.d，强的松5mg q.d，来氟米特10mg q.d，用药1月后症状好转停药，停药2天后发热，体温最高38.8℃，眼睑肿胀，结膜充血，诊断为原发性干燥综合征2型，肾小管酸中毒，予地塞米松、强的松、来氟米特、环磷酰胺治疗后好转出院。出院后规律服用来氟米特10mg q.d，强的松30mg t.i.d（早20mg晚10mg）。2008年就诊于协和医院，加用羟氯喹0.2g bid，强的松规律减量共服用2年，来氟米特于1年前减至10mg每周4次，羟氯喹0.2g q.d。2011年出现左膝关节疼痛，于当地行针灸治疗。现症见：眼干，无泪，口干，进干食需伴水送下，鼻干，猖獗齿脱落后用假牙，无明显皮肤干痒，左膝关节疼痛，无红肿，活动后加重，休息时减轻，无晨僵，天冷加重。无明显畏寒怕冷，面部颤动明显，纳眠可，二便调。

既往史：有高血压、乙肝病史，子宫肌瘤切除术。

过敏史：否认过敏史。

家族史：否认家族遗传病史。

个人史：无烟酒史。

查体：舌淡红，苔白薄少津，脉沉细略涩。

诊断：中医：燥痹　肝肾阴虚，邪痹经络

西医：干燥综合征

治法：补阴润燥，祛风通络

处方：

生地15g	砂仁10g	山萸肉20g	生山药15g
茯苓15g	丹皮12g	泽兰15g	泽泻20g
元参12g	玉竹15g	沙参10g	麦冬12g
天冬10g	青风藤25g	天花粉15g	川断25g
桑寄生25g	生杜仲20g	徐长卿15g	桑枝25g

日一剂，水煎服

二诊：2013年5月6日

患者仍觉口干、眼干、鼻干，左膝关节疼痛，左手麻木，面部不自主颤动，无发热，纳眠可，二便调。舌淡红暗、苔薄白少津，脉沉细。上方加减：生地15g加至20g，青风藤25g加至30g，桑寄生25g加至30g，桑枝25g加至30g，去泽兰，加炙元胡20g，威灵仙15g，方药如下：

生地20g	砂仁10g	山萸肉20g	生山药15g
茯苓15g	丹皮12g	威灵仙15g	泽泻20g
元参12g	玉竹15g	沙参10g	麦冬12g
天冬10g	青风藤30g	天花粉15g	川断25g

桑寄生 30g   生杜仲 20g   徐长卿 15g   桑枝 30g

炙元胡 20g

日一剂，水煎服

三诊：2013 年 6 月 24 日

患者仍诉口眼干，进干食需水送下，现使用人工泪液。查体：腮腺无肿大，无淋巴结肿大，无皮疹，全身关节无明显肿胀压痛。无明显乏力，无畏寒，无脱发。纳眠可，二便调。舌淡红少津，薄白苔，脉沉细。方药如下：

山药 15g	杜仲 25g	桑寄生 30g	徐长卿 15g
砂仁 10g	麦冬 15g	玉竹 15g	泽泻 20g
炙元胡 20g	天花粉 15g	桑枝 30g	天冬 12g
丹皮 10g	青风藤 25g	补骨脂 25g	川断 30g
玄参 10g	茯苓 15g	生地 20g	

日一剂，水煎服

四诊：2013 年 7 月 22 日

患者诉口干较前好转，仍眼干，视物模糊，左膝关节酸痛，无明显乏力，无明显畏寒，纳眠可，二便调。舌淡红略暗，少薄白苔，脉沉弦细。上方加减，泽泻 20g 减至 15g，天冬 12g 加至 15g，玄参 10g 加至 12g，加白蒺藜 12g，方药如下：

山药 15g	杜仲 25g	桑寄生 30g	徐长卿 15g
砂仁 10g	麦冬 15g	玉竹 15g	泽泻 15g
炙元胡 20g	天花粉 15g	桑枝 30g	天冬 15g
丹皮 10g	青风藤 25g	补骨脂 25g	川断 30g
玄参 12g	茯苓 15g	生地 20g	白蒺藜 12g

日一剂，水煎服

五诊：2013年8月29日

患者自诉服药后症状减轻，纳可，口干好转，仍眼干，咽部略痛，大便时干时稀，日行1次，舌淡红暗，薄白苔，津液略增，脉沉略弦细。上方加减：玄参12g加至15g，补骨脂25g加至30g，去天冬、白蒺藜，加连翘20g，地骨皮10g，蜜桑皮12g，方药如下：

山药15g	杜仲25g	桑寄生30g	徐长卿15g
砂仁10g	麦冬15g	玉竹15g	泽泻15g
炙元胡20g	天花粉15g	桑枝30g	连翘20g
丹皮10g	青风藤25g	补骨脂30g	川断30g
玄参15g	茯苓15g	生地20g	蜜桑皮12g
地骨皮10g			

日一剂，水煎服

六诊：2013年10月10日

患者诉口干较前明显好转，口中有唾液，仍有眼干鼻干，但较前好转，纳眠可，二便调。舌淡红略暗，白薄苔，脉沉细弦。上方加减：杜仲25g加至30g，生地20g加至25g，连翘20g加至25g，泽泻15g减至12g，青风藤25g加至30g，山药15g加至20g，桑皮12g加至15g，方药如下：

山药20g	杜仲30g	桑寄生30g	徐长卿15g
砂仁10g	麦冬15g	玉竹15g	泽泻12g
炙元胡20g	天花粉15g	桑枝30g	连翘25g
丹皮10g	青风藤30g	补骨脂30g	川断30g
玄参15g	茯苓15g	生地25g	蜜桑皮15g
地骨皮10g			

日一剂，水煎服

按：此乃燥痹，一派阴虚津亏之象。又因本病好发于中年以上女性,《内经》中云:"人年四十,阴气自半……"且女子历经经、带、胎、产、乳等,阴常不足。《素问·宣明五气》说:"五脏化液,心为汗、肺为涕、肝为泪、脾为涎、肾为唾。"泪与唾乃肝肾之所主,肝阴足则以养泪,肾精充则以化唾。阎师认为本病主要以肝肾之阴亏虚为主,或因先天禀赋不足,或因后天失养,肝肾阴虚而发病。肝肾同源,肾阴不足,可加重肝阴亏损,肝阴亏虚,亦可以导致肾阴受损。《素问·逆调论》说:"肾者水脏,主津液。"肾的蒸腾、气化作用维持着一身津液代谢的平衡,肾阴亏虚,可以影响肾的气化功能,使津液不能输布全身,而见燥象环生。此外,肾阴乃一身之元阴,为五脏之阴根本;肾阴不足,不能濡养五脏,亦可累及肺、脾、胃、心等脏腑之阴液亏虚,出现肺阴亏虚、脾胃阴虚、心阴亏耗的表现。肝肾亏虚,外邪、风寒湿等邪气乘虚而入,痹阻于内,不通则痛,久而筋骨失养,故甚者还可见骨质受损、筋脉拘挛、关节变形、活动不利等表现。所以,阎师认为,本病以阴虚为本,病位主在肝、肾,可累及肺、脾、胃、心等多个脏腑,临床表现颇为复杂。治当:(1)补阴润燥以治其本。即遵《素问·至真要大论》提出的"燥者濡之",六味地黄汤补肝肾之阴。天冬、麦冬阎师常以此二药相须为用,麦冬入肺以养肺阴,天冬兼入肾以润肾燥,二药相合有金水相生之妙用。玉竹、天花粉同入肺胃,可养阴润肺、益胃生津。加以玄参,补益肾水,《本草纲目》云:"肾水受伤,真阴失守,孤阳无振,发为火病,法宜壮水以制火,故玄参与地黄同功。(2)阴阳双补,阳中求阴。补骨脂、川断、杜仲等补肾阳。借阳气蒸腾以使阴液布化全身。(3)祛风、寒、湿邪,通达关节。以青风藤、徐长卿等祛邪除痹通达关节。(4)化瘀止痛。"瘀去则不渴",阎师常用元胡,泽兰等行血、利水,止痛。此外因燥易伤肺,燥痹易出现肺燥津伤之咳喘。妙在桑叶一味,清燥滋肺,以达未病先防之效。

(孔维萍)

"五脏化液"说论治燥痹案

患者： 廖某　女　50岁

初诊： 2010年7月26日

发病节气： 大暑

主诉： 口干、眼干5年。

现病史： 患者5年前无明显诱因出现口干、眼干，无关节疼痛，无皮疹，就诊于协和医院查RF、抗SSA抗体、抗SSB抗体均（＋），ESR 46mm/h，诊断为干燥综合征，予羟氯喹0.1g bid 口服半年后停药，近半年病情反复又继续服用羟氯喹0.1g bid，此外，患者连续服用帕夫林0.6g tid 5年。发病以来患者逐渐出现龋齿，多处牙齿片状脱落，口干症状逐渐加重。今年3月3日于北京协和医院查：ANA：1∶1280，SSA（＋），ESR 23mm/h，现为求进一步诊治就诊于阎小萍教授门诊。现症见：仍口干，眼干，多发龋齿，脱发，无皮疹及光过敏，无口腔溃疡，无发热，无关节肿痛，皮肤干燥不明显，无畏寒怕冷，饮食可，睡眠欠佳，二便调。

既往史： 既往体健。否认肝炎、结核、高血压、糖尿病等病史。

过敏史： 青霉素、头孢（先锋）类药物过敏。

家族史： 否认家族遗传病史。

个人史： 少量饮酒。

查体： 头发略稀疏，多发龋齿，舌淡红略暗，苔薄白根著，脉沉细。

诊断： 中医：燥痹

　　　　西医：干燥综合征

辨证：肝肾阴虚、燥邪痹阻
治法：滋养肝肾、清热润燥

生地15g	山萸肉15g	生山药12g	茯苓12g
丹皮10g	泽泻20g	麦冬10g	天冬10g
元参10g	砂仁10g	连翘15g	百合20g
芦根25g	桑寄生25g	川断25g	花粉15g
桂枝6g	赤芍10g	白芍10g	知母12g
玉竹12g			

日一剂　水煎服

二诊：2010年8月26日

患者口干眼干好转，无关节肿痛，其余无明显不适，纳眠可，二便调。舌淡红略暗，苔白，脉弦细。上方加减：山萸肉、连翘加至20g、百合加至25g、芦根、桑寄生、川断加至30g，泽泻减至15g，具体如下：

生地15g	山萸肉20g	生山药12g	茯苓12g
丹皮10g	泽泻15g	麦冬10g	天冬10g
元参10g	砂仁10g	连翘20g	百合25g
芦根30g	桑寄生30g	川断30g	花粉15g
桂枝6g	赤芍10g	白芍10g	知母12g
玉竹12g			

日一剂　水煎服

三诊：2010年9月16日

患者诉服药后仍感口干，眼干不明显，无其余特殊不适，纳眠可，二便调。舌淡红略暗，苔白，脉沉略弦细。上方加减：山药、茯苓、知母加至15g，麦冬加至12g，百合加至30g，去泽泻、元参，加补骨脂20g，具体如下：

生地 15g	山萸肉 20g	生山药 15g	茯苓 15g
丹皮 10g	补骨脂 20g	麦冬 12g	天冬 10g
玉竹 12g	砂仁 10g	连翘 20g	百合 30g
芦根 30g	桑寄生 30g	川断 30g	花粉 15g
桂枝 6g	赤芍 10g	白芍 10g	知母 15g

日一剂　水煎服

四诊： 2010年10月21日

服上方后口干稍减，其他无明显不适，无眼干及关节痛，无畏寒乏力，纳眠可，二便调，舌淡红略暗，苔薄白，脉沉略弦细。上方山茱萸加至25g、麦冬、玉竹加至15g、天冬、赤芍加至12g、桂枝加至8g、知母加至18g，白芍减至6g，方药调整如下：

生地 15g	山萸肉 25g	生山药 15g	茯苓 15g
丹皮 10g	补骨脂 20g	麦冬 15g	天冬 12g
玉竹 15g	砂仁 10g	连翘 20g	百合 30g
芦根 30g	桑寄生 30g	川断 30g	花粉 15g
桂枝 8g	赤芍 12g	白芍 6g	知母 18g

日一剂　水煎服

五诊： 2010年11月25日

患者诉久言后口干，余无其他不适，无怕冷，无眼干，纳眠可，二便调。舌淡红略暗苔薄白，脉沉细。上方加减：山萸肉加至30g、赤芍加至15g、知母加至20g，天冬减至10g、桂枝减至6g，去白芍，方药调整如下：

生地 15g	山萸肉 30g	生山药 15g	茯苓 15g
丹皮 10g	补骨脂 20g	麦冬 15g	天冬 10g
玉竹 15g	砂仁 10g	连翘 20g	百合 30g
芦根 30g	桑寄生 30g	川断 30g	花粉 15g

桂枝6g　　　　赤芍15g　　　　知母20g

日一剂　水煎服

患者1~2月规律复诊1次，口干眼干症状时有反复，但不明显，无明显关节疼痛，无胸闷咳嗽，饮食、睡眠可，二便调，仍坚持服药，调整中药方以滋养肺肾。2015年9月17日口干眼干症状减轻，右踝关节痒痛，无其余关节痛，纳眠可，大便溏，小便可。舌淡红略暗，苔薄白，脉沉略细。调整中药方如下：

川断30g	补骨脂15g	骨碎补20g	桂枝10g
桑寄生30g	赤芍10g	防风15g	独活12g
青风藤25g	羌活15g	伸筋草30g	龟板30g
元胡25g	芦根30g	茯苓30g	连翘30g
土贝母20g	玄参15g	山茱萸20g	枸杞20g
菊花10g			

日一剂　水煎服

按：干燥综合征（SS）是一种主要累及外分泌腺体的慢性炎症性自身免疫病。中医学归属于"燥痹"范畴。《素问·宣明五气篇》："五脏化液：心为汗，肺为涕，肝为泪，脾为涎，肾为唾，是为五液"。阎师提出燥痹以五液的减少为外在表现，能够反映出五脏的虚损。又如张志聪《黄帝内经素问集注》所说："水谷入口，其味有五，津液各走其道，五脏受水谷之津，淖注于外窍而化为五液"，又说："五液者，肾为水脏，受五脏之精而藏之，肾之液，复入心而为血，入肝为泪，入肺为涕，入脾为涎，自入为唾。是以五液皆咸"。所以五液皆与肾有关。临床可以通过五液各自病理变化，分析判断本脏的病变，作为燥痹辨证的参考。

此例患者以唾、涎、泪三液减少为主，故知乃肾、脾、肝三脏虚损为甚。而肾阴乃一身之元阴，欲补五脏之阴，首当补肾。此外五液乃水谷精微所化生，故与后天脾胃关系亦十分密切。因此治疗也需注重调补后天脾胃。方以六味地黄丸滋阴补肾为主方，配以玄参也滋肾水并凉血清热；天冬、麦冬补肾、肺、胃之阴；芦根、花粉、玉竹同入肺、胃，养阴生津；百合益心肺之阴；寄生、川断补益肝肾之阳，以阳中求阴之意；桂枝、赤白芍、知母调和营卫；佐连翘清热、砂仁顾护脾胃。全方补益肾阴为主，而兼顾五脏之阴，注重养护中焦脾胃，使气血生化有源。

（孔维萍）

阴阳毒篇

阴阳毒致双下肢发凉治案

患者：李某某　女　48岁

初诊：2011年1月24日

主诉：反复高烧、双下肢发凉3月余。

现病史：患者2010年10月初无明显诱因出现高烧，最高体温40.1℃，伴身痛，双下肢发凉，外院诊为呼吸道感染，予抗炎、补液后，体温有所下降，但随后高烧反复，再次使用抗生素无效，且双下肢发凉不断加重，并伴麻木感。2010年11月在"北京医院"诊为"系统性红斑狼疮"、"狼疮脑病"、"狼疮性肺炎并感染"、继发性干燥综合征、肌炎、重度骨质疏松症、甲状腺功能低下等，予激素冲击、静脉点滴丙种球蛋白等治疗后病情减轻，现服泼尼松30mg/d，硫酸羟氯喹0.4g/d，每周1次静脉输注环磷酰胺400mg等治疗。患者为求进一步中医治疗来阎师门诊就诊，现症见：双下肢发凉发麻，畏寒乏力，夜间加重，影响睡眠，与活动关系不大，脱发，无间歇性跛行，无明显口干眼干，纳可，二便调。

既往史：20年前曾诊为"类风湿关节炎？"，无肝炎、结核病史和其他特殊病史。否认药物过敏史。

个人史：生活、学习环境无特殊，无吸烟及饮酒史。

家族史：否认家族遗传病史。

查体：慢性病容，满月脸，口腔广泛性猖獗性龋齿，双下肺散在湿性啰音，双下肢无指凹性水肿，腘窝、足背等处动脉波动未见异常。舌淡嫩红，苔白略少，脉沉略弦细。

诊断： 中医：阴阳毒

西医：系统性红斑狼疮

继发性干燥综合征

重度骨质疏松症

辨证： 肝肾不足，热毒内蕴，经脉瘀阻

治法： 补益肝肾，清热解毒，活血通络

处方：

生地15g	砂仁打10g	山萸肉20g	山药15g
茯苓15g	丹皮10g	泽兰泻各15g	仙灵脾10g
地丁20g	连翘20g	双花20g	郁金15g
板蓝根20g	元参12g	青风藤20g	石菖蒲12g
蒲公英15g	寄生20g	骨碎补15g	

28付，水煎服

二诊： 2011年2月24日

患者服药后，双侧下肢发凉发麻感减轻，睡眠好转，现双下肢易抽筋，双膝疲劳感无力，畏热畏寒并存，易汗出，无口眼干燥，纳可，二便调。舌淡红暗，白薄苔少津，脉沉细弦略涩。中药上方去双花、板蓝根、石菖蒲，改丹皮12g、仙灵脾12g、元参15g、青风藤25g、蒲公英20g、寄生25g、骨碎补20g，加桂枝6g、当归12g、川芎6g、赤芍12g、通草6g。方药整理如下：

生地15g	砂仁打10g	山萸肉20g	山药15g
茯苓15g	丹皮12g	泽兰泻各15g	仙灵脾12g
地丁20g	连翘20g	郁金15g	元参15g
青风藤25g	蒲公英20g	寄生25g	骨碎补20g
桂枝6g	当归12g	川芎6g	赤芍12g
通草6g			

28付，水煎服

三诊：2011年3月24日

患者服药后，双下肢发凉发麻感大部分缓解，下肢"抽筋感"消失，畏寒畏热感好转，汗出减少，现活动久后下肢无力，盗汗，眠安，纳可，二便调。舌淡红略暗，边有齿痕，苔薄白，舌上津液较前明显增加，脉沉弦细。中药上方去川芎、通草，改山萸肉25g、泽兰泻各20g、元参20g、寄生30g、当归15g，加徐长卿15g。方药整理如下：

生地15g	砂仁打10g	山萸肉25g	山药15g
茯苓15g	丹皮12g	泽兰泻各20g	仙灵脾12g
地丁20g	连翘20g	郁金15g	元参20g
青风藤25g	蒲公英20g	寄生30g	骨碎补20g
桂枝6g	当归15g	赤芍12g	徐长卿15g

28付，水煎服

四诊：2011年5月12日

患者服药后，双下肢发凉发麻感基本消失，偶感乏力，下肢为甚，汗出无明显异常，纳可眠安，舌淡略暗红，白苔，脉沉略弦滑。口服泼尼松已减至10mg，隔日12.5mg。中药上方去当归，改生地18g、仙灵脾15g、元参25g、青风藤30g、赤芍15g。方药整理如下：

生地18g	砂仁打10g	山萸肉25g	山药15g
茯苓15g	丹皮12g	泽兰泻各20g	仙灵脾15g
地丁20g	连翘20g	郁金15g	元参25g
青风藤30g	蒲公英20g	寄生30g	骨碎补20g
桂枝6g	赤芍15g	徐长卿15g	

28付，水煎服

按：阴阳毒基本病机为：肝肾不足，外邪入里化热，热毒炽盛，瘀阻经脉。本例初发高热，神昏，是热入营血、扰动神明之象，经用大量西药后，热毒暂时得抑，而经脉瘀阻不通，阳气不能温煦，故而出现双下肢发凉，并非由于阳虚所致。故阎师治疗以六味补肝肾治本，双花、连翘、地丁、板蓝根、蒲公英等大队清热解毒之品，清除余邪。二诊畏寒畏热并存，知为营卫不和，故于方中加入桂枝、芍药调和营卫，调和气血，佐以四物活血养血通络，且能兼顾"治风先治血"。果于三诊时诸症尽缓，下肢发凉发麻俱解。本例双下肢发凉甚剧，影响睡眠，全方补肾壮阳之味不多，仅仙灵脾而已，反而通过清热解毒、活血通脉而效，仙灵脾之意也并非仅为补肾壮阳而设，而有佐制大队寒凉解毒药之意。

（陶庆文）

阴阳毒"综合强化序贯治疗"验案

患者: 刘某某　女　23岁

初诊: 2008年11月19日

主诉: 皮疹9年,关节痛1年,头痛1年。

现病史: 患者9年前无明显诱因出现颜面部皮疹,分布于两颊,呈点片状,于当地医院诊为"系统性红斑狼疮",给予强的松(最大剂量60mg/天)治疗后皮疹好转,此后8年间断服用强的松治疗。1年前开始出现多个关节痛,影响的关节有双手掌指、双手近端指间、双腕、双肘、双肩、双踝、双髋等,并出现头痛伴发热,头痛为前额部疼,伴记忆力下降,无意识障碍,发热38℃~40℃,于当地医院查脑脊液:GlU2.7mmol/L,Cl⁻114mmol/L,K⁺7.9mmol/L,于2007年6月诊为结核性脑膜炎,开始抗痨治疗,至2007年10月,体温正常,头痛明显缓解,但四肢关节痛仍明显。2008年10月,因恶心呕吐不能进食,停用抗痨治疗。患者为求进一步中医治疗来阎师门诊就诊,因病情较重收入院,入院检查:红细胞沉降率(ESR)42mm/h,C反应蛋白0.64mg/dl,RF20.5IU/ml,IgG1470mg/dl,IgA139mg/dl,C3 37.1mg/dl。抗核抗体(ANA)1:1280,ENA(+),抗SSA(+),抗ds-DNA抗体278.12IU/ml,24小时尿蛋白定量0.35g,痰找结核菌3次均(−),结核菌抗体(−)。心电图所示:窦性心动过速。腹部B超未见明显异常。胸部X线片未见明显异常。腰椎、股骨BMD示骨密度低。现症见:双手掌指、双手近端指间、双腕、双肘、双肩、双踝、双髋等多关节疼痛,前额部头痛,记忆力下降,伴乏力,食欲差,进食困难,进食稍多则恶心呕吐,牙龈痛,眠可,二便调。

既往史：否认肝炎和其他特殊病史。无药物过敏史。

个人史：生活、学习环境无特殊，无吸烟及饮酒史。

家族史：否认家族遗传病史。

查体：慢性病容，身体消瘦，自动体位。皮肤营养差，头发焦枯，面部双颊红色丘疹，压之褪色，手足伸侧皮肤苔藓样改变，上覆白色鳞屑样物，未见点状出血。双下肢未及指凹性水肿。四肢关节无肿胀压痛，手足多个指甲甲板增厚，颜色灰黑。脑膜刺激征（−），生理反射存在，病理征未引出。舌质暗、苔白，脉弦细。

诊断：中医：阴阳毒

西医：系统性红斑狼疮

辨证：肾虚热痹、血瘀阻络证

治法：清热解毒、凉血活血、通络利节

处方：

蒲公英20g	地丁30g	忍冬藤20g	青风藤20g
秦艽20g	络石藤20g	知母15g	葛根30g
花粉12g	二冬各12g	丹皮10g	土茯苓25g
连翘20g	双花20g	焦白术10g	生山药10g
桑枝10g	白花蛇舌草15g		

7付，水煎服

二诊：2008年11月26日

患者服药后，头痛、乏力减轻，双手掌指、双手近端指间、双腕、双肘、双肩、双踝、双髋等多关节疼痛略减，食欲好转，手足伸侧皮疹缩小，眠可，二便调。向患者家属交代病情，病情较重，预后可能不良，家属表示理解。向家属解释狼疮性脑病的可能性。进行健康教育讲解，可多进食高营养物质，改善营养状况，鼓励患者应坚持配合治疗，进行必要的活动，保持关节的活动度，预防骨质疏松。给予"五连环"和"综合强化序贯治疗"方案：中药口服；外用湿包裹

交替包敷疼痛关节以祛风除湿、清热消肿、化瘀止痛，半导体激光照射局部关节、皮肤，以辅助活血通络，内外兼治；西药甲基强的松龙500mg冲击3天，后改为强的松40mg qd口服，环磷酰胺400mg/qd静脉点滴，每周1次，加强支持治疗，并给予碳酸钙、骨化三醇补钙治疗。舌淡红质暗，苔薄白，脉弦细。中药上方改青风藤25g、忍冬藤30g，加丹参20g、白芷15g。方药整理如下：

蒲公英20g	地丁30g	忍冬藤30g	青风藤25g
秦艽20g	络石藤20g	知母15g	葛根30g
花粉12g	二冬各12g	丹皮10g	土茯苓25g
连翘20g	双花20g	焦白术10g	生山药10g
桑枝10g	丹参20g	白芷15g	白花蛇舌草15g

7付，水煎服

三诊：2008年12月4日

患者服药后，头痛、关节痛缓解，手足皮疹大部消失，服药后胃脘不适，时有恶心无呕吐，二便调。舌淡红质暗，苔薄白，脉弦细。经继续治疗后好转出院，中药上方加砂仁10g，嘱门诊复诊。方药整理如下：

蒲公英20g	地丁30g	忍冬藤30g	青风藤25g
秦艽20g	络石藤20g	知母15g	葛根30g
花粉12g	二冬各12g	丹皮10g	土茯苓25g
连翘20g	双花20g	焦白术10g	生山药10g
桑枝10g	丹参20g	白芷15g	白花蛇舌草15g
砂仁打10g			

按：阴阳毒是由于先天禀赋不足、精血不足、肝肾阴亏所致，加之情志劳倦内伤、六淫侵袭、日光曝晒；内外合邪，化生热毒，瘀阻经脉，体内气血逆乱、阴阳失调；邪盛为毒，损及皮肤、关节、筋骨

乃至脏腑，表现复杂，变证百出。本例患者主要表现为皮疹，发热，关节痛，头痛，肌肤甲错。本例患者系统性红斑狼疮诊断明确，狼疮脑病不除外，SLDAI评分计在16分左右，属重度活动，病情危重，易发生意外。由于患者先天禀赋不足，加之后天失养，肝肾不足且脾胃虚弱，致使风寒湿邪易侵袭人体，日久成痹，入经阻络，瘀血阻于皮肤，形成肌肤甲错，气血为之逆乱，阴阳为之失调，损及皮肤以至脏腑。正气虚弱，藩篱不固，外邪更迭侵入，而致内外合邪，不断加重。日久内外合邪、邪盛为毒，已犯清明之府，病情实属危重。予以清热解毒、活血化瘀、利节通络之剂。方中紫花地丁、白花蛇舌草清热解毒凉血为君；蒲公英、双花、连翘清热解毒透表，利于驱邪外出，辅助君药为臣；丹参、丹皮清热凉血活血，花粉、二冬滋阴清热，忍冬藤、青风藤、桑枝、络石藤、秦艽清热散风除湿、通利关节，葛根发表解肌生津，知母滋阴坚肾，焦白术、土茯苓、砂仁、生山药健脾和胃，化湿泄浊，同为佐助；白芷祛风，引诸药透皮走表，以为使药。在全方清热解毒、活血化瘀、利节通络基础之上，内外结合，内外兼治。外治法处以湿包裹、半导体激光等祛风除湿、活血消肿止痛，辅之以健康教育、体育医疗，配合激素、免疫抑制剂等西药，急则治其标，中西合璧，病情缓解良好，体现"综合强化序贯治疗"方案在危重症中运用的优势。

（陶庆文）

阴阳毒活动期治案

患者：刘某　女　39岁

初诊：2004年9月29日

发病节气：秋分

主诉：双膝关节酸痛伴面部红斑3年。

现病史：患者于3年前无明显诱因出现双膝关节酸痛，行走、上楼活动受限。面部出现红斑，伴压痛、瘙痒，同时伴2.5cm×2.5cm大小水疱，未予诊治。2个月前，面部红斑明显扩大、伴紫斑，眼睑可见红色脓疱疹，略有痒感。双手近端指间关节肿胀、疼痛，不能屈伸，握力差，伴膝关节酸胀，于北京中医院查ANA：1：40，ENA、抗Sm抗体阳性，抗Rib阳性，未明确诊断，予口服中药，面部瘙痒稍有减轻。1个月前于中日友好医院住院治疗，查ANA：1：1280，抗SSA抗体、抗Rib阳性，皮肤活检示盘状红斑狼疮的皮肤病理改变。诊断为SLE，予强的松60mg q.d口服（此后每周减量5mg，至出院时减至35mg），环磷酰胺400mg i.v.gtt q.w（出院时减至200mg）治疗后好转。现为求中药治疗就诊于阎小萍教授门诊。现症见：明显脱发，面部红斑，伴瘙痒，按之疼痛，双手近端指间关节肿胀，握拳困难，晨僵2~3小时，四肢大关节疼痛，膝下畏寒，双足趾肿痛，无口干眼干，偶有心慌，纳眠可，大便不成形。

既往史：既往体健。否认手术、外伤、输血史。

过敏史：否认药物过敏史。

个人史：适龄婚育。

家族史：无家族遗传病史。

查体：毛发脱落、略稀疏，面部双颊、双眼睑可见红斑，伴瘙痒，按之疼痛，双手近端指间关节肿胀、按之疼痛。舌淡白黄相兼苔，脉沉略细。

诊断：中医：阴阳毒 气血亏虚、邪气痹阻

　　　　西医：系统性红斑狼疮

治法：补益肝肾，健脾祛湿，祛风散寒，活血通络

处方：

羌活12g	独活10g	防风12g	片姜黄12g
川断20g	桑寄生20g	秦艽15g	威灵仙15g
丹参15g	当归10g	红花10g	生薏米30g
鸡血藤15g	络石藤20g	茯苓20g	木瓜10g
元胡15g			

水煎服，早晚分服。

二诊：2004年10月18日

颈椎、双肩、双肘、双手近端指间关节、双踝、双膝关节疼痛加重，双手指时有肿痛，脚趾及脚背肿痛。脱发仍较明显，面部红斑好转。无口干，食欲欠佳，二便可。舌淡红，白苔略腻，脉沉略细小滑。上方加减，防风加至15g、川断加至25g、鸡血藤加至25g、茯苓加至30g，去当归、木瓜，加青风藤20g、千年健15g、紫草10g、丹皮10g、炙山甲12g，具体方药如下：

羌活12g	独活10g	防风15g	片姜黄12g
川断25g	桑寄生20g	秦艽15g	威灵仙15g
丹参15g	紫草10g	红花10g	生薏米30g
鸡血藤25g	络石藤20g	茯苓30g	丹皮10g
元胡15g	青风藤20g	千年健15g	炙山甲12g

日一剂，水煎服

三诊：2004年12月22日

患者诉双膝关节疼痛消失，出现双下肢无力，肌肉酸痛，两侧头痛时作，口腔溃疡时作，大小便可，时有气短。舌淡红，白苔略腻，脉沉略细小涩。患者于我科住院1月余，出院方加减如下：

川断30g	桑寄生30g	千年健15g	羌活15g
独活10g	防风15g	桂枝10g	赤芍12g
白芍12g	知母12g	蚕砂10g	青风藤20g
葛根18g	茯苓30g	郁金10g	黄精12g
丹参20g	枣仁30g	威灵仙15g	陈皮12g
砂仁10g	秦艽15g		

日一剂，水煎服

四诊：2004年12月29日

患者自觉周身肌肉僵硬，后背疼痛，时有胸闷，阴雨天右膝关节疼痛，双下肢无力。双侧太阳穴疼痛，口腔溃疡未愈。无口干口渴，时有如厕腹痛。今复查血尿常规未见明显异常，舌淡暗，薄白苔，脉沉略细。强的松减至30mg q.d，CTX维持原量。中药上方加减，葛根加至20g，去郁金、枣仁、陈皮，加炙山甲12g、络石藤20g、苏梗12g，具体如下：

川断30g	桑寄生30g	千年健15g	羌活15g
独活10g	防风15g	桂枝10g	赤芍12g
白芍12g	知母12g	蚕砂10g	青风藤20g
葛根20g	茯苓30g	炙山甲12g	黄精12g
丹参20g	络石藤20g	威灵仙15g	苏梗12g
砂仁10g	秦艽15g		

日一剂，水煎服

五诊：2005年1月5日

患者诉周身肌肉酸软无力，双足畏寒怕冷，双髋部酸痛，其余关节无明显疼痛。口干不甚，汗出不多，纳食可，睡眠差，大便稀溏，2~3次/日，小便可。复查：CRP：0.63mg/dl，血沉：36mm/h，ANA：1:80，ENA阳性，抗ds-DNA抗体阴性，肝肾功正常。舌淡红略暗，白薄苔，脉沉略细弦。强的松减至20mg q.d，CTX维持原量。中药上方加减，黄精加至15g、络石藤加至25g，去蚕砂、苏梗，具体如下：

川断30g	桑寄生30g	千年健15g	羌活15g
独活10g	防风15g	桂枝10g	赤芍12g
白芍12g	知母12g	砂仁10g	青风藤20g
葛根20g	茯苓30g	炙山甲12g	黄精15g
丹参20g	络石藤25g	威灵仙15g	秦艽15g

日一剂，水煎服

患者1~2周复诊一次，主要表现为周身肌肉酸软无力，双手、双足、双髋等关节酸痛，晨僵，面部无红斑，调整中药以通利关节，清热利湿，症状有所好转，复查ANA、抗ds-DNA抗体、血沉、CRP均正常范围内。强的松最小剂量减至7.5mg q.d，后维持剂量7.5mg q.d，停环磷酰胺，予羟氯喹0.2g bid口服。2008年及2010年均停中药1年余。2012年7月患者因双手、双足跟疼痛，面部红斑，口干口苦再次就诊于门诊，规律复诊，直至2013年4月。主要表现为双膝关节疼痛时发，乏力，双膝以下怕凉，余关节无特殊不适，面部无红斑，无口腔溃疡，无脱发，纳眠可，大小便可，舌淡红略暗，苔白黄相兼，脉沉略弦细。中药如下：

山茱萸20g	生地25g	徐长卿15g	牡丹皮12g
山药20g	茯苓30g	青风藤30g	泽泻25g
桂枝10g	赤芍15g	连翘30g	知母20g
川断30g	桑寄生30g	地丁25g	桑枝30g

| 玄参20g | 生杜仲30g | 淫羊藿12g | 补骨脂15g |
| 炒枳壳15g | 陈皮15g | | |

15剂，日一剂，水煎服。

后患者未再就诊。

按：《金匮要略》中"阳毒之为病，面赤斑斑如锦文，咽喉痛，唾脓血。……升麻必甲汤主治。""阴毒之为病，面目赤，身痛如被杖，咽喉痛。……升麻必甲汤去雄黄，蜀椒主之。"以及《内经》等有关著作中所论的脏腑痹、蝴蝶斑、面游风等都与系统性红斑狼疮症状相似，可借用"阴阳毒"这一病名。本病的病因病机有以下几个方面，先天禀赋不足、后天失养而至正气亏虚，外感风、寒、湿邪，杂合而至，痹阻经脉气血，阴精亏耗、阴虚内热、气血失和、气滞血瘀，可累及皮、肌、筋、脉、骨五体，出现关节、肢体、肌肉酸胀疼痛以及皮肤红斑；痹证日久迁延，可内舍于五脏，而逐渐发展成五脏痹。病邪以本虚标实表现为主，本虚可有气血不足、阴精亏耗、阴阳两虚，标实可见热、毒、瘀、风、寒、湿等邪气阻滞，病位在关节、脏腑、经络血脉。治疗以扶正祛邪为法，根据脏腑虚损、邪气性质、标本缓急等辨证采用补益脏腑亏虚、养血益气养阴、清热解毒、活血通络、祛风散寒除湿等方法。治疗中注意活动期以祛邪为主佐以扶正，缓解期以扶正为先佐以祛邪。

本患者为疾病活动期就诊，突出为面部红斑、关节肿痛、畏寒喜暖、心悸、脱发、便溏等，为肝、脾、肾亏虚、风寒湿邪侵袭，痹阻关节、经脉，气血不畅，瘀血阻滞，而见斑疹，肾阴不养心阴，心阴亏虚，而见心悸，肾精不足而见脱发，脾虚运化失司而见便溏。舌淡、苔白黄、脉沉细亦为气血亏虚、邪气痹阻之象。治疗以补益肝肾，健脾祛湿，祛风散寒，活血通络为法。方中补益肝肾药物选用平和之物，寄生、川断等，而不用大剂温阳以恐助热；并以茯苓、木瓜、薏苡仁等健脾化湿，而利气血化生；再用丹参、红花、当归以养血活血，丹参又可清心除烦；以羌活、独活、防风、鸡血藤、络石藤等驱风寒湿邪，鸡血藤兼养血活血，络石藤兼佐温药之性；制元胡以化瘀通络。

二诊：加大祛风湿之力，并入丹皮、紫草以增凉血解毒之功，炙山甲加强活血通络，并能引药达病所。三诊患者见肌肉酸痛、气短、乏力，方中蚕砂能入脾胃经，化湿和中并能祛风湿，尤善治疗肌肉疼痛；黄精药性平和，补气养阴，健脾，润肺，益肾。患者服药后诸症渐减，病情稳定，于后期方药中增大温补肝肾之力，并不忘佐凉血解毒之品。治疗过程中以标本缓急为原则，用药配伍精当，补而不燥、注重调和气血、扶正而不恋邪，祛邪而不伤正。

（孔维萍）

系统性红斑狼疮典型治案

患者：李某 女 53岁

初诊：2016年9月1日

发病节气：处暑

主诉：全身关节疼痛伴发热反复发作20余年，加重1天。

现病史：患者1992年无明显诱因出现双膝关节疼痛肿热，局部恶风，下蹲不利，上下楼梯加重，伴有全身发热，双眼肿胀，无红斑，贫血，北京复兴医院查蛋白尿（++），类风湿因子阴性，诊断不明确，给予雷公藤总苷，布洛芬治疗（具体剂量不详），上述症状稍有好转，蛋白尿消失，2年间均未复发。1994年出现双膝关节，双髋关节疼痛肿热，伴发热，皮疹，无眼肿，北京复兴医院检查蛋白尿（+），抗核抗体谱结果不详，行肾穿检查为Ⅳ型肾炎（未见报告），诊断为"系统性红斑狼疮肾炎"，给予泼尼松60mg p.o q.d，上述症状均有好转，后规律减量，半年后减至20mg q.d，最后5mg的维持剂量，并联合环磷酰胺治疗，每月1次（具体剂量不详），半年后症状控制良好，停药。期间多次反复出现关节疼痛伴发热，予以激素及免疫抑制剂治疗后均好转。1天前，全身多关节肿胀疼痛，发热，为求进一步诊治，来阎小萍教授门诊处就诊，现症见：关节肿胀疼痛，发热，无皮疹，下蹲时膝关节疼痛。睡眠尚可，梦多，食欲差，小便可，大便不成形。舌淡红，苔薄白，脉弦滑略沉。

诊断：中医：阴阳毒 风湿痹阻证

西医：系统性红斑狼疮肾炎

治法：祛风除湿，通络止痛

方药：

生地15g	山茱萸20g	生山药20g	丹皮12g
泽兰20g	泽泻15g	茯苓20g	青风藤25g
秦艽25g	仙灵脾10g	防风15g	片姜黄12g
桑枝25g	制元胡25g	豨莶草15g	威灵仙15g
海桐皮15g	炙鳖甲30g	桑寄生30g	川断30g

日一剂，水煎服，早晚分服

二诊：2016年9月22日

患者仍觉双膝关节蹲起受限，夜寐可，梦多，纳食可，大便黏腻不爽，小便调。舌淡红，苔白，脉沉弦略滑。加盐补骨脂15g，伸筋草25g，泽兰20g加至25g，泽泻15g加至25g，桑枝25g加至30g，威灵仙15g减至10g。上方加减，具体方药如下：

生地15g	山茱萸20g	生山药20g	丹皮12g
泽兰25g	泽泻25g	茯苓20g	青风藤25g
秦艽25g	仙灵脾10g	防风15g	片姜黄12g
桑枝30g	制元胡25g	豨莶草15g	威灵仙10g
海桐皮15g	炙鳖甲30g	桑寄生30g	川断30g
盐补骨脂15g	伸筋草25g		

日一剂，水煎服，早晚分服

三诊：2016年10月22日

患者自诉服药后病情平稳，症状减轻，自觉双侧腿酸，膝关节下蹲疼痛，其余关节无不适，纳食可，眠差，梦多，大便不成行，日行1次，小便调。舌淡红，苔薄白，脉沉略弦滑。上方加减，山茱萸20g加至25g，丹皮12g减至10g，泽泻25g减至20g，泽兰25g减至20g，伸筋草25g加至30g。具体方药如下：

生地15g	山茱萸25g	生山药20g	丹皮10g
泽兰20g	泽泻20g	茯苓20g	青风藤25g
秦艽25g	仙灵脾10g	防风15g	片姜黄12g
桑枝30g	制元胡25g	豨莶草15g	威灵仙10g
海桐皮15g	炙鳖甲30g	桑寄生30g	川断30g
盐补骨脂15g	伸筋草30g		

日一剂，水煎服，早晚分服

四诊：2016年12月15日

患者自诉今晨出现右腕关节肿痛，活动略受限，双下肢酸软乏力蹲起受限，纳食可，眠差，梦多，大便不成形，日行1次，小便正常，目涩口干，怕风怕冷较前减轻。舌胖，边有齿痕，苔薄白，脉沉略弦滑。上方加减，生地15g加至18g，泽兰25g减至20g，减仙灵脾10g，片姜黄12g加至15g，加土茯苓25g，加忍冬藤30g，具体方药如下：

生地18g	山茱萸25g	生山药20g	丹皮10g
泽兰20g	泽泻20g	茯苓20g	青风藤25g
秦艽25g	忍冬藤30g	防风15g	片姜黄15g
桑枝30g	制元胡25g	豨莶草15g	威灵仙10g
海桐皮15g	炙鳖甲30g	桑寄生30g	川断30g
盐补骨脂15g	伸筋草30g	土茯苓25g	

日一剂，水煎服，早晚分服

按：系统性红斑狼疮是常见的、复杂的自身免疫性疾病。是一种自身免疫介导的，以血清中出现多种自身抗体和多器官、多系统受累为主要临床特征的弥漫性结缔组织病。中医将其归为"阴阳毒"的范畴。由于禀赋不足，复加后天失调而致肝肾亏虚，邪毒内蕴营血。《诸病源候论·瘟病发斑候》云"表证未罢，毒气不散，故发斑疮，至夏遇热，温毒始发于肌肤，斑烂隐疹如锦纹也"。疾病中后期累及五脏，导致多脏器病损。

阎师认为本病的发生与先天禀赋不足和肾精亏虚有关。肾乃先天之本，先天禀赋不足，或者后天失于调养，肾精亏耗，则脏腑阴阳失调，疾病乃生。故在治疗时，阎师以六味地黄丸为基础方，滋补肝肾，使肝肾之精得充，脏腑阴阳得调和。同时患者关节疼痛，使用桑寄生、川断、伸筋草、豨莶草、青风藤、海桐皮补肝肾，祛风湿。患者初诊时出现发热，关节肿胀，为疾病活动的外在征象。活动期的病人以阴虚内热为主，使用炙鳖甲，秦艽可养阴清热，同时可以制约滋补药物之温燥。患者现在虽无皮疹，但是阎师认为活血化瘀之法当贯穿始终，SLE在整个病变过程中都存在瘀血，无论是有形还是无形，故阎师加用泽兰，片姜黄，制元胡等活血化瘀之药。阎师在治疗SLE时以滋补肝肾之阴为主，同时兼以养阴清热，将活血化瘀贯穿始终。

（孔维萍）

皮痹、肌痹篇

"和"法治皮痹并肌痹案

患者： 段某某　女　31岁

初诊： 2009年4月23日

主诉： 四肢肌肉疼痛伴皮疹5年，臀部、左食指端溃疡3个月。

现病史： 患者5年前无明显诱因出现右腕关节肿痛，四肢、面部皮肤发紫、疼痛，四肢肌肉无力，经检查（具体检查项目不详），当地医院诊断为"皮肌炎"，给予强的松等治疗，最大剂量60mg/d，后症状有所缓解，逐渐减量。3年前强的松减量至5mg/d时症状出现反复，后将强的松调整为40mg/日，症状减轻，逐渐减量至25mg/日维持治疗。8个月前患者出现右臀部紫红斑块，局部皮肤变硬，后渐及左臀，硬斑面积逐渐增大，3个月前双侧臀部硬斑出现破溃、化脓、疼痛，左手食指指端坏疽、化脓。发病以来有光敏及脱发，无口腔溃疡，患者为求进一步中医治疗来阎师门诊就诊，收入院治疗。入院检查：血常规：WBC 8.8×10^9/L，NEUT% 89.9%，Hb：97g/L，PLT：56×10^9/L，肌酶：AST82 IU /L，CK 642IU/L，LDH 367 IU /L，IgA 407mg/dl，IgM 389mg/dl，C3 61mg/dl，C4 13.8mg/dl，CRP 12.4mg/dl，ESR 70mm/h，ALT：72IU/L，ALP：238IU/L，GGT 117IU /L，ANA（+）核颗粒/胞浆颗粒型，肿瘤标志物CA199 42.68U/ml，AFP（-），抗ds-DNA、ENA七项均阴性，腹水生化大致正常，未找到结核菌，未找到癌细胞。腹部B超见肝多发实质性占位。腹部CT示肝内多发不规则密度影，脾大。胸部CT示双肺渗出及炎性改变，双侧胸膜增厚，纵隔内可见淋巴结，脾大。肌电图回报右侧髂腰肌MUP可见大量卫星电位。骨髓穿刺回报考虑继发性贫血。ECG大致正常。髋关节CT未见明显异常。现症见：发热，体温最高39℃，四肢多处关节肌肉疼痛、无力，行走受限，夜间痛甚，颜面及四肢、胸腹部皮疹，右臀部皮肤破溃流脓，轻咳无痰，畏寒怕风，盗汗，口干，纳可，眠差，二便调。

既往史："荨麻疹"10余年，可疑青霉素过敏史。

个人史：生活、学习环境无特殊。无吸烟及饮酒史。

家族史：否认家族遗传病史。

查体：神清，精神欠佳，向心性肥胖，被动卧位。眶周皮肤见暗紫红色斑，扩展至面部，双肘暗红色鳞屑样皮疹，左食指端干性坏疽样改变，色黑，左腘窝向下延至乘山穴处触及皮下硬结，4cm×6cm大小，右髂嵴前皮肤硬结4cm×5cm大小，有触痛，色暗红并见脓液流出，双右臀部10cm×15cm、10cm×7cm硬结，色鲜红并有脓液流出，左足背、右踝红肿、触痛。黏膜未见出血点，浅表淋巴结不大，双瞳孔等大，对光反射灵敏，颈项无抵抗。左下肺可闻及干湿啰音，心率96次/分，律齐，各瓣膜听诊区未及病理性杂音。腹平软，肝脾未触及肿大，移动性浊音（±）。双下肢未触及指凹性水肿。四肢肌肉萎缩，肌力尚正常。生理反射存在，病理征未引出。舌淡红暗，苔薄白，中根有黄白粗并剥落苔，脉沉细。

诊断：中医：皮痹，肌痹

　　　　西医：皮肌炎，双臀部软组织感染，左食指端干性坏疽，肺部感染，肝多发实性占位（性质待定）

辨证：肾虚血瘀，热盛肉腐证

治法：补肾活血、清热通络止痛

处方：

当归12g	桂枝10g	赤白芍各12g	通草6g
鸡血藤20g	丹参15g	红花10g	炙山甲10g
青风藤20g	海风藤15g	豨莶草15g	连翘20g

片姜黄 12g	川断 20g	寄生 20g	千年健 15g
桑叶 20g	炒枳壳 12g	益母草 12g	

7付，水煎服

二诊：2009年4月30日

患者入院后经入院检查，核实诊断，根据病情，予Ⅰ级护理，病重通知。向患者和家属交代病情，患者皮肌炎诊断明确，并发多处皮肤结节并感染，有可能进一步加重，预后不良，向家属解释皮肌炎并发恶性肿瘤的高度可能性，患者和家属对此表示理解，并表示愿意配合我科检查治疗。进行健康教育讲解，鼓励患者应坚持配合治疗，在床上进行必要的活动，多翻身，避免感染皮肤长时间受压，家属为患者多做被动运动，保持关节的活动度。给予"五连环"治疗方案：中药口服；外用药：皮肤破溃处以雷夫诺尔湿敷，未破溃处施以如意金黄膏外敷，关节处以湿包裹包敷关节以祛风除湿、清热消肿、化瘀止痛，半导体激光照射局部关节、皮肤，以辅助活血通络，内外兼治；西药以盐酸莫西沙星静点6天，头孢呋辛酯口服4天抗炎，继服醋酸泼尼松25mg qd及甲氨蝶呤7.5mg qd治疗。患者服药后，次日体温降至正常，后未再发热，四肢多处关节肌肉疼痛、无力略减，颜面及四肢、胸腹部皮疹减少，右臀部皮肤破溃处分泌物减少，畏寒怕风、盗汗减轻，口干，纳可，眠差，二便调。舌淡红暗，苔薄白，脉沉细。中药上方改当归15g、丹参20g、炙山甲15g，方药整理如下：

当归 15g	桂枝 10g	赤白芍各 12g	通草 10g
鸡血藤 20g	丹参 20g	红花 10g	炙山甲 15g
青风藤 20g	海风藤 15g	豨莶草 15g	连翘 20g
片姜黄 12g	川断 20g	寄生 20g	千年健 15g
桑叶 20g	炒枳壳 12g	益母草 12g	

7付，水煎服

三诊： 2009年5月8日

患者经过14天治疗后，复查ALT、AST分别降至53IU/L、74IU/L，CK降至281IU/L，皮损范围缩小，流脓破溃处收口，面部红斑范围缩小，关节、肌肉疼痛缓解而出院。舌淡红暗，苔薄白，脉沉细。中药上方继服。

四诊： 2009年10月16日

此后患者门诊随诊，至今激素、免疫抑制剂减量，皮肤硬结进一步缩小，未再有脓性分泌物流出，患者生活质量大幅度提高。

按： 患者皮肌炎诊断明确，皮肤硬结，破溃面积大，伴有感染、贫血、腹水，恶性肿瘤不除外，病情危重，预后不良。皮肌炎发病机制不明，诊断困难，疗效不确切。本例患者诊断、治疗过程曲折，并发症多，病情危重。本病例中医辨证属于皮痹和肌痹范畴。皮痹和肌痹是从筋脉肉皮骨的"五体痹"认识出发，外邪主要侵及皮肤、肌肉，而肺主皮毛、脾主肌肉，从"五体痹"发展至"五脏痹"，是病情逐渐深入和发展的过程，属两脏同病。"风寒湿三邪杂至合而为痹"，继之侵及皮肤、肌肉，阻滞气血运行，瘀血内生，脾虚运化不利，酿湿生痰，肺主皮毛，肺气不利则卫外不固，以致外邪反复侵入，与痰湿、瘀血胶结，积聚成形，又阻于皮肤肌肉之间，发为瘰疬硬结，故而病势缠绵、反复难愈。治以补肾清肺活血、通络化痰止痛。方中桂枝辛散通阳、温通血脉，白芍酸敛养阴，合用则调和营卫为君；臣以川断、寄生、千年健补益肝肾、强壮筋骨；炒枳壳行气调气，红花、丹参、炙山甲、鸡血藤、益母草、赤芍养血活血通络，片姜黄理气活血，青风藤、鸡血藤、豨莶草、通草祛风除湿、通络止痛，共为佐助；《素问·至真要大论》"病机十九条"云："诸痛痒疮，皆属于心。"连翘形似花苞，状如心，入心经，清心火解毒，又能软坚散结。桑叶入肺经，清肺热，引诸药走皮，同为佐使。本例患者症状复杂，辨证困难。细思之，"和"其实是病机的核心，"和"有2个层面的意义：其一是营卫不和，其二是气血不和，营卫不和在表，气血不和在里，在此基础上，生痰生瘀，痰瘀与风寒湿诸邪凝结成形，化热致热盛肉腐。故之所以效如桴鼓，速起沉疴，是因为抓住了病机的核心——"和"：和营卫、和气血。

（陶庆文）

从脾肾论治肌痹案

患者：崔某　女　49岁

初诊：2011年4月18日

主诉：四肢肌肉无力伴疼痛5年。

现病史：患者于2006年无明显诱因出现左侧肢体肌肉无力，未经诊断及治疗，数月后又出现对侧肢体肌肉无力，并渐渐出现肌肉疼痛，先后就诊于"北京宣武医院"、"解放军总医院"，经免疫学检查和肌肉活检诊为"多发性肌炎"，予激素（具体用量不详）、硫唑嘌呤、羟氯喹、甲氨蝶呤、帕夫林等交替口服，初始病情可以控制，后病情时有反复。患者为求进一步中医治疗来阎师门诊就诊，现症见：四肢肌肉无力，以近端为主，伴疼痛，双臀痛，不能下蹲和上下楼，左手指、双膝关节痛，腰部酸冷，双肩胛发凉，眼睑有肿胀感，畏寒怕凉，乏力，双手心、足底皮肤颜色发红，皮肤充血，双小腿有痉挛感，口干喜饮，咽干，纳食可，夜眠安，大便溏泻，小便少。

既往史：有"高血压病"史4年余，"右乳腺癌术后"4年。

过敏史：对甲硝唑、牛蒡子过敏。

个人史：生活、学习环境无特殊，无吸烟及饮酒史，2009年11月闭经。

家族史：无家族遗传病史。

查体：四肢肌力4~5级，肌张力低，生理反射存在，病理征未引出。舌淡暗，苔白略腐，脉沉细右弦滑。

诊断：中医：肌痹

西医：多发性肌炎

辨证： 脾肾两虚，寒湿阻络

治法： 补肾健脾，祛寒除湿，活血通络

处方：

茯苓30g	木瓜15g	千年健15g	川怀牛膝各10g
桂枝12g	赤白芍各12g	知母15g	制附片6g
青风藤20g	鸡血藤20g	海风藤15g	晚蚕沙12g
桑寄生25g	杜仲20g	防风15g	片姜黄12g
枳壳12g	羌活15g	独活10g	生熟地各6g
砂仁6g	通草6g	炙山甲15g	

14付，水煎服

二诊： 2011年4月25日

患者服药后，尿量明显增多，大便成形，腰部、双肩胛发凉感明显减轻，双眼睑及双小腿痉挛感好转，但四肢肌肉无力、疼痛缓解不明显。舌淡红略暗，苔薄白，脉弦细。中药上方改青风藤25g、鸡血藤25g、寄生30g、生熟地各8g，加车前子15g、黄芪15g。方药整理如下：

茯苓30g	木瓜15g	千年健15g	川怀牛膝各10g
桂枝12g	赤白芍各12g	知母15g	制附片6g
青风藤25g	鸡血藤25g	海风藤15g	晚蚕沙12g
桑寄生30g	杜仲20g	防风15g	片姜黄12g
枳壳12g	羌活15g	独活10g	生熟地各8g
砂仁6g	通草6g	炙山甲15g	车前子15g
黄芪15g			

14付，水煎服

三诊： 2011年5月9日

患者服药后，四肢较前有力，可以下蹲和站起，肌力查为5级，

但仍有乏力感，左膝痛减轻，畏寒已不明显，大便成形，自觉左臂酸楚，上举受限，饮食可，眠安。舌淡红暗，苔白，中根略厚，脉沉细尺弱，略弦。中药上方改青风藤30g、鸡血藤30g、杜仲25g、片姜黄15g、独活12g、生熟地各10g。方药整理如下：

茯苓30g	木瓜15g	千年健15g	川怀牛膝各10g
桂枝12g	赤白芍各12g	知母15g	制附片6g
青风藤30g	鸡血藤30g	海风藤15g	晚蚕沙12g
桑寄生30g	杜仲25g	防风15g	片姜黄15g
枳壳12g	羌活15g	独活12g	生熟地各10g
砂仁6g	通草6g	炙山甲15g	车前子15g
黄芪15g			

14付，水煎服

按： 多发性肌炎为主要累及横纹肌的非化脓性、炎症性肌病，临床特点为四肢近端、肩周、颈周、髋周肌群进行性无力，目前病因尚不清楚，属于系统性自身免疫病。本病属于中医肌痹范围，脾主肌肉、四肢，故病位在脾，但其病机根源在肾。据脾肾相关理论，脾为后天之本，肾为先天之本，后天养先天，若先天不足，或后天之本生化乏源，易致脾肾两虚，此时单纯补脾或养肾，均有偏颇，宜脾肾双补双调。观此例患者，脾不运化，酿生水湿，故便溏；湿阻气机不利，气血为之凝滞，不通则痛，故肢体肌肉疼痛；湿阻遏阳，阳气不通，故肌肉无力，畏寒怕冷，故湿阻遏阳实为病机核心。阎老师从脾肾入手，健脾补肾，温阳化湿，重用茯苓，后加用黄芪健脾；熟地、寄生、杜仲补肾，附片温阳，青风藤、鸡血藤、海风藤、羌独活、防风祛风除湿；枳壳行气，配合片姜黄推气运行，山甲活血通络，车前子利水渗湿，利小便实大便，全方以健脾利湿为中心，以温阳补肾、祛风除湿、活血通络为辅助，故能使诸症缓解迅速，可视为肌痹中医辨证论治主要思路之一。

（陶庆文）

从补肾论治风湿性多肌痛验案

患者： 田某　女　71岁

初诊： 2010年10月25日

主诉： 全身多处肌肉疼痛40余天。

现病史： 患者40余天前无明显诱因出现颈项疼痛，经手法按摩15天后病情无明显变化，随后出现双上臂、下肢近端、腰臀肌肉痠痛，伴双手掌指、近端指间关节疼痛，晨僵5分钟，2周前"北大医院"风湿免疫科检查：ESR115mm/h，CRP72mg/dl，RF<20IU/ml，ANA、ENA均（－），AKA、APF、抗CCP均（－）。X线示：颈椎病，腕关节骨质增生，膝关节骨质增生。骶髂关节CT示：骶髂关节退行性变，诊断不明，予复方倍他米松注射液1ml肌注后症状减轻。近日症状再现，且较以前加重。为求进一步中医治疗来阎师门诊就诊，现症见：颈项、四肢近端肌肉痠痛，双手关节痛，晨僵5分钟，双小腿游走性疼痛，伴口干，畏寒，受凉后加重，时有心慌、气短，夜间汗出，纳食可，夜眠安，二便自调。

既往史： 曾患胆囊多发息肉、支气管扩张症，否认肝炎、结核病史和其他特殊病史。无药物过敏史。

个人史： 生活、学习环境无特殊，否认吸烟及饮酒史。

家族史： 无家族遗传病史情况。

查体史： 四肢关节无肿胀及压痛。舌淡红暗，苔白，脉沉细。

诊断： 中医：痹证

　　　　西医：风湿性多肌痛

辨证: 肝肾亏虚,风湿侵袭,瘀血阻络,络脉不通

治法: 补肾壮骨,通络止痛

处方:

骨碎补15g	补骨脂15g	川断20g	寄生25g
羌活12g	独活10g	秦艽15g	防风15g
细辛3g	鹿衔草10g	伸筋草20g	桂枝6g
赤芍12g	茯苓30g	杜仲20g	熟地15g
砂仁10g	仙灵脾6g		

14付,水煎服

二诊: 2010年11月12日

患者服药后,全身肌肉痠痛略减,畏寒明显减轻,双下肢游走性疼痛好转,仍时有心悸,能自行缓解。二便调,眠可,饮食正常。舌淡红略暗,边有齿痕,白苔,脉沉细略弦。中药上方去细辛,改骨碎补20g、川断25g、寄生30g、秦艽20g、伸筋草25g、赤芍15g、桂枝8g、杜仲25g、仙灵脾10g,加鸡血藤20g、知母15g、丹参15g。处方调整如下:

骨碎补20g	补骨脂15g	川断25g	寄生30g
羌活12g	独活10g	秦艽20g	防风15g
鹿衔草10g	伸筋草25g	桂枝8g	赤芍15g
茯苓30g	杜仲25g	熟地15g	砂仁10g
仙灵脾10g	鸡血藤20g	知母15g	丹参15g

14付,水煎服

三诊: 2010年11月25日

患者服药后,病情明显缓解。多处肌肉疼痛程度减轻,已在可忍受范围内,腰骶仍痠痛,关节无明显肿痛,盗汗,无口眼干,纳可,眠可,二便调。舌淡暗,边瘀点斑,苔白,脉沉细弦略涩。中药上方

去鹿衔草、茯苓，改补骨脂18g、川断30g、羌活15g、鸡血藤30g、知母20g、丹参25g，加威灵仙15g、生炒薏米各30g。处方整理如下：

骨碎补20g	补骨脂18g	川断30g	寄生30g
羌活15g	独活10g	秦艽20g	防风15g
伸筋草25g	桂枝8g	赤芍15g	杜仲25g
熟地15g	砂仁10g	仙灵脾10g	鸡血藤30g
知母20g	丹参25g	威灵仙15g	生炒薏米各30g

28付，水煎服

四诊：2010年12月23日

患者服药后，多处肌肉痠痛继续减轻，以VAS计算为初诊基线的1/10左右，偶有腰骶、双膝痛，无关节肿胀，偶作心悸、汗出，时有胃脘胀满，无恶心呕吐，纳可。眠安，二便调。舌暗，苔白，脉沉弦细。检查：ESR 15mm/h，CRP 0.6mg/dl。中药上方去炒薏米，改补骨脂20g、伸筋草30g、杜仲30g、仙灵脾12g、丹参30g、熟地18g，加鹿衔草10g、桑枝20g。处方整理如下：

骨碎补20g	补骨脂20g	川断30g	寄生30g
羌活15g	独活10g	秦艽20g	防风15g
伸筋草30g	桂枝8g	赤芍15g	杜仲30g
熟地18g	砂仁10g	仙灵脾12g	鸡血藤30g
知母20g	丹参30g	威灵仙15g	生薏米30g
鹿衔草10g	桑枝20g		

按：风湿性多肌痛常累及的部位有颈、肩带肌，腰、臀带肌等，很少有肌无力和肌萎缩，所以中医学多按痹证治疗。在五体痹中属于肌痹范围。脾主肌肉、四肢，临床亦多有报道，肌痹从脾胃中洲论治，然治疗中部分患者缓解不彻底和极易复发是治疗的症结之一。揣阎师治疗本例取效迅速，缓解彻底，其治法是从肾论治，恍然觉悟，其理

大致有二：风湿性多肌痛之肌痹发于老年，多于女性七七、男性八八之后，"天癸竭，地道不通"，主要原因为肝肾先衰，故先补肝肾；脾为后天之本，肾为先天之本，欲固后天，必先补先天，或脾肾双补才是正途。回顾本例取方用药，补骨脂为温补，既补先天，又补后天；既暖水脏，又温脾阳，实为脾肾双补的核心药物，辅之以茯苓、薏米，健脾益气，助运化湿，又有利于祛风湿之邪，是故本例即使大便一直状如常人，补骨脂亦反复加大用量。

（陶庆文）

系统性硬化症验案

患者： 黄某某　男　59岁

初诊： 2009年11月2日

主诉： 皮肤硬化伴雷诺现象发作5年余。

现病史： 5年前开始手足局部皮肤发硬，皮肤增厚肿胀呈蜡样光泽，皮肤不易捏起，关节僵硬，活动障碍，全身疼痛，雷诺现象明显，症状不断加重，2年前在外院检查：血RT、肝肾功大致正常，ANA(+)1：320，斑点型，ACA（+）1：10000，ESR 56mm/h，CRP 2.46mg/ml，余ENA及自身抗体谱均阴性，诊为硬皮病，予甲氨蝶呤10mg/w，6周后因恶心症状不能耐受而停药，此后曾服雷公藤多苷片、羟氯喹等多种药物，均未能坚持规律服药。患者为求进一步中医治疗来阎师门诊就诊，检查：血RBC 4.12×10^{12}/L，HB 87g/L，肝肾功大致正常，ANA（+）1：640，斑点型，ACA（+）1：10000，ESR 59mm/h，CRP 2.72mg/ml，余ENA及自身抗体谱阴性，心电图、胸片未见明显异常，UCG可见少量三尖瓣反流，估测肺动脉压30mmHg。来诊时见诊断：系统性硬化症，轻度肺动脉高压。现症见：手足自远端开始皮肤硬厚，不易捏起，关节僵硬，活动轻微障碍，伴全身疼痛，雷诺现象明显，最近几乎每日都有发作，皮肤苍白变化涉及四个手指（2、3、4、5），严重时可越过手腕，气短乏力，活动后加重，纳食可，夜眠安，二便自调。

既往史： 否认肝炎、结核病史。无药物过敏史。

个人史： 生活、学习环境无特殊，无吸烟及饮酒等不良嗜好。

家族史： 否认家族遗传病史。

查体：慢性病容。心脏三尖瓣区可闻及杂音。腹平软，肝脾未触及肿大，手足局部皮肤发硬，皮肤增厚肿胀呈蜡样光泽，手足部分关节活动度减小。舌淡苔白，苔薄白，脉沉细尺弱。

诊断： 中医：皮痹

西医：系统性硬化症

辨证： 肾虚寒盛、瘀血阻络证

治法： 散寒通痹，活血化瘀

处方：

独活10g	桑寄生30g	杜仲15g	川怀牛膝各6g
细辛3g	秦艽15g	茯苓20g	桂枝10g
防风12g	川芎6g	当归12g	赤白芍各10g
生地10g	地肤子15g	白鲜皮10g	白芷10g
知母12g			

14付，水煎服

二诊： 2009年11月26日

患者服药后，手足局部皮肤、关节僵硬略减，但关节疼痛较剧，雷诺现象变化亦不明显，气短乏力，活动后加重，纳食可，夜眠安，二便自调。舌淡苔白，苔薄白，脉沉细尺弱。上方改桂枝12g、知母15g，加鸡血藤30g、羌活15g。方药调整如下：

独活10g	桑寄生30g	杜仲15g	川怀牛膝各6g
细辛3g	秦艽15g	茯苓20g	桂枝12g
防风12g	川芎6g	当归12g	赤白芍各10g
生地10g	地肤子15g	白鲜皮10g	白芷10g
知母15g	鸡血藤30g	羌活15g	

14付，水煎服

三诊： 2009年12月6日

患者服药后，手关节疼痛大减，畏寒较重，雷诺现象更加明显，舌淡苔白，面色㿠白，口不干，气短乏力，活动后加重减轻，纳食可，夜眠安，二便自调。舌淡苔白，略暗，苔薄白，脉沉细尺弱。上方再加制附片10g、干姜3g以温阳散寒，但嘱患者两周后复诊。方药调整如下：

独活10g	桑寄生30g	杜仲15g	川怀牛膝各6g
细辛3g	秦艽15g	茯苓20g	桂枝12g
防风12g	川芎6g	当归12g	赤白芍各10g
生地10g	地肤子15g	白鲜皮10g	白芷10g
知母15g	鸡血藤30g	羌活15g	制附片10g
干姜3g			

14付，水煎服

四诊： 2009年12月6日

患者服药后，雷诺现象明显减轻，严重时仅至掌指关节，且发作频率明显减少，手足局部皮肤、关节僵硬好转，唯仍气短乏力，口微干。纳食可，夜眠安，二便自调。舌尖略红，苔薄白，脉沉细尺弱。上方去制附片、干姜、细辛、鸡血藤、白芷，改桂枝10g，加黄芪15g、焦白术10g，守方继服。方药调整如下：

独活10g	桑寄生30g	杜仲15g	川怀牛膝各6g
秦艽15g	茯苓20g	桂枝10g	防风12g
川芎6g	当归12g	赤白芍各10g	生地10g
地肤子15g	白鲜皮10g	知母15g	羌活15g
黄芪15g	焦白术10g		

五诊： 2010年5月

查ESR19mm/h，CRP0.172mg/ml，皮肤症状稳定，雷诺现象发作平均一周两次，活动后气短消失，体力、耐力均改善，半年后天气转暖，雷诺现象无发作，动员患者复查UCG，患者认为病情好转未复查。

按： 系统性硬化症是一种累及皮肤（还包括滑膜、指或趾动脉）和内脏器官的结缔组织病，有脏器等系统性受累者预后差，西药治疗效果不佳。中医属"皮痹"的范畴，且皮痹日久不愈，易发生内脏病变，本病主要是由于素体阳气虚弱，津血不足，风寒湿诸邪浸淫肌肤，凝结腠理，痹阻不通，导致津液失布，气血耗伤，肌腠失养，脉络瘀阻，出现皮肤硬如皮革、遇冷出现颜色改变、疼痛等规律性变化。本例还出现了轻度的肺动脉高压，如不及时控制病情，恐逐渐加重。据此病机，以散寒通痹，活血化瘀为法。方药用独活、桑寄生祛风除湿，养血和营，活络通痹为主；牛膝、杜仲、熟地黄、补益肝肾、强壮筋骨为辅药；川芎、当归、芍药补血活血；茯苓、甘草益气扶脾，均为佐，使气血旺盛，有助于祛除风湿；又佐以细辛以搜风治风痹，桂枝温经止痛，使以秦艽、防风祛周身风寒湿邪。首剂服后，发现寒证未解，说明该患者阳气较为虚弱，非桂姜辛不可，此三药大热，可鼓舞振奋阳气，且"气行则血行"，不仅阳虚改善，血瘀血滞亦缓解，但此大热之品不可久服，否则有化热乃至伤阴之弊。"肺主皮毛"，皮痹不解，易伤肺脏，但不可盲补肺气，需待祛除风寒湿诸邪之后，再以黄芪、白术补肺健脾，才无留邪之忧。反思本例，如桂姜辛仍不能振阳驱寒，若无热象，甚至可用川乌、草乌之类，但须注意中病即止，所以除辨证、用药准确外，本病治疗时机把握也是至关重要。

（陶庆文）

脾肾双补法治疗多发性肌炎案

患者：张某某　女　29岁

初诊：2015年7月16日

主诉：肌痛、肌无力1年。

现病史：患者1年前无明显诱因出现四肢肌肉疼痛无力，双臂上举困难，双腿下蹲困难，症状逐渐加重，逐渐出现因肌痛、肌无力而无法起床活动，发病1周后渐出现面部眼眶周围紫红色皮疹，并出现发热，体温最高38.6°。曾诊为呼吸道感染及药物过敏，最后就诊于当地医院风湿免疫科，查CK：4312IU/l，肌电图示：肌源性损害，诊为皮肌炎，给予足量糖皮质激素治疗（每日醋酸泼尼松50mg），症状逐渐获得控制，皮疹发热基本缓解，CK等指标下降。但激素减撤不满意，目前仍使用20mg强的松，每日一次。稍减量则肌肉疼痛无力症状发作，现为求中药治疗来诊。现症见：四肢肌肉轻度疼痛无力，肩部轻压痛，如厕等下蹲活动仍轻度受限，无面部皮疹，无四肢皮疹，饮食一般，眠尚佳，二便调。

过敏史：无。

体格检查：舌淡红，薄白苔，脉濡细。

辅助检查：CK：781 IU/L。

诊断：中医：肌痹　脾肾两虚证

　　　　西医：多发性肌炎

治法：补肾健脾，益气壮骨

处方：

寄生 30g	杜仲 30g	狗脊 30g	川断 30g
党参 20g	茯苓 30g	炒白术 15g	甘草 10g
山药 20g	生黄芪 25g	当归 15g	伸筋草 30g
青风藤 25g	秦艽 30g	生地 20g	防风 15g
片姜黄 15g	独活 15g	羌活 15g	桑枝 30g
补骨脂 20g			

二诊： 2015 年 8 月 6 日

患者服药后自觉体力有所恢复，肌肉压痛消失，活动能力有增强。阎老师指示：此病只可缓缓图之。嘱患者激素再服 1 个月可开始减量，隔天减半片（2.5mg）。中药上方去伸筋草，加骨碎补 20g，去甘草，加山萸肉 20g，改生黄芪 30g，生地 25g，青风藤 20g。

寄生 30g	杜仲 30g	狗脊 30g	川断 30g
党参 20g	茯苓 30g	炒白术 15g	山萸肉 20g
山药 20g	生黄芪 30g	当归 15g	骨碎补 20g
青风藤 20g	秦艽 30g	生地 25g	防风 15g
片姜黄 15g	独活 15g	羌活 15g	桑枝 30g
补骨脂 20g			

三诊： 2015 年 9 月 17 日

患者服药后感觉肌痛减轻，已按照时间和剂量开始减撤激素，未见明显不适，心情大为欣喜。阎老师指示：中药上方加减以继续补肾健脾，去羌活、独活、青风藤，加淫羊藿 10g，知母 15g，改山萸肉 25g，生地 30g。其后 1 个月电话随访患者，仍在按规律减撤激素，诸症未见复发。

寄生 30g	杜仲 30g	狗脊 30g	川断 30g
党参 20g	茯苓 30g	炒白术 15g	山萸肉 25g

山药20g	生黄芪30g	当归15g	骨碎补20g
淫羊藿10g	秦艽30g	生地30g	防风15g
片姜黄15g	知母15g	桑枝30g	补骨脂20g

按： 皮肌炎后期中医多属于痿证范畴，治疗方法最有名的便是：治痿独取阳明。语出《素问·痿论》："论言治痿者，独取阳明何也？岐伯曰：阳明者五脏六腑之海，主润宗筋，宗筋主束骨而利机关也。冲脉者，经脉之海也，主渗灌溪谷，与阳明合于宗筋，阴阳揔宗筋之会，合于气街，而阳明为之长，皆属于带脉，而络于督脉。故阳明虚，则宗筋纵，带脉不引，故足痿不用也。"以及《灵枢·根结》篇曰："太阳为开，阳明为合，少阳为枢。……合折，则气无所止息，而痿疾起矣。故痿疾者，取之阳明。"这是治痿独取阳明的一个实例。中医理论中有许多经典，我们要学习的关键是如何运用于临床，通过这样的实例，才能为理论和临床实践搭起桥梁。阎老师立论多由正气虚损入手，本例就是辨为脾肾两虚，用滋补肾精药物，联合参苓白术、补中益气之意而化裁之，在邪气盛时，加用羌独活、青风藤一类的祛风止痛药，在标证逐渐缓解后，转入扶正固本。具体用药上，阎老师处方习惯中少用党参，而且少用20g的剂量，一般补脾常用焦白术生山药这一组合，而此方用党参20g，生黄芪25g，可见其欲补脾气之力度。其次，生地、山萸肉、淫羊藿这一组合是阎老师多次使用的滋补肾精药对，除了中医理论中的阴阳双补、收敛肝肾精气、生长气力（山萸肉）之外，还有辅助减撤激素的作用。综上述，我们在跟随阎老师学习的过程中除了要学习立法用方，更重要的是一药一味的具体使用，都值得我们取探讨其中的深意。

（金笛儿）

益肾健脾法治肌痹案

患者： 李某　女　62岁

初诊： 2008年2月27日

发病节气： 雨水

主诉： 双下肢渐进性肌无力15年。

现病史： 患者15年前无明显诱因出现双手雷诺现象，伴双下肢无力，未予以系统诊治。5年来，无明显诱因出现双下肢无力逐渐加重，上下楼困难，遂前往北京友谊医院诊治。查下肢肌电图（-），RF 140IU/ml，ESR 45m/h，CRP 2.08mg/dl，ASO（-），ANA（+）、ENA诸项指标异常（具体报告未见）、肌酸激酶721U/L，后转至协和医院就诊，诊断为多发性肌炎，予以环磷酰胺400mg静脉点滴qw冲击治疗、激素美卓乐40mg及来氟米特10mg qd治疗，症状减轻。治疗1个月后调整激素剂量，美卓乐24mg qd口服，后逐渐减量至4mg qd。因下肢无力症状复发，遂又将美卓乐加至20mg，并缓慢减量，治疗至今，现服美卓乐12mg qd。为求中西医结合治疗就诊于阎小萍教授门诊。现症见：双下肢无力，上下楼活动稍受限。双手轻度雷诺现象，畏寒喜暖，易外感，汗出多，口眼干涩。无发热，无皮疹及口腔溃疡，无光敏感及脱发，纳眠可，二便调。

既往史： 急性乙肝病史。

过敏史： 否认药物过敏史

个人史： 适龄婚育，育有1女。

家族史： 无家族遗传病史。

查体：双手轻度雷诺现象。四肢肌力Ⅳ级，肌张力正常。舌淡红略暗，白苔，脉沉略弦细。

诊断：中医：肌痹　脾肾阳虚、邪瘀阻络

　　　　西医：多发性肌炎

治法：益肾健脾、祛风散寒、除湿通络、活血化瘀

处方：

苍术10g	白术10g	茯苓25g	木瓜12g
知母15g	炒黄柏10g	怀牛膝10g	青风藤20g
秦艽20g	络石藤30g	骨碎补20g	补骨脂10g
川断25g	桑寄生20g	仙灵脾15g	炒杜仲20g
狗脊30g	炙山甲15g	泽兰20g	泽泻20g
郁金15g	独活12g	羌活12g	

日一剂　水煎服，早晚分服。

二诊：2008年3月13日

患者诉服上方3剂后自觉症状明显缓解，现劳累后气短，全身乏力，近2日轻微咳嗽，咳少量浅黄色痰，咽干，自汗，盗汗，手足心发热，纳差，腹胀，小便正常，大便稀。舌淡红略暗，白薄苔，脉沉略弦滑。上方加减，茯苓加至30g、青风藤加至25g、补骨脂加至12g、川断加至30g、桑寄生加至25g、杜仲加至25g、泽兰加至25g、泽泻加至25g，去炒黄柏、怀牛膝，加黄芪15g、防风15g，具体方药如下：

苍术10g	白术10g	茯苓30g	木瓜12g
知母15g	黄芪15g	防风15g	青风藤25g
秦艽20g	络石藤30g	骨碎补20g	补骨脂12g
川断30g	桑寄生25g	仙灵脾15g	炒杜仲25g
狗脊30g	炙山甲15g	泽兰25g	泽泻25g
郁金15g	独活12g	羌活12g	

日一剂，水煎服

三诊：2008年4月3日

患者诉症状减轻，近几日腹胀，便溏，日行3~4次，现症见：全身乏力，双下肢尤甚，劳累后则气短乏力，无咳嗽、咳痰，无明显咽干。自汗盗汗，无畏寒，无口眼干涩，纳眠可，小便黄。舌淡红略暗，薄白苔，脉沉略弦细。3月24日辅助检查：血常规、肝肾功未见明显异常，RF 26IU/ml，ESR 16m/h，CRP 0.8mg/dl，ANA 1：1280，ENA、抗ds-DNA抗体均阴性，CK 462 U/L，CK-MB 27U/L。上方加减，黄芪加至18g、青风藤加至30g、补骨脂加至15g、桑寄生加至30g、泽兰加至30g、泽泻加至30g，去苍术、白术、木瓜，加焦白术12g、片姜黄12g、炒枳壳12g、生薏米30g、炒薏米30g，方药如下：

片姜黄12g	焦白术10g	茯苓30g	炒枳壳12g
知母15g	黄芪18g	防风15g	青风藤30g
秦艽20g	络石藤30g	骨碎补20g	补骨脂15g
川断30g	桑寄生30g	仙灵脾15g	炒杜仲25g
狗脊30g	炙山甲15g	泽兰30g	泽泻30g
郁金15g	独活12g	羌活12g	生薏米30g
炒薏米30g			

日一剂，水煎服

四诊：2008年4月24日

诸症平稳，腹胀好转，大便稍溏，日行1~2次。周身仍感乏力，劳累或久行后气短、乏力。时感心慌，无胸闷憋气，无咳嗽、咳痰，无口眼干涩。自觉潮热汗多。纳眠可，小便黄。舌淡红略暗薄白苔，脉沉略弦细。上方加减，知母加至18g、黄芪加至20g、秦艽加至25g、炒杜仲加至30g、羌活加至15g、独活加至15g，去焦白术、炒枳壳，具体如下：

片姜黄12g	炒薏米30g	茯苓30g	生薏米30g
知母18g	黄芪20g	防风15g	青风藤30g

秦艽25g	络石藤30g	骨碎补20g	补骨脂15g
川断30g	桑寄生30g	仙灵脾15g	炒杜仲30g
狗脊30g	灸山甲15g	泽兰30g	泽泻30g
郁金15g	独活15g	羌活15g	

日一剂，水煎服

五诊：2008年5月8日

服上方后诸症明显减轻，周身乏力改善。久行后气短，但仍较前好转。口干口苦，时咳嗽，无痰，无畏寒，易汗出，纳眠可，大便时溏，日行2次。舌淡红略暗，白苔，脉沉细略弦。5月5日查CK 295U/L，ESR 14mm/h。现服美卓乐9mg。上方加减，秦艽加至30g，羌活减至12g、独活减至12g，具体如下：

片姜黄12g	炒薏米30g	茯苓30g	生薏米30g
知母18g	黄芪20g	防风15g	青风藤30g
秦艽30g	络石藤30g	骨碎补20g	补骨脂15g
川断30g	桑寄生30g	仙灵脾15g	炒杜仲30g
狗脊30g	灸山甲15g	泽兰30g	泽泻30g
郁金15g	独活12g	羌活12g	

日一剂，水煎服

患者于我科门诊规律就诊近5年，诸症均有好转，肌酸激酶正常，调整中药以补肾健脾、祛风除湿、化瘀活络。患者于2013年1月24日最后一次复诊，双下肢轻度乏力，无肌肉疼痛，咳嗽，无痰，胸闷好转，汗出减轻，余无不适。予中药7剂口服，后患者未再复诊，具体中药如下：

骨碎补30g	青风藤30g	知母20g	黄芪20g
防风15g	桑寄生30g	川断30g	姜黄15g
补骨脂25g	狗脊25g	郁金15g	秦艽20g

玄参30g	羌活15g	独活12g	山茱萸30g
生地30g	淫羊藿15g	泽兰30g	鳖甲30g
连翘25g	泽泻25g		

日一剂，水煎服

按：肌痹，乃"五体痹"之一，因素体不足，风寒湿邪三气杂至，合而为痹，内深侵脏腑，外留于关节、肌肉而至。因"脾主身之肌肉"，"清阳实四肢"。而肾主一身之元阴元阳，脾肾是先天与后天的关系。故阎师认为本病临床上与脾、肾的关系最为密切。邪气阻滞脏腑、气血、经络，筋骨、肌肉失养，久而留瘀。病机强调风、寒、湿、瘀、虚四个方面，其中又特别重视寒、湿二邪，因脾主湿、肾主寒，故治疗本病以调补脾肾、祛风散寒、除湿通络、活血化瘀为大法。此外，如邪郁日久，有化热之象时，还要注意清热。而肝肾同源、肺为脾之子、肾之母，病久又可及肝、肺二脏。

本例以双下肢无力为主，并有脉痹，易外感，畏寒喜暖，汗出多，口干眼干。乃知其素体脾肾阳虚，风寒湿邪深侵而至，而邪气郁久留瘀，其略有化热之势，辨证为脾肾阳虚，邪瘀阻络。药用骨碎补、补骨脂、川断、桑寄生、狗脊、仙灵脾、炒杜仲，补肝、脾、肾之阳，并坚筋骨、行血脉，独活、羌活、青风藤、秦艽、络石藤祛风寒湿、通经络、止痹痛，苍术配白术二药伍用，一散一补，一胃一脾，则中焦得健，脾胃纳运如常，水湿得以运化，不能聚而为患。茯苓配木瓜益气健脾化湿合胃，知母配炒黄柏滋阴清下焦热，泽兰配泽泻活血、行水、渗湿利尿，郁金行气化瘀兼防温药助热、炙山甲化瘀通络、怀牛膝逐瘀并引药下行，另泽兰配牛膝"尚去腰膝间死血"，久病之人，邪气痹阻，血瘀留滞经络日久，非泽兰、牛膝、炙山甲等能去也，因此阎师在治疗多种痹症时有下肢郁滞不通、疼痛肿胀、无力失用等症时常用。全方共奏补益肝脾肾、祛风散寒、除湿通络、活血化瘀之效。

（孔维萍）

调补脾肾治肌痹案

患者：王某　男　28岁

初诊：2012年10月15日

发病节气：霜降

主诉：反复四肢无力23年。

现病史：患者23年前无明显诱因出现四肢无力，在当地医院就诊，诊断为"进行性肌营养不良"，予营养神经等治疗后症状基本消失。16年前因工作疲劳，再次出现四肢无力，以下肢为重，于南京脑科医院就诊，肌活检示多发性肌炎病理改变。肌电图示轻度肌源性损害，给予甲泼尼龙480mg q.d，服药6天后改为醋酸泼尼松45mg q.d，症状明显减轻，出院后醋酸泼尼松逐渐减量，半年后停药。2年前患者再次出现四肢无力，在当地医院就诊，查AST：106U/L，ALT：87U/L，LDH：802U/L，CK：610U/L，诊为多发性肌炎，予醋酸泼尼松30mg q.d，丁苯酞0.2g t.i.d，配合中药治疗，效果不佳。遂于当地医院查CK：211U/L、LDH及AST正常。此后复查肌酶又逐渐上升。四肢无力症状时轻时重。今年9月于上海长海医院就诊，检查：ALT：129U/L，AST：112U/L，LDH：819U/L，CK：1402U/L。为求进一步诊治，遂就诊于阎小萍教授门诊，现症见：四肢无力，抬举困难，乏力，行走后肌肉酸胀，口渴，无畏寒，纳眠可，二便调。

既往史：1月前左眼视网膜脱落，6天前于我院行手术治疗。

家族史：父母体健，否认家族遗传病史。

个人史：生长于安徽，饮酒史17年，已戒3年。

婚育史： 27岁结婚，育有1子1女，爱人、子女体健。

体格检查： 舌淡红暗、白苔略腻，脉沉弦滑。

诊断： 中医：肌痹　脾肾两虚、寒湿阻络证

　　　　　西医：多发性肌炎

治法： 补益脾肾、散寒除湿、化瘀通络

处方：

焦白术12g	生山药15g	太子参12g	茯苓15g
川断20g	桑寄生25g	陈皮12g	黄芪15g
青风藤20g	鸡血藤20g	葛根15g	伸筋草20g
防风15g	桑枝20g	徐长卿20g	羌活12g
独活10g	生甘草10g		

　　　　　　　　　　　　　　　日一剂，水煎服，早晚分服

二诊： 2012年11月19日

四肢肌肉酸胀感减轻，无力感较前缓解，无肌痛萎缩，无功能受限，无关节肿痛，口干，纳眠可，二便调。背部出现皮疹，色红，硬结2周余，舌淡红略暗，白苔兼黄，脉沉略弦滑、尺弱。现服用醋酸泼尼松30mg Q.d.。

2012年11月5日于凤阳县人民医院检查：CK：1077U/L，ALT120U/L，AST：69U/L，CK–MB：66U/L，LDH761U/L。2012年11月15日复查示：CR：494 U/L，ALT：68 U/L，AST：37 U/L，LDH：403 U/L，ALT：98 U/L，AST：78IU/L，CRP：126mg/dl，ESR：2mm/h，血常规：大致正常。西药如常，中药处方如下：

徐长卿15g	羌活12g	川断30g	桑寄生30g
陈皮15g	生黄芪20g	青风藤30g	葛根20g
伸筋草20g	防风15g	桑枝25g	独活12g
茯苓25g	焦白术15g	党参12g	山药25g

生甘草10g   知母20g   盐炒黄柏10g   丹参20g

黄芩10g   盐补骨脂15g

日一剂，水煎服，早晚分服

三诊：2012年12月17日

四肢无力较前好转，疲劳减轻。无怕热，怕冷，多汗，口渴等症状。纳眠可，二便调。舌淡红、苔略白，脉沉略弦滑。现服用醋酸泼尼松30mg q.d.。2012年11月29日于凤阳第一人民医院查CK：706U/L，AST：45U/L，CK –MB：32U/L，ALT：68U/L，LDH：427U/L。2012年12月11日复查示：CK：768 U/L，AST：32U/L，CK–MB：32U/L，ALT：66U/L，LDH：256U/L。2012年12月17日，中日友好医院查ESR：2mm/h，CRP：0.148mg/dl，血常规示HGB：169g/L。醋酸泼尼松继续减量至25mg q.d.。上方加减。加元参12g，生黄芪20g加至25g，葛根20g加至25g，伸筋草20g加至25g，减桑枝、补骨脂，加旱莲草12g，茯苓25g加至30g，减炙甘草，盐炒黄柏10g加至12g，加生甘草10g，加仙灵脾10g。处方如下：

徐长卿15g   羌活12g   川断30g   桑寄生30g

陈皮15g   生黄芪25g   青风藤30g   葛根25g

伸筋草25g   防风15g   元参12g   独活12g

茯苓30g   焦白术15g   党参12g   山药25g

生甘草10g   知母20g   盐炒黄柏12g   丹参20g

黄芩10g   旱莲草12g   仙灵脾10g

日一剂，水煎服，早晚分服

四诊：2013年1月17日

患者诉四肢肌肉酸胀、乏力进一步改善，全身无皮疹，无关节疼痛，无咳嗽，无口干眼干，无怕冷怕风，纳眠可，二便正常，舌淡红苔略白，脉沉细。辅助检查：血沉、CRP、血常规、肝肾功无异常，肌酶较前下降，其中CK：505U/L。嘱其继续服用醋酸泼尼松 25mg q.d，并给予来氟米特 10mg q.d、帕夫林 0.6g t.i.d上方加减，葛根25g 加至30g，黄芪25g加至30g，伸筋草25g加至30g，玄参12g加至15g，去黄芩、黄柏、淫羊藿、旱莲草，加蜜桑皮12g，补骨脂15g，山萸肉 20g，处方如下：

徐长卿15g	羌活12g	川断30g	桑寄生30g
陈皮15g	生黄芪30g	青风藤30g	葛根30g
伸筋草30g	防风15g	元参15g	独活12g
茯苓30g	焦白术15g	党参12g	山药25g
生甘草10g	知母20g	蜜桑皮12g	丹参20g
补骨脂15g	山萸肉20g		

日一剂，水煎服，早晚分服

五诊： 2013年2月21日

患者症状明显减轻，无明显乏力、疲劳感等症，纳眠可，二便调。舌淡红、苔略白，脉沉略弦滑。辅助检查示肌酶继续下降，其中CK：236U/L。余未见明显异常。醋酸泼尼松减至20mg q.d。上方加减，玄参15g加至20g，补骨脂15g加至20g，山茱萸20g加至25g，去蜜桑皮，加仙灵脾10g，方药如下：

徐长卿15g	羌活12g	川断30g	桑寄生30g
陈皮15g	生黄芪30g	青风藤30g	葛根30g
伸筋草30g	防风15g	元参20g	独活12g
茯苓30g	焦白术15g	党参12g	山药25g
生甘草10g	知母20g	仙灵脾10g	丹参20g
补骨脂20g	山萸肉25g		

日一剂，水煎服，早晚分服

六诊： 2013年3月21日

患者诉目前无明显肌肉酸胀乏力疼痛，无明显关节疼痛，无眼干口干，无畏寒畏风，无发热，纳眠可，大便稀，日行2~3次，小便调。舌略暗淡红、白苔，脉沉弦细。复查ESR，CRP、血常规、肝肾功未见明显异常，肌酶已正常。醋酸泼尼松减至15mg q.d.。嘱其醋酸泼尼松按每日15mg和每日13.5mg两种剂量隔日交替服用2周。服药2周后，醋酸泼尼松按每日15mg和12.5mg的两种剂量隔日交替服用2周。上方加减，补骨脂20g加至25g，山药25g加至30g，仙灵脾10g加至12g，山茱萸25g减至20g，方药如下：

徐长卿15g	羌活12g	川断30g	桑寄生30g
陈皮15g	生黄芪30g	青风藤30g	葛根30g
伸筋草30g	防风15g	元参20g	独活12g
茯苓30g	焦白术15g	党参12g	山药30g
生甘草10g	知母20g	仙灵脾12g	丹参20g
补骨脂25g	山萸肉20g		

日一剂，水煎服，早晚分服

按：多发性肌炎属于炎症性肌病，是一组以骨骼肌间质性炎变和肌纤维变性为特征的综合征，病变局限于肌肉时称为多发性肌炎，若病变同时累及皮肤和肌肉则称为皮肌炎。多发性肌炎以肢体近端进行性肌无力为主要表现，血清CK与LDH在病情活动时明显增高。肌电图检查和肌肉活检可辅助诊断。

本病在中医学中隶属于"痿证、肌痹"范畴。阎师主张本病以肌无力、肌萎缩为主要表现，而无关节症状者，按"痿证"辨证论治，如本病出现四肢迟缓不能收持，手足不遂，并见肌肉，关节疼痛时可称之为"肌痹"。阎师认为肌痹由正气不足，风寒湿热毒邪困扰肌肤，痹阻经脉及造成气血瘀滞而出现肌肤疼痛，肢体无力，甚至肌肉萎缩，手足不遂。本病临床上乃与脾、肾的关系甚为密切。《素问·痿论》："脾主身之肌肉"。即全身的肌肉都需要依靠脾胃所运化的水谷精微来营养才能使肌肉发达丰满，臻于健壮。《素问·阴阳应象大论》："清阳实四肢"，即人体的四肢，有赖于清阳的升腾宣发水谷精微，营养周身，脾气失于健运，清阳不升，布散无力，则四肢倦怠无力，甚至痿废不用。而肾主一身之元阴元阳，脾肾是先天与后天的关系。故治疗本病以调补脾肾为大法。

此例肌痹乃因脾肾虚损，寒湿等邪气深侵，邪气痹阻关节，肌肉失于濡养，故见肌肉酸困、倦怠乏力等，邪气阻滞日久而留瘀，因此治疗从补益脾肾入手，配以散寒除湿、化瘀通络为法。方中主用四君以补益脾气，另合玉屏风散以健脾益气固表，此外，配以川断、桑寄生温补肾阳；以及青风藤、鸡血藤、羌活、独活、桑枝、伸筋草、徐长卿等祛风散寒、化瘀通络；妙用陈皮一味，顾护脾胃，使补而不滞。随诊患者症减，但出现口干、背部红疹硬结，苔略转黄，而知有化热之象，一则气有余便是火，二则患者服用激素，温燥之物，易长无根之火，故方中加入知母、黄柏、黄芩，以清热泻火，加入丹参，养血润燥。另增补骨脂、旱莲草以配川断、寄生补益肾阴肾阳，先天得充而助后天。纵观本例验案，阎师治疗肌痹以补益脾肾为大法，配以祛邪除痹，化瘀通络。诸药合用使脾肾健，运化全，正气足，则肌肉四肢得以水谷精微充养，邪不能侵，乃获良效。

（孔维萍）

肌痹典型治案

患者：杨某　女　63岁

初诊：2014年2月20日

发病节气：雨水

主诉：周身不适半年，失眠1年，关节肿胀8个月。

现病史：2年前因汗出受凉后出现手足麻木，畏风畏寒，周身不适，于当地医院口服中药未见明显好转。一年前双手关节出现红肿热痛，晨僵。于当地口服中药后红肿好转。半年前就诊于协和医院中医科，口服中药（具体不详）后畏风畏寒症状好转，余症未见明显改善，后逐渐发展至肩、颈、腰背、髋、膝等关节疼痛，僵硬，四肢麻木，时有心慌，乏力，汗出。1月前就诊于吉林大学中日联谊医院，诊断为"纤维肌痛综合征、骨质疏松，颈、腰椎退变"，治疗后未有明显好转。近3周于当地口服中药（具体不详），未见好转，为求明确诊断来阎小萍教授门诊。查ANA谱、抗CCP、RF、AKA、APF、CRP、ESR未见明显异常。现症见：手部关节肿胀，压痛（＋），髋、膝关节疼痛，颈、背部疼痛，僵硬，肌肉酸痛。心慌，畏风畏冷，无明显汗出，皮肤摸之潮湿感。无眼干口干，纳差，饭后胃痛，失眠，大便稀，不成形，日行一次，尿少。

既往史：2013年12月体检查出：甲状腺双叶结节，高脂血症。否认手术、外伤、输血史。

过敏史：否认药物过敏史。

个人史：27岁结婚，育有1男，配偶及子女体健。49岁绝经。

家族史：父亲健在，母亲患有骨质疏松。

查体：双手PIP、MCP关节肿，有压痛，皮温不高，舌淡红略暗，白苔，脉沉略弦细。

诊断：中医：痹症 肝肾亏虚、邪气痹阻、营卫不和、心脾失调

西医：纤维肌痛综合征

治法：补肾调肝、安神益脾、调和营卫、通络除痹

处方：

桂枝10g	赤芍10g	白芍10g	生甘草6g
生姜10g	大枣6枚	生龙骨30g	生牡蛎30g
当归12g	柴胡10g	茯苓2g	焦白术15g
薄荷10g	珍珠母30g	仙灵脾12g	骨碎补20g
补骨脂20g	青风藤25g	防风15g	片姜黄12g
桑枝25g	羌活15g	独活12g	制元胡20g

日一剂，水煎服，早晚分服

二诊：2014年4月10日

患者诉周身关节遇风后疼痛，晨僵减轻，无发热，无皮疹，胸闷气短，心悸，畏寒畏风，汗出减少，时有两胁胀痛，纳可，寐差，梦多，大便溏。舌淡红略暗，白苔，脉沉略弦细。方药如下：

烫骨碎补20g	独活12g	远志15g	桂枝12g
羌活15g	茯苓30g	制元胡30g	醋香附15g
珍珠母30g	百合30g	浮小麦30g	红枣10g
酸枣仁30g	片姜黄12g	盐补骨脂20g	防风15g
炙甘草10g	青风藤30g	鸡血藤30g	生赭石30g
连翘20g	淫羊藿10g	桑枝30g	白芍15g

日一剂，水煎服，早晚分服

三诊：2014年5月8日

患者诉周身关节遇风痛甚，肿胀，皮温不高。后背关节部有结节，条索状肌痉挛。四肢乏力，畏寒畏风，心慌气短，两肋疼。眠差，肢凉。舌淡苔薄白，脉沉细。上方加减：桂枝改为15g，白芍改为12g，炙甘草改为6g，加高良姜10g、佛手12g、合欢花15g，去生赭石、连翘。方药如下：

烫骨碎补20g	独活12g	远志15g	桂枝15g
羌活15g	茯苓30g	制元胡30g	醋香附15g
珍珠母30g	百合30g	浮小麦30g	红枣10g
酸枣仁30g	片姜黄12g	盐补骨脂20g	防风15g
炙甘草6g	青风藤30g	鸡血藤30g	高良姜10g
佛手12g	合欢花15g	淫羊藿10g	桑枝30g
白芍12g			

日一剂，水煎服，早晚分服

四诊：2014年6月5日

患者服药后症状减轻，唯受风寒后大关节，脊背部疼痛加重，喜热饮，纳可，便调。上方加减，独活改为15g，高良姜改为12g，加陈皮15g，加海风藤20g，减远志、佛手。方药如下：

烫骨碎补20g	独活15g	海风藤20g	桂枝15g
羌活15g	茯苓30g	制元胡30g	醋香附15g
珍珠母30g	百合30g	浮小麦30g	红枣10g
酸枣仁30g	片姜黄12g	盐补骨脂20g	防风15g
炙甘草6g	青风藤30g	鸡血藤30g	高良姜12g
陈皮15g	合欢花15g		

日一剂，水煎服，早晚分服

五诊：2014年7月10日

患者诉周身关节肿痛，遇风加重，腋下，肘窝，腹部，腘窝尤为明显，汗出较多，两肋寒凉，自觉心下、胃脘部寒凉不适，晨起发胀，肌肉松弛，心慌，汗多，乏力，头发干枯，消瘦，纳食一般，夜眠差，夜间易醒，不易入睡，大便不成形，日行1次，小便少。上方加减，桂枝改为18g，海风藤改为25g，加山萸肉20g，减淫羊藿、炙甘草、高良姜。方药如下：

烫骨碎补20g	独活15g	海风藤25g	桂枝18g
羌活15g	茯苓30g	制元胡30g	醋香附15g
珍珠母30g	百合30g	浮小麦30g	红枣10g
酸枣仁30g	片姜黄12g	盐补骨脂20g	防风15g
山萸肉20g	青风藤30g	鸡血藤30g	陈皮15g
合欢花15g			

日一剂，水煎服，早晚分服

后患者每隔2个月来复诊1次，仍有全身多关节发冷，但症状有所缓解，睡眠欠佳，调方着重在于加大补肾温阳、活络通经方药剂量，同时兼疏肝、安神。

尾诊： 2015年3月12日

患者自觉症状好转，焦虑表现较前减轻。畏寒畏风减轻，左肘、双膝、双踝受风后疼痛仍有。双手胀痛较前好转，乏力，纳眠可，睡眠欠佳，易醒，大便成形，日行1次，小便可。舌淡红略暗，白苔，脉沉略弦滑。方药如下：

独活15g	骨碎补20g	桂枝12g	茯苓30g
羌活15g	桑枝30g	炙元胡30g	酸枣仁30g
补骨脂20g	防风15g	青风藤30g	鸡血藤30g
海风藤30g	赤芍15g	干姜6g	白附片6g
伸筋草30g	连翘30g	佛手12g	土贝母20g

日一剂，水煎服，早晚分服

按: 原发性纤维肌痛综合征是一种以全身多处肌肉疼痛及发僵为主, 伴有疲乏无力等多种其他症状的非关节性风湿病。且目前病因不清、疗效有限。病症特点为: ①疼痛性质多样, 如刺痛、烧灼痛、刀割样痛、钝痛等; ②疼痛伴发精神症状如焦虑、抑郁、睡眠不佳等, 并常因此诱发发作或加重。

阎师认为本病属中医学"痹证、肌痹"范畴, 又因多情志症状, 同时此病症状也包括了"郁证"、"不寐"的相关的表现。本患者正气不足感受风、寒、湿三气合而为痹, 邪气郁阻肝、心、脾等脏腑气机, 心气亏虚, 肝气郁阻、木克脾土, 脾失健运, 营卫不和, 卫外不固。症见周身肌肉酸痛、畏风畏寒, 汗出、纳差、胃脘疼痛、不寐、大便溏。治疗应扶正祛邪, 重视调肝、养心、理脾、调和营卫。方以桂枝加龙骨牡蛎汤合补肾养肝祛风散寒除湿之品。复诊患者汗出减轻, 但仍有不寐、易醒, 周身疼痛、畏寒喜暖, 调方以温补肝肾、调心安神、祛风散寒为主, 随症加减而获良效。阎师认为, 本方是桂枝汤的加味方, 适用于在桂枝汤证的基础上, 出现更严重的动悸、气上冲, 表现为胸腹部的搏动感、易惊恐不安、失眠、睡眠浅、多梦、自汗、盗汗。方中桂枝芍药通阳固阴, 甘草姜枣和中、上焦之营卫, 使阳能生阴。而以安肾宁心之龙骨牡蛎为辅阴之主。阎师治疗痹症注重"调和营卫"之法的运用。如《痹论》所云"荣卫之气。亦令人痹乎? ……逆其气则病, 从其气则愈。不与风寒湿气合, 故不为痹。"营气, 水谷之精气, 全身各处都要靠营气的濡养、滋润, 营气行于脉中, 在经脉中循行, 而贯通于五脏, 营养联络于六腑。卫气, 水谷化生之彪悍之气, 卫气行于脉外, 行于皮肤, 分肉, 到盲膜, 散于胸腹。营气和卫气如果逆乱了, 就可以成为病, 营卫之气逆乱, 并与风寒湿气相合而为痹。阎师强调治疗痹证时, 应时时不忘调和营卫之法, 常用桂枝、山药、姜、枣, 使荣卫和, 则三焦各司其职, 正气充, 外邪不能入。

(孔维萍)

多发性肌炎典型治案

患者： 刘某　女　74岁

初诊： 2016年4月28日

发病节气： 谷雨

主诉： 下肢肌肉疼痛，伴头痛3个月。

现病史： 患者3月前因高血压控制不佳服用厄贝沙坦及苯磺酸氨氯地平后出现肌肉疼痛（具体剂量不详），活动后加重，伴心慌，偶有口腔溃疡，可自愈，无发热、皮疹、关节肿痛，无眼干口干。服用中药汤剂后症状好转（具体不详）。2016年3月19日于海淀医院急诊查肌酸激酶10143U/L，肌酸激酶MB同工酶278U/L，乳酸脱氢酶>811U/L，丙谷转氨酶296.1U/L，谷草转氨酶484.8U/L，肌红蛋白>900ng/L，患者肌酶升高遂入北京市海淀医院CCU住院治疗。给予对症治疗后（具体不详）患者心慌状况好转，双下肢肌无力进行性加重，抬腿困难，行走受限。1月前于本院西医风湿免疫科治疗，查肌肉活检诊断为免疫介导的坏死性肌病。四肢肌肉MR平扫示：双侧全身皮下及肌肉广泛性渗出性改变。肌电图示：肌源性损伤。给予甲泼尼龙静注40mg q.d，后改为口服60mg q.d。并予以静注用人免疫球蛋白10mg q.d治疗。予以雷公藤总苷20mg q.d。患者下肢无力较前缓解。现为求进一步诊治来阎小萍教授门诊处就诊，现症见：双下肢无力，无红肿热痛，畏热喜凉，纳食欠佳，睡眠差，二便调。舌淡红，苔薄白，脉沉略弦滑。

既往史： 高血压病史30余年，血压控制在140/80mmHg，现口服倍他乐克12.5mg bid。

个人史： 无吸烟饮酒史。无不良嗜好

家族史：无家族遗传病史。

诊断：中医：肌痹　湿热阻络证

　　　　西医：多发性肌炎

治法：补肾通络，祛湿通痹

方药：

焦白术15g	生山药20g	山茱萸20g	生地10g
熟地10g	黄芪20g	党参12g	生甘草10g
茯苓25g	丹皮10g	泽兰20g	泽泻20g
知母15g	连翘25g	独活15g	川断25g
桑寄生25g	生杜仲25g	青风藤25g	秦艽25g
防风15g	片姜黄12g	制元胡25g	桑枝25g
炙山甲15g	败龟板30g		

日一剂，水煎服，早晚分服

二诊：2016年6月27日

患者下肢疼痛减轻，无关节疼痛，自述仍时有心慌，无胸闷喘息，全身自觉乏力，左边面部，唇周，眼周出现麻木。纳眠可，二便调。舌淡红，苔白，脉沉滑略弦。中药方如下：

桑寄生30g	醋龟甲30g	山茱萸20g	炙山甲15g
茯苓25g	连翘30g	防风15g	续断30g
牡丹皮10g	独活12g	焦白术15g	青风藤25g
甘草10g	生地12g	桑枝20g	炙黄芪25g
制元胡25g	党参18g	化橘红15g	熟地12g
山药20g	威灵仙10g	泽兰20g	泽泻20g

日一剂，水煎服，早晚分服

三诊：2016年8月24日

患者下肢沉重感觉较前减轻，双足浮肿，畏寒，无眼干口干，纳眠可，左侧面部，唇周，眼周麻木较前好转。纳眠可，大便调，小便偶有疼痛。舌淡红，苔白，脉沉略弦滑。上方加减，泽兰20g加至25g，泽泻20g加至25g，生地12g加至15g，熟地12g加至15g，山茱萸20g加至25g，牡丹皮10g加至12g，桑枝20g加至25g，党参18g加至20g，加知母12g。具体方药如下：

桑寄生30g	醋龟甲30g	山茱萸25g	炙山甲15g
茯苓25g	连翘30g	防风15g	续断30g
牡丹皮12g	独活12g	焦白术15g	青风藤25g
甘草10g	生地15g	桑枝25g	炙黄芪25g
制元胡25g	党参20g	化橘红15g	熟地15g
山药20g	威灵仙10g	泽兰25g	泽泻25g
知母12g			

日一剂，水煎服，早晚分服

四诊： 2016年10月22日

患者双下肢沉重感较前好转，右侧面部仍觉麻木，眼部泪液过多，偶感口苦。纳眠可，二便调。舌淡红，苔白，脉沉略弦滑。上方加减，茯苓25g加至30g，桑枝25g减至20g，生地15g加至18g，知母12g加至15g，减化橘红15g，加百合25g。具体方药如下：

桑寄生30g	醋龟甲30g	山茱萸25g	炙山甲15g
茯苓30g	连翘30g	防风15g	续断30g
牡丹皮12g	独活12g	焦白术15g	青风藤25g
甘草10g	生地18g	桑枝20g	炙黄芪25g
制元胡25g	党参20g	熟地15g	山药20g
威灵仙10g	泽兰25g	泽泻25g	知母12g
百合25g			

日一剂，水煎服，早晚分服

按： 多发性肌炎是一种病因不明，以横纹肌为主要病变的非化脓性炎性肌病，其临床特点是四肢近端，肩周，颈周，髋周肌群进行性无力。此病的中医病名为肌痹，病位主要在肌肉皮肤，与脾肺肾三脏有关。《素问·痿论》云："肺热叶焦，则皮毛虚弱急薄，著则生痿躄也。心气热，……虚则生脉痿，枢折、挈胫，纵而不任地也。肝气热，……发为筋痿；脾气热，……发为肉痿；肾气热，……骨枯而髓减，发为骨痿。肺主皮毛，且为水之上源，若肺气亏虚，则高原之水不能濡润筋骨，脾主运化，脾虚不足，气血生化乏源，可致四肢肌肉失于营养；肾藏精，精血同源相生，精虚不能灌溉四末，血虚不能营养筋骨，三脏亏虚均可致四肢肌肉乏力，导致本病发生。

阎师认为关于痿证的病因可有外邪侵袭、或饮食所伤、或七情太过，而至湿热蕴及五脏，脏腑精血亏虚而为病。在五脏之中脾为后天之本，气血生化之源，主四肢肌肉。胃主受纳，脾主运化共同完成饮食的消化吸收及其精微的输布，从而滋养全身。在治疗时使用四君子汤补益脾胃，配以山药平补脾阴，配以川断、桑寄生温补肾阳；肾阳得温，脾阳得助，水谷得运，精微得布，则痿证可愈。另加青风藤、鸡血藤、羌活、独活、桑枝、伸筋草、徐长卿等祛风散寒、化瘀通络。该患者长期服用激素，临床表现为畏热喜凉，阎师认为此乃无根之火，治疗时当注意滋阴清热。全方使脾肾得健，肌肉四肢得充，外邪不能内侵，收获良效。

（孔维萍）

滋补肝肾清热凉血法治疗皮肌炎案

患者：高某某　女　37岁

初诊：2014年1月27日

主诉：发热伴肌肉疼痛乏力1年。

现病史：患者1年前无明显诱因出现发热，体温最高39.1℃，伴有面部红色皮疹，眼眶周围尤其明显，最初诊为上呼吸道感染，给予抗生素治疗后症状无缓解，又诊为药物热，给予抗组胺药物，症状亦无明显缓解，逐渐出现四肢肌肉疼痛、乏力，肌酶升高，外院拟诊为皮肌炎。半年前于我院风湿免疫科查CK：5734IU/L，抗核抗体谱均阴性，经肌肉活检示：肌肉纤维坏死，束周萎缩，诊为皮肌炎，给予激素强的松50mg，每日1次，甲氨蝶呤7.5mg每周1次，糖皮质激素梯度减量，现服用强的松35mg每日1次。现症见：肌痛略减，但仍明显肌无力，双臂上举困难，双腿蹲起困难，面部皮疹仍较为明显，主要为分布于面部双睑上、眼眶周围的暗紫色、暗红色皮疹，颈前三角区暗红色皮疹，头晕乏力，头昏沉不清。饮食差，睡眠不佳，小便略黄，大便偏干。近3天来受凉后有咽痛流涕，轻度咳嗽，伴有低热，体温最高37.8°。

既往史：无特殊。

过敏史：无。

体格检查：舌略红，苔薄白，脉细弦。

辅助检查：无。

诊断：中医：皮痹 脾肾不足，郁热动血

西医：皮肌炎

治法：健脾益肾，清热凉血

处方：

焦白术15g	生山药15g	茯苓30g	泽泻20g
砂仁10g	生地25g	桑枝30g	苦地丁25g
青风藤30g	白蔹15g	白芷20g	络石藤30g
桑枝30g	薄荷10g	青风藤30g	佩兰12g
银花25g	连翘30g	补骨脂20g	炒薏米30g
生甘草10g	板蓝根20g	荆芥10g	

二诊：2014年2月24日

感冒服药3剂后缓解。头晕不适亦减轻，肌力略有恢复，皮疹颜色减轻，舌质红，苔薄白，脉细弦。上方去板蓝根、荆芥、炒薏米、薄荷，加地骨皮10g清肺热、淫羊藿12g补肾益精。继服2周后皮疹明显减轻，患者返家。

焦白术15g	生山药15g	茯苓30g	泽泻20g
砂仁10g	生地25g	桑枝30g	苦地丁25g
青风藤30g	白蔹15g	白芷20g	络石藤30g
桑枝30g	生甘草10g	青风藤30g	佩兰12g
银花25g	连翘30g	补骨脂20g	地骨皮10g
淫羊藿12g			

三诊：2014年3月21日

患者继服上方一个月，皮疹有进一步消退，虽然仍有少量新发皮疹，但整体消退明显。肌痛有缓解，但肌力恢复不明显。舌淡红，苔白，脉沉细。上方去银花、地丁，加山萸肉、骨碎补，改生地为30g

焦白术15g	生山药15g	茯苓30g	泽泻20g

砂仁 10g	生地 30g	桑枝 30g	山萸肉 18g
青风藤 30g	白薇 15g	白芷 20g	络石藤 30g
桑枝 30g	骨碎补 20g	青风藤 30g	佩兰 12g
生甘草 10g	连翘 30g	补骨脂 20g	地骨皮 10g
淫羊藿 12g			

电话追访，3 个月后，患者继服上方，皮疹未再发作，肌力逐渐恢复，激素已经减量为 10mg 每日 1 次。患者对疗效十分满意。

按：此案可分为两个阶段，首诊时患者因感冒而病情加重，阎老师举重若轻，在扶正基础上加入疏解表邪的药物，仅 3 剂患者之表邪即去，病情恶化趋势得以遏制，患者开始树立信心。第二阶段是阎老师治疗皮肌炎思想的很好实例，老师认为此类疾病多为本虚标实，在外邪渐退或正虚邪恋时，着眼于扶正以驱邪，多以滋补肝肾、清热凉血、壮骨荣筋为法。在具体用药方面，老师的经验是：在激素导致的虚阳上越的情况下，应使用生甘草，一方面其有类激素样作用，一方面能收敛浮阳，还有一方面寒性药物偏多，用之可以顾护脾胃。此外，在没有明显虚阳上越的情况下，可使用淫羊藿温补肾精，温阳化气，加入滋阴药物中使阳化气阴成形而事半功倍，在现代研究中显示淫羊藿有类激素样作用，故可帮助减撤激素。此二药为老师常用的帮助减撤激素药物，老师用这种方法曾帮助许多长期大量使用激素的患者成功减撤激素。本方中还蕴含泽泻汤，泽泻、白术加佩兰功能祛湿浊止头晕。诸药结合，针对病机，故能收到良好的疗效。

（全笛儿）

祛寒通络法治疗系统性硬化症案

患者： 李某某　　女　　6岁

初诊： 2014年5月22日

主诉： 双手雷诺现象7年，周身皮肤变硬3个月。

现病史： 患者7年前出现双手指遇寒变白，转暖后颜色转暗红甚至发紫，未作特殊治疗。6年前开始出现吞咽不利，逐渐加重，至3个月前出现呕吐，食物难以下咽，并感觉面部及手指手臂皮肤变硬，有明显紧绷感，于我院风湿免疫科就诊，查ANA（＋），抗SCL-70（＋），胸部CT：肺间质纤维化，超声心动图：三尖瓣少量反流，估测肺动脉压力31mmHg，胃镜：食道蠕动功能明显减弱。诊为系统性硬化，给予醋酸泼尼松40mg每日1次，及复方环磷酰胺片隔日100mg治疗，经治后患者症状略有改善。现因担心西药副作用来诊。现症见：双手指端发白，触之冰冷，面部颜色潮红，皮肤紧绷，鼻翼塌陷，鼻尖隆起呈鹰钩状，口唇缩窄，口周有放射状皮肤萎缩的条纹，口不渴，食纳差，吞咽不利，小便调，大便偏稀。现服用强的松20mg每日一次。

既往史： 无特殊。

过敏史： 无。

体格检查： 舌略红，苔白，脉沉细。

辅助检查： ANA（＋），抗SCL-70（＋），胸部CT：肺间质纤维化，超声心动图：三尖瓣少量反流，估测肺动脉压力31mmHg，胃镜：食道蠕动功能明显减弱。

诊断： 中医：皮痹 寒湿阻络

西医：系统性硬化症

治法：祛寒除湿通络

处方：当归四逆汤加减

补骨脂25g	白芷25g	桑叶30g	骨碎补20g
青风藤20g	焦白术15g	伸筋草30g	陈皮15g
鸡血藤30g	炒枳壳15g	桂枝15g	赤芍15g
茯苓30g	连翘25g	当归15g	盐杜仲30g
炒薏米40g	炙甘草6g	山甲珠10g	干姜5g
黑顺片5g			

二诊：2014年6月18日

患者感手指冷痛好转，皮肤有变软迹象。激素开始减量至17.5mg每日1次。舌淡红，苔薄白，脉沉细。十指不温，指端色苍白。效不更方，原方再进，上方改干姜10g，黑顺片10g，枳壳20g，继续温阳通络。

补骨脂25g	白芷25g	桑叶30g	骨碎补20g
青风藤20g	焦白术15g	伸筋草30g	陈皮15g
鸡血藤30g	炒枳壳20g	桂枝15g	赤芍15g
茯苓30g	连翘25g	当归15g	盐杜仲30g
炒薏米40g	炙甘草6	山甲珠10g	干姜10g
黑顺片10g			

三诊：2014年7月12日

手指冷痛进一步好转，激素减量至15mg，每日1次。舌淡红，苔薄白，脉沉细。上方改当归18g，巩固疗效。

补骨脂25g	白芷25g	桑叶30g	骨碎补20g
青风藤20g	焦白术15g	伸筋草30g	陈皮15g

鸡血藤30g	炒枳壳20g	桂枝15g	赤芍15g
茯苓30g	连翘25g	当归18g	盐杜仲30g
炒薏米40g	炙甘草6g	山甲珠10g	干姜10g
黑顺片10g			

按： 系统性硬化症属于风湿免疫科的难治病，尤其其结缔组织硬化纤维化无特异性治疗，在这方面中医药可以做有益的尝试，阎老师此案的成功就可以示人以活法。当归四逆汤治疗四肢厥逆原为常法，原方出于《伤寒论》第三百五十一条："手足厥寒，脉细欲绝者，当归四逆汤主之"，《医宗金鉴》中解析此方："取桂枝汤君以当归者，厥阴主肝为血室也；佐细辛味极辛，能达三阴，外温经而内温脏；通草其性极通，善开关节，内通窍而外通营；倍加大枣，即建中加饴用甘之法；减去生姜，恐辛过甚而迅散也。"此案中的用法有以下特点，第一配合山甲珠通络止痛，山甲属血肉有情之品，效专力宏；（山甲已从药典中除去，读者当留意）第二，患者阴血亏虚并不明显，而有阳气不足虚阳上越之象，故用少量干姜附子引火归元，为防止附子干姜过热伤阴，反佐连翘25g，寒热牵制才能保证用药安全；第三，加入桑叶、白芷疏散风邪，软化肌肤，此药对为阎老师治疗面部皮肤病变的常用药对，还可以用于妇人七情斑的治疗。

（金笛儿）

脾肾双补法治疗皮肌炎案

患者：孙某某　女　51岁

初诊：2014年2月13日

主诉：皮疹伴四肢乏力2年，关节肿痛1年。

现病史：患者两年前无明显诱因出现皮疹，部位是双手掌指关节伸侧，双肘、耳后，并出现四肢肌肉疼痛乏力，四肢近端肌力下降明显，严重时生活不能自理，于外地医院查CK 4521IU/L，肌活检可见典型的：肌束周围萎缩，诊为皮肌炎。曾查胸部CT示：肺间质纤维化，西医给予甲强龙40mg每日一次，环磷酰胺0.4g每两周一次。一年前激素减量至每日一片后症状复发，再次出现皮疹伴肌肉无力，并出现双膝、双腕等关节肿痛，曾于外院摄关节X线片，未见异常。此后再次给予足量激素及免疫抑制剂治疗，并给予激素梯度减量，目前甲强龙24mg每日一次，来氟米特20mg每日一次，仍感肌肉无力，皮疹已基本消退。现症见：四肢乏力，面部少量皮疹，色暗。纳差食少，二便调。

既往史：无特殊。

过敏史：无。

体格检查：舌略红，苔薄白，脉细弦。

辅助检查：无。

诊断：中医：皮痹 脾肾两虚

　　　　西医：皮肌炎

治法：健脾益肾

处方：

焦白术 15g	生山药 20g	陈皮 15g	茯苓 20g
木瓜 15g	川断 25g	狗脊 30g	寄生 25g
仙灵脾 10g	连翘 20g	骨碎补 20g	补骨脂 20g
杏仁 12g	浙贝 12g	防风 15g	片姜黄 12g
桑枝 25g	青风藤 25g	羌活 15g	独活 12g

二诊：2014年3月10日

肌无力有好转，激素顺利减撤中，近日受凉后咳嗽咳痰明显，上方加秦艽25g，蜜杷叶15g、百部12g、蜜紫菀15g、生甘草10g，去木瓜、狗脊，改桑叶25g。

焦白术 15g	生山药 20g	陈皮 15g	茯苓 20g
秦艽 25g	川断 25g	百部 12g	寄生 25g
仙灵脾 10g	连翘 20g	骨碎补 20g	补骨脂 20g
杏仁 12g	浙贝 12g	防风 15g	片姜黄 12g
桑枝 25g	青风藤 25g	羌活 15g	独活 12g
蜜杷叶 15g	蜜紫菀 15g	生甘草 10g	

三诊：2014年3月24日

肌无力进一步好转，激素减量至16mg每日一次。咳嗽咳痰好转，去浙贝、百部、连翘，加苏梗12g、丹参20g、远志12g。

焦白术 15g	生山药 20g	陈皮 15g	茯苓 20g
木瓜 15g	丹参 20g	川断 25g	狗脊 30g
仙灵脾 10g	寄生 25g	骨碎补 20g	补骨脂 20g
杏仁 12g	苏梗 12g	防风 15g	片姜黄 12g
桑枝 25g	青风藤 25g	羌活 15g	独活 12g
远志 12g			

按： 皮肌炎是风湿科的难治病之一，尤其是肌酶恢复正常后，肌无力可能在长时间内无法恢复，此时西药无特异性治疗，将依靠中医药治疗。其二，皮肌炎对激素依赖较重，常常需要长时间使用激素，这时顺利的减撤激素也需要中医药的帮助。阎老师在此时常采用脾肾双补的治法，取得了良好的疗效。其健脾核心药物常常是焦白术、生山药、茯苓、木瓜，补肾核心药常常是川断、狗脊、寄生、仙灵脾、骨碎补、补骨脂。我们在学习名老中医经验的时候，不但要学习辨证思路等整体情况，而且要学习具体经验用药情况，这样才能真正地运用于临床。

（金笛儿）

脉痹篇

脉痹典型治案

患者：姬某　女　42岁

初诊：2013年10月31日

发病节气：霜降

主诉：双手、双足发凉发白15年。

现病史：患者15年前双手指及双足趾无明显诱因相继出现发凉、麻木，遇冷变白。后就诊于天津肿瘤医院，未明确诊断，未系统治疗。为求系统诊治就诊于阎小萍教授门诊。症见：双手指、双足趾遇凉变白、发凉、麻木，遇热则好转，恢复血色。双手手指尖皮色发白，久站后腰痛，无四肢关节疼痛，口略干，无眼干，自觉疲乏无力，畏寒喜暖，无汗出，纳少，眠可，二便调。

既往史：浅表性胃炎，十二指肠炎病史3年。阑尾炎术后7年。

过敏史：青霉素、阿莫西林过敏。

家族史：无家族遗传病史。

个人史：生于当地，偶尔抽烟。

婚育史：20岁结婚，育有1女，丈夫及女儿体健。

月经史：14 5/28~30 2013年10月27日，量少、色黑紫，痛经。

查体：舌淡红略暗、白苔，脉沉细。

诊断：中医：脉痹　肝肾亏虚，寒凝血脉

　　　　西医：雷诺症

治法：补肾散寒、活血通络

处方：

当归10g	桂枝12g	赤芍15g	通草10g
细辛3g	炒枳壳15g	骨碎补20g	补骨脂20g
防风15g	片姜黄12g	淫羊藿12g	羌活15g
鸡血藤30g	川断25g	桑寄生25g	红花10g
桃仁10g	炙山甲10g		

日一剂，水煎服，早晚分服

二诊：2014年1月2日

诉服药后双手乏力、发白症状明显缓解，下午5点手足发凉，遇凉后手部发白程度较前减轻，口干，怕冷，偶有乏力，纳可，眠可，二便调。舌淡红暗白苔少津。2013年11月6日查自身抗体谱：抗SSA抗体阳性，ANA阳性，关节超声：右手PIP4关节少量积液，双腕指伸肌腱腱鞘炎，指屈肌腱腱鞘炎。2013年11月20日，唇腺活检示：腺泡略萎缩，腺泡及导管周围多灶淋巴，浆细胞聚集浸润，其中4灶淋巴细胞数量>50个/灶。可诊断为"干燥综合征"。继续服用中药，方药如下：

桂枝18g	当归12g	赤芍15g	炒枳壳15g
烫骨碎补20g	盐补骨脂25g	防风15g	片姜黄12g
羌活30g	淫羊藿12g	鸡血藤30g	桑寄生30g
川断30g	红花10g	炙山甲10g	桃仁10g
丹参25g	青风藤30g	天花粉15g	生地15g
芦根20g			

日一剂，水煎服，早晚分服

三诊：2014年2月17日

诉服药后双手发凉发白症状明显缓解，仍有口干，怕冷，微有乏力，夜间明显，纳可眠可，二便调。舌淡红暗，白苔，脉沉略弦细。2014年2月17日查抗双链DNA抗体：27IU/ml，ANA谱：1∶1280

核颗粒型，抗SSA抗体，抗SSB抗体阳性，余阴性；ANCA谱，AKA，APF，抗CCP抗体均阴性；CRP 0.164mg/dl，RF<20IU/ml。目前可诊断为雷诺症，干燥综合征，不支持系统性红斑狼疮，系统性硬化症的诊断。继续服用中药，上方加减，桂枝18g加至20g，当归12g加至15g，赤芍15g减至12g，丹参25g加至30g，山茱萸10g加至15g，芦根20g加至25g，减天花粉，加制附片5g，加干姜3g，方药如下：

桂枝20g	当归15g	赤芍12g	炒枳壳15g
烫骨碎补20g	盐补骨脂25g	防风15g	片姜黄12g
羌活30g	淫羊藿12g	鸡血藤30g	桑寄生30g
川断30g	红花10g	炙山甲15g	桃仁10g
丹参30g	青风藤30g	干姜3g	生地15g
芦根25g	制附片5g		

日一剂，水煎服，早晚分服

四诊：2014年3月17日

诉雷诺现象明显好转，双手发麻，畏寒喜暖，月经行5天，量少，色暗黑，纳可，眠可，二便可。舌淡红暗，白苔，脉沉略弦细。上方加减，盐补骨脂25g减至20g，加知母12g，丹参30g减至25g，干姜3g加至4g，制附片5g加至6g，方药如下

桂枝20g	当归15g	赤芍12g	炒枳壳15g
烫骨碎补20g	盐补骨脂20g	防风15g	片姜黄12g
羌活30g	淫羊藿12g	鸡血藤30g	桑寄生30g
川断30g	红花10g	炙山甲15g	桃仁10g
丹参25g	青风藤30	干姜4g	生地15g
芦根25g	制附片6g	知母12g	

日一剂，水煎服，早晚分服

按：雷诺现象是一组症状，可以是单纯雷诺症的表现，也可以是

一些相关疾病的一系列症状，因血管神经功能紊乱引起的阵发性末梢动脉痉挛而发作。雷诺现象可见于多种风湿病，如系统性硬化症，系统性红斑狼疮，需要根据检验指标不断进行排他性诊断。此患者抗双链DNA抗体低滴度，且无sm抗体，肾损害等，系统性红斑狼疮诊断依据不足。患者未出现皮肤肿胀、增厚、变硬，无呼吸系统及消化道症状，无着丝点抗体、scl-70抗体等特异性抗体，系统性硬化症诊断依据不足。综合患者血清抗体、唇腺活检结果，诊断符合干燥综合征。阎师认为根据患者主要临床表现应将其归属于中医的"脉痹"范畴。

脉痹一名，始见于《黄帝内经》，此后《金匮要略》等医籍有血痹的记载。血气痹阻与经脉痹阻病机相关，故血痹与脉痹类同。凡以血脉瘀滞为主要病证者，均应属本病。脉痹是以正气不足，六淫杂至，侵袭血脉，致血液凝涩，脉道闭阻，而引起的以肢体疼痛、皮肤不仁、皮色暗黑或苍白、脉搏微弱或无脉等为主要特征的一种病证。阎师认为本病治疗当以"通"为原则，主要应从"瘀"论治，以活血通脉为大法，结合益气、养血、滋阴、温阳以扶正，同时结合散寒、清热、解毒、祛湿、化痰诸法以驱邪，共达通脉之功。本例患者见四肢厥逆时作，遇寒加重，兼见腰痛、乏力，口干，畏寒喜暖，月经色紫黑，量少，舌淡红略暗，白苔，脉沉细等。乃因肝肾亏虚，风寒湿邪入侵，邪气痹阻于血脉，气血凝滞，久而留瘀，血脉痹阻而发为脉痹。

本病治法当以补益肝肾、温经散寒，养血通脉为原则。一诊方药以当归四逆汤加减，乃"手足厥寒，脉细欲绝，当归四逆汤主之"。当归四逆汤以温经散寒，养血通脉为法，以桂枝汤去生姜加当归、细辛、通草而成。方中当归养血活血，桂枝、芍药调和营卫，细辛温经通脉，通草通经脉畅血行。此外加入骨碎补、补骨脂、川断、桑寄生、淫羊藿等补益肝肾、温肾壮阳；防风、羌活祛风散寒；片姜黄、炒枳壳理气通滞；鸡血藤、桃仁、红花活血化瘀、养血通经；炙山甲通络引药达病所，诸药相配，共奏补益肝肾、温经散寒，养血通脉之功。随诊患者四肢厥逆减轻，但仍有畏寒，乏力，脉沉细，乃寒邪深侵之象，方中去细辛、通草，加入附子、干姜。附子味辛、甘，大热。主入心、肾、脾经。为温里回阳，救逆固脱之要药。干姜味辛，性热，归脾、胃、肾、心、肺经，温中散寒，回阳通脉。附子长于回阳救逆，走而不守，能通彻内外上下。干姜具有回阳通脉之功，守而不走，温中回阳。治疗痹病阴寒内盛者，阎师常二药相须为用。此外患者尚有口干、月经量少等，乃寒凝血瘀日久，新血不生，阴血津液不足之象，方中加入生地、丹参、芦根、知母等，以滋肾阴、养血活血、生津润燥，且芦根、知母苦寒可反佐温药过燥之性，诸药相配乃获良效。纵观本例"脉痹"，阎师以"通"为原则，标本兼顾，攻补皆施，温凉并用，方药配伍得当，乃获良效。

（孔维萍）

补肾益精凉血解毒法治疗大动脉炎案

患者：童某某　女　20岁

初诊：2012年10月18日

主诉：发现右手脉搏减弱3个月。

现病史：患者3个月前于中医风湿科门诊诊脉时，偶然发现右侧脉搏明显较左侧为弱，建议完善检查除外大动脉炎，查：血沉、CRP均正常，抗核抗体谱（ANA+ENA诸项）及抗中性粒细胞抗体（ANCA）均阴性，经查主动脉CTA（CT血管成像）发现头臂干动脉狭窄，诊为大动脉炎，未发现主动脉主干或其他分支的狭窄，无高血压、无下肢痛或间隙跛行。来诊时见：轻度头晕，略感疲乏，腰膝酸软，四末不温，夜眠欠佳，食纳略差，二便调。

既往史：无特殊。

过敏史：无。

体格检查：双锁骨下动脉处未闻及杂音，右上肢血压60/40mmHg，左上肢血压110/70mmHg，舌淡红，苔薄白，右脉沉细弱，左脉细弦。

辅助检查：CTA（CT血管成像）发现头臂干动脉狭窄。

诊断：中医：脉痹　肾虚精亏，热毒伤脉

　　　　西医：大动脉炎

治法：补肾益精，凉血解毒

处方：

骨碎补20g	补骨脂20g	丹参30g	连翘25g
白芍12g	知母20g	桂枝8g	当归15g

生地25g	桑枝30g	赤芍15g	伸筋草25g
元参25g	羌活15g	防风15g	地丁25g
葛根30g	徐长卿15g	土鳖虫6g	

二诊：2012年11月5日

头晕疲乏略有好转，双手凉好转。查体：右上肢血压65/45mmHg，左上肢血压105/65mmHg，舌淡红，苔薄白，右脉沉细弱，左脉细弦。

上方去徐长卿，加片姜黄15g、威灵仙12g通络止痛。

骨碎补20g	补骨脂20g	丹参30g	连翘25g
白芍12g	知母20g	桂枝8g	当归15g
生地25g	桑枝30g	赤芍15g	伸筋草25g
元参25g	羌活15g	防风15g	地丁25g
葛根30g	片姜黄15g	土鳖虫6g	威灵仙12g

三诊：2012年12月1日

患者感头晕疲乏有明显改善，四末不温现象基本消失，自觉生活学习体力充沛，饮食可，眠尚佳，二便调。查体：右上肢血压65/40mmHg，左上肢血压105/70mmHg，舌淡红，苔薄白，右脉沉细弱，左脉细弦。上方去伸筋草、地丁、羌活，加山萸肉12g、焦白术15g以补脾肾，嘱患者长期随诊，定期复查。

骨碎补20g	补骨脂20g	丹参30g	连翘25g
白芍12g	知母20g	桂枝8g	当归15g
生地25g	桑枝30g	赤芍15g	威灵仙12g
元参25g	山萸肉12g	防风15g	焦白术15g
葛根30g	片姜黄15g	土鳖虫6g	

按：大动脉炎常发生于青年女性，按受累血管的部位不同可以分为头臂干型、胸腹主动脉型、肾动脉型和肺动脉型，如头臂干型（主

动脉弓综合征）可因缺血出现头晕、头痛、视力减退，或上肢乏力酸痛、麻木发凉，胸腹主动脉型可出现下肢痛、无力或间歇跛行，肾动脉型可出现严重高血压，胸主动脉缩窄可出现上肢血压明显升高等等。本患者病情较轻，仅有单侧脉搏减弱，伴有轻度的头晕头痛，疲乏无力，而无明显的中医证候，这时就需要辨病和辨证结合。阎师在长期临床中总结出此病多属于热毒灼伤血脉，故以补肾益精，凉血解毒为诊疗大法，用连翘、地丁、蒲公英、野菊花（举例）等五味消毒饮意清热解毒，丹参、赤芍、生地、元参等凉血活血，有肢体变凉四末不温的加桂枝、当归等仿当归四逆汤之意，以此为原则加减进退常获良效。对于缓解稳定期的病人，则由凉血解毒逐渐过渡到滋补肝肾，常常以六味地黄为底方进行加减，守方以资巩固。

（金笛儿）

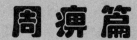

周痹篇

标本兼顾治周痹案

患者：彭某　男　50岁

初诊：2014年5月22日

发病节气：小满

主诉：发作性双腕关节红肿疼痛10年，加重半年。

现病史：患者10年前无明显诱因出现右侧腕关节红肿疼痛，皮温升高，自行敷用膏药后可缓解。10年内，间断出现双腕关节交替发病，1~3次/年，红肿热痛明显，辗转多家医院，均未明确诊断，后就诊于北京世纪坛医院，查HLA–B27、ANA、AKA、APF、CCP均为阴性，ESR 20mm/h（0~15），CRP 7.2mg/l（0~5），诊断为"回纹型风湿病"，予帕夫林口服、青鹏软膏、扶他林外用治疗，症状有所缓解。近半年来发作明显频繁，3~4次/月，为进一步治疗就诊于阎小萍教授门诊。现症见：双腕关节交替发作性疼痛，红肿热痛明显，持续数周，偶有左足趾疼痛、红肿，伴口干，无眼干，易口腔溃疡，畏寒怕冷，夜汗出，腹部发凉，服帕夫林后腹泻明显，纳眠可。无发热，皮疹。

既往史：高血压病史3年。否认手术、外伤、输血史。

过敏史：否认药物过敏史

个人史：适龄婚育，育有1子。

家族史：无家族遗传病史。

查体：双腕关节皮色红，皮温高，压痛（+），舌淡红略暗，白苔，脉沉略弦滑。

诊断：中医：周痹

西医：回纹型风湿病

治法：清热化湿、泻火解毒、祛风活络

处方：

生石膏^{先下}30g	知母20g	升麻10g	川黄连10g

生石膏^{先下}30g　知母20g　　升麻10g　　川黄连10g

生甘草10g　　丹皮12g　　连翘20g　　青风藤25g

秦艽25g　　　忍冬藤30g　骨碎补20g　补骨脂20g

防风15g　　　片姜黄12g　桑枝25g　　桑寄生30g

炙山甲15g　　徐长卿15g　焦白术15g　制元胡20g

水煎服，早晚分服。

二诊：2014年6月18日

患者现间断双手MCP2关节疼痛，握拳时疼痛，左肘晨僵。1天前无明显诱因出现右膝关节红肿热痛。现畏寒，盗汗，易口腔溃疡，左耳耳鸣，纳眠可，二便可，大便日行2次。舌淡红略暗，白薄苔，脉沉弦细。方药如下：

忍冬藤30g　　青风藤30g　络石藤30g　秦艽30g

寒水石^{先下}30g　骨碎补20g　补骨脂20g　生石膏^{先下}30g

羌活15g　　　独活12g　　防风15g　　片姜黄10g

砂仁10g　　　连翘20g　　元参15g　　土茯苓20g

生地15g　　　炙山甲15g　川黄连10g　淡竹叶10g

日一剂，水煎服

三诊：2015年2月9日

双腕关节、双手掌指关节疼痛、肿胀较前减轻，皮色不红，皮温略高。近半年发作2次，每次发作程度较前减轻。感寒后双侧膝关节、髋关节呈发作性疼痛，活动不利，夜间盗汗，无乏力，无畏寒怕冷，饮食可，睡眠差，二便可。舌淡红边有齿痕，薄白苔，脉沉弦细。上方加减，独活加至15g、片姜黄加至12g、连翘加至25g、青风藤减至

25g，去寒水石、淡竹叶、黄连，加桂枝10g、知母12g、赤芍15g，方药如下：

忍冬藤30g	青风藤25g	络石藤30g	秦艽30g
桂枝10g	骨碎补20g	补骨脂20g	生石膏^{先下}30g
羌活15g	独活15g	防风15g	片姜黄12g
砂仁10g	连翘25g	元参15g	土茯苓20g
生地15g	炙山甲15g	知母12g	赤芍15g

日一剂，水煎服

四诊：2015年3月26日

患者自诉服药后症状较前有所缓解，近1月发作2次，持续1周左右缓解，发作时红肿热痛较前好转。现左腕关节稍觉疼痛，右膝关节时有疼痛，左脚掌轻度疼痛，无明显红肿，皮温不高，盗汗明显，无乏力，口腔溃疡仍反复发作。纳眠可，二便调。舌淡红，苔薄白，脉沉略弦细。上方加减，元参加至18g，土茯苓加至25g，青风藤减至20g，去知母，加黄芪15g、威灵仙15g、焦白术15g，具体如下：

忍冬藤30g	青风藤20g	络石藤30g	秦艽30g
桂枝10g	骨碎补20g	补骨脂20g	生石膏^{先下}30g
羌活15g	独活15g	防风15g	片姜黄12g
砂仁10g	连翘25g	元参18g	土茯苓25g
生地15g	炙山甲15g	黄芪15g	赤芍15g
威灵仙15g	焦白术15g		

日一剂，水煎服

五诊：2015年5月19日

患者诉双手时有胀痛、僵硬感，偶有双膝关节疼痛，但均较前有所缓解。仍有盗汗、畏寒怕冷，无明显乏力，仍有口腔溃疡，纳眠可，大便稀，日行2~3次，小便可。舌淡红略暗，苔白，脉沉略弦滑。上方加减，连翘加至30g、青风藤加至25g、生地加至18g、土茯苓加至30g，玄参减至15g，去黄芪、砂仁、白术，加知母15g、茯苓30g，具体如下：

忍冬藤30g	青风藤25g	络石藤30g	秦艽30g
桂枝10g	骨碎补20g	补骨脂20g	生石膏先下30g
羌活15g	独活15g	防风15g	片姜黄12g
知母15g	连翘30g	元参15g	土茯苓30g
生地18g	炙山甲15g	茯苓30g	赤芍15g
威灵仙15g			

日一剂，水煎服

按： 本例周痹证乃素体阳气不足，感受风寒湿邪，而为痹也。邪气闭阻，从阳化热，故关节灼热，湿热相搏，热郁心脾，而见口疮频发。脾失健运，故腹泻便溏。热伤阴液，肝肾阴亏，而为盗汗。邪气阻滞，日久留瘀，故舌质暗红，苔白脉沉略弦滑亦为脾肾亏虚、湿热瘀阻之象。虽本虚标实，但需急则治其标，故治以清热化湿、泻火解毒、祛风活络为主、佐以温补脾肾。生石膏、知母清胃、肾火热并坚阴。升麻、川黄连、生甘草、连翘清热解毒，入心脾，清心脾湿热。且升麻、黄连同入脾胃，善清上焦火热，乃阎师治疗口疮的常用药。丹皮清热凉血、活血散瘀；青风藤、秦艽、忍冬藤、防风、片姜黄、桑枝共祛风散寒除湿通络；骨碎补、补骨脂、寄生补益肝肾、强筋骨，而不温燥；山甲、元胡通络以引药达病所；徐长卿、焦白术即可祛风湿、又可健脾止泻。二诊：患者热象仍甚，又加入寒水石、淡竹叶等加大清肾、心经之火，三诊之后患者关节红热之象渐消、发作次数减少，逐渐减少清解之药力，而增扶正之品以收工。本例亦充分体现了阎师在辨治周痹时遵循标本兼顾、标本缓急、脏腑辨证的原则。

（孔维萍）

祛湿清热除痹治周痹案

患者：元某　男　24岁

初诊：2014年12月11日

发病节气：大雪

主诉：多关节间断疼痛4年，加重3天。

现病史：患者4年前无明显诱因出现双膝、双肩关节疼痛，活动稍受限，不伴晨僵及肿胀，未予诊治。2年前多关节出现游走性疼痛，伴红肿，就诊于校医院，未能明确诊断，予扶他林口服治疗（剂量不详），症状缓解，此后间断服用扶他林。2月前就诊于北医三院，辅助检查示CRP：2.19mg/dl，IgA：18.1g/L，IgE：112.2IU/ml，ANA谱、抗CCP、RF、AKA、APF、ESR、HLA-B27未见明显异常，考虑回纹型风湿症，继续给予扶他林治疗（剂量不详）。3天前患者出双膝、双肩、双髋关节疼痛加重，现为求进一步治疗，就诊于阎小萍教授门诊。现症见：双膝、双肩、双髋关节疼痛，无明显肿胀，无畏寒怕冷，时有口腔溃疡，汗出较多，怕热，口干，饮食睡眠可，二便调。

既往史：既往体健。否认手术、外伤、输血史。

过敏史：否认药物过敏史。

个人史：未婚未育。

家族史：祖母及外祖母有关节炎病史（具体不详）。

查体：双膝、双肩、双髋关节压痛（+），无明显红肿，皮温不高，舌淡红略暗，苔白，脉沉略弦细。

诊断：中医：周痹　郁热内蕴，邪痹经络

西医：回纹型风湿症

治法：祛湿，清热，除痹

处方：

青风藤20g	秦艽25g	忍冬藤30g	桑枝25g
桂枝10g	赤芍15g	丹皮12g	白薇12g
威灵仙15g	防风15g	片姜黄12g	制元胡20g
羌活15g	独活15g	伸筋草25g	沙苑子15g
郁金15g	徐长卿15g	千年健15g	元参15g

日一剂，水煎服。

二诊： 2015年1月20日

患者服药后11天关节疼痛未再发作，2天前双膝关节出现疼痛，昨日尤甚，服用扶他林后缓解。现双膝、双肩关节间断性疼痛，无红肿、活动不受限，无晨僵，口干，口腔溃疡反复发作，无眼干，无畏寒怕冷，纳眠可，二便可。舌淡红略暗，苔白，脉沉略弦滑。考虑扶他林对胃肠道刺激较大，建议改服塞来昔布200mg bid。上方加减，青风藤加至25g，桑枝加至30g，白薇加至15g，元胡加至25g，元参加至18g，去威灵仙、徐长卿，加豨莶草15g、连翘20g，方药如下：

青风藤25g	秦艽25g	忍冬藤30g	桑枝30g
桂枝10g	赤芍15g	丹皮12g	白薇15g
豨莶草15g	防风15g	片姜黄12g	制元胡25g
羌活15g	独活15g	伸筋草25g	沙苑子15g
郁金15g	连翘20g	千年健15g	元参18g

日一剂，水煎服

三诊： 2015年3月5日

患者诉双肩、双髋关节疼痛较前明显好转，发作间期延长，双膝关节已无明显疼痛，无活动受限。无晨僵，无畏寒，汗出稍多，无明显乏力，口腔溃疡较前好转。纳眠可，二便调。舌淡红略暗，苔薄白，脉沉略弦细。上方加减，秦艽加至30g，连翘加至30g，元参加至20g，忍冬藤减至25g，去豨莶草，加泽兰15g，方药如下：

青风藤25g	秦艽30g	忍冬藤25g	桑枝30g
桂枝10g	赤芍15g	丹皮12g	白薇15g
泽兰15g	防风15g	片姜黄12g	制元胡25g
羌活15g	独活15g	伸筋草25g	沙苑子15g
郁金15g	连翘30g	千年健15g	元参20g

日一剂，水煎服

四诊：2015年4月19日

双肩关节仍有疼痛，运动后加重，双膝、双髋、双踝、双腕等关节无明显疼痛，无晨僵，时有腰痛，口干好转，口腔溃疡减轻，纳眠可，二便调。舌淡红苔薄白，脉沉略细。上方加减，忍冬藤加至30g，元胡加至30g，伸筋草加至30g，泽兰加至20g，青风藤减至20g，赤芍减至12g，丹皮减至10g，加海桐皮15g，方药如下：

青风藤20g	秦艽30g	忍冬藤30g	桑枝30g
桂枝10g	赤芍12g	丹皮10g	白薇15g
泽兰20g	防风15g	片姜黄12g	制元胡30g
羌活15g	独活15g	伸筋草30g	沙苑子15g
郁金15g	连翘30g	千年健15g	元参20g
海桐皮15g			

日一剂，水煎服

五诊：2014年7月10日

双膝、双肩、双髋关节无明显疼痛，服上方后出现咽干，口舌生疮，时有轻微左手指、双足跟疼痛，纳眠可，大便不成形，小便可。上方加减，赤芍加至15g，丹皮加至12g，元参加至25g，独活减至

12g，去沙苑子、伸筋草、泽兰、海桐皮，加茯苓30g、生地12g、淡竹叶10g、豨莶草15g，方药如下：

青风藤20g	秦艽30g	忍冬藤30g	桑枝30g
桂枝10g	赤芍15g	丹皮12g	白薇15g
茯苓30g	防风15g	片姜黄12g	制元胡30g
羌活15g	独活12g	淡竹叶10g	豨莶草15g
郁金15g	连翘30g	千年健15g	元参25g
生地12g			

日一剂，水煎服

按：本例周痹患者，男，24岁，症见关节游走性红肿疼痛，以双膝、双肩、双髋部为甚，无畏寒怕冷，反时有口腔溃疡，汗出较多，怕热，口干等症，此乃因壮年男性，阳气偏盛，外感风寒湿之邪，易从阳化热，留滞经络而为病，病情迁延日久，亦有留瘀之象，故见舌淡红略暗，苔白，脉沉略弦细。方药以青风藤、秦艽、忍冬藤、桑枝祛风清热，除湿通络，桂枝、赤芍通络调营卫，丹皮、白薇凉血清心脾之热，羌活、独活、防风祛一身上下之风湿，伸筋草、徐长卿、千年健补益肝肾，祛风湿、顾护脾胃，郁金、沙苑子、元参凉血、养阴、清热，制元胡化瘀止痛，威灵仙通行十二经，引药达病所。 二诊：患者关节疼痛发作频率减少，仍有口干、口腔溃疡等症，方中加大青风藤、桑枝、白薇、元胡、元参用量以增清热养阴祛风除湿通络止痛之力，并去性温的徐长卿、威灵仙，加入性寒凉之豨莶草、连翘，增清热之力，前者又可健筋骨，祛风湿，后者又可消肿解毒。三诊患者关节疼痛、口腔溃疡等症减轻，继续巩固加大祛风湿清热之力，并增泽兰、海桐皮以活血消肿，引药下行。四诊，疗效明显，增清热解毒，疏风通络之力。五诊患者关节疼痛明显缓解，但出现咽干，口舌生疮，便溏，乃湿热内生，热郁心脾之象，故加入茯苓健脾利湿，生地、淡竹叶养阴清热，配郁金、连翘清心经火热，增加赤芍、丹皮、元参用量以协同清肝脾肾三经郁热，养阴，又加豨莶草能利筋骨，祛风湿，而苦寒不助火。本例阎师用药以选取能够祛风湿清热除痹的药物为主，如秦艽、忍冬藤、桑枝等，此外应用药性平和之千年健、豨莶草等益肝肾，利筋骨。因本例周痹，患者阳气偏盛，邪气化热较重，热与湿邪胶着难去，留滞于肝、心、脾、肾四经，故病乃邪实为主，虽有本虚不能过早应用温补之药，否则可助热生火，用药以脏腑辨证为基础选用清四经郁热之药物，但忌用大剂苦寒之品以免伤正，并治疗过程中不忘顾护脾胃。

（孔维萍）

周痹典型病案

患者： 杨某　女　60岁

初诊： 2013年10月24日

发病节气： 霜降

主诉： 多关节肿痛18年，加重2年。

现病史： 患者1995年开始因长期接触凉水后出现右侧拇指掌指关节、远端指间关节肿痛，伴皮肤红点，逐渐蔓延成片，后双手掌指关节、近端指间关节、双腕、膝、踝关节均先出现红点，继之关节肿痛，自行外用膏药，未见明显效果，肿痛反复发作。2006年就诊于九江市中医院（具体检查不详），考虑"类风湿关节炎"，先后服用过美洛昔康、雷公藤及中药（具体不详），症状有所缓解，但仍反复发作，主要表现为双手、腕、膝等关节游走性疼痛，持续5~10天不等，服上述药物后可缓解，近2年来发作频繁。患者1周前于我科住院查RF、抗CCP、ANA、ENA，均为阴性。眼科会诊诊断干眼症。唇腺活检示：送检小涎腺组织局灶腺泡轻度萎缩，导管轻度扩张，间质内淋巴细胞及浆细胞浸润，未见明显淋巴聚集灶。现为求进一步诊治就诊于门诊。

现症见： 右手第2、3掌指关节稍有红肿，无疼痛、僵硬，不伴皮疹，无脱发及光敏，稍口干、眼干，时胸闷、头晕，畏寒怕冷，活动后汗出，纳差，眠可，大便时干时稀，一日一行，小便可。

既往史： 否认肝炎、结核、高血压、糖尿病等病史。否认溃疡等病史。

过敏史： 否认药物、食物过敏史。

家族史：否认家族遗传病史。

个人史：无吸烟饮酒史。

查体：右手第2、3掌指关节红肿，无压痛。舌淡红略暗有瘀点瘀斑，苔白，脉沉弦细尺弱。

诊断：中医：周痹　肾虚寒湿、邪瘀阻络证

　　　　西医：复发性风湿症

治法：补肾壮骨、活血通络

处方：

骨碎补20g	补骨脂20g	川断25g	桑寄生25g
桂枝10g	赤芍15g	防风15g	片姜黄12g
桑枝25g	炙元胡20g	青风藤20g	鸡血藤20g
羌活15g	独活12g	仙灵脾10g	郁金15g
焦白术15g	生山药20g	陈皮12g	威灵仙15g

日一剂，水煎服，早晚分服

二诊：2013年12月9日

患者诉11月15日左右发作左手腕部红肿热痛，外用扶他林约3日后好转，至今天未再发作。右肩胛部疼痛，过度运动后加重，口干，眼干，饮食可，二便调，睡眠可。调整方药，具体如下：

盐补骨脂25g	烫骨碎补20g	川断30g	桑寄生30g
桂枝10g	防风15g	赤芍15g	片姜黄12g
桑枝30g	炙元胡25g	青风藤20g	鸡血藤5g
独活12g	羌活15g	仙灵脾12g	焦白术15g
郁金15g	伸筋草25g	知母15g	葛根20g

日一剂，水煎服，早晚分服

三诊：2013年12月27日

患者11月11日前后双手关节肿痛发作3次，但持续时间较前缩

短，症状较前减轻，偶于夜间睡眠出现右手近端指间关节酸胀。平素眼干，无明显口干，纳眠可，大便稀，小便可。12月9日方加减，盐补骨脂加至30g，桂枝减至6g，知母加至18g，淫羊藿减至10g，伸筋草加至30g，加秦艽20g，加沙苑蒺藜15g，加忍冬藤30g，加砂仁10g，减焦白术、郁金、葛根，具体方药如下：

盐补骨脂30g	烫骨碎补20g	川断30g	桑寄生30g
桂枝6g	防风15g	赤芍15g	片姜黄12g
桑枝30g	炙元胡25g	青风藤20g	鸡血藤5g
独活12g	羌活15g	仙灵脾10g	沙苑蒺藜15g
砂仁10g	伸筋草30g	知母18g	忍冬藤30g
秦艽20g			

日一剂，水煎服，早晚分服

四诊：2014年3月3日

患者诉服药后症状好转，约2月21日左手出现肿胀疼痛，肤色偏红，三四日后症状消失，大便溏，1~2次/日，时有头晕，心慌感，停药后症状消失。1月27日方加减，桂枝加至8g，青风藤加至25g，知母加至20g，秦艽加至25g，减砂仁，加徐长卿15g，方药调整如下：

盐补骨脂30g	烫骨碎补20g	川断30g	桑寄生30g
桂枝8g	防风15g	赤芍15g	片姜黄12g
桑枝30g	炙元胡25g	青风藤25g	鸡血藤5g
独活12g	羌活15g	淫羊藿10g	沙苑蒺藜15g
徐长卿15g	伸筋草30g	知母20g	忍冬藤30g
秦艽25g			

日一剂，水煎服，早晚分服

五诊：2014年4月21日

患者诉服药后症状好转，约4月3日右手指掌关节出现肿胀疼痛，肤色红，5日后症状消失。现左手指掌关节僵硬，怕冷，遇冷后前胸、及右侧肩胛骨疼痛。口干较前好转，仍时有头晕、心慌感。3月3日方加减，盐补骨脂减至25g，忍冬藤减至25g，秦艽加至30g，减淫羊藿，青风藤加至30g，加茯苓30g，具体方药如下：

盐补骨脂25g	烫骨碎补20g	川断30g	桑寄生30g
桂枝8g	防风15g	赤芍15g	片姜黄12g
桑枝30g	炙元胡25g	青风藤30g	鸡血藤5g
独活12g	羌活15g	茯苓30g	沙苑蒺藜15g
徐长卿15g	伸筋草30g	知母20g	忍冬藤25g
秦艽30g			

日一剂，水煎服，早晚分服

按：复发性风湿症又称回纹型风湿症，是一种以急性关节炎和关节周围炎为特征的反复发作的病症。复发性风湿症属于中医学"痹病"的范畴，因其症状快速出现和消失，酷似"周痹"。阎师认为本病之病机为脾肾虚损，风寒湿热之邪外袭，客于血脉之中、分肉之间，随脉上下，真气不得周转而为病。

本例周痹患者发病因过用冷水，且病程较长，以多关节反复红肿疼痛为特点，伴有畏寒喜暖、活动后汗出，时有胸闷、头晕、纳差、口干、眼干、大便时干时稀等症状。本病患者舌淡红略暗有瘀点瘀斑；苔白，脉沉弦细尺弱。辨证为素体不足，肝肾亏虚，风寒湿邪入侵，郁久化热，留于关节、经络，而见红、肿，疼痛发作，邪郁日久，气血不畅，瘀血内停，阻滞气机，而见胸闷，瘀血内停，阻滞气机，津液输布不利，而见口干、眼干。久病不愈，阳气虚损见畏寒喜暖、活动后汗出，肾阳亏虚而及脾阳，脾土失运，清阳不升，故见头晕，纳差、大便时干稀。舌淡红略暗有瘀点瘀斑；苔白，脉沉弦细尺弱亦为脾肾亏虚，风寒湿邪郁阻化热，瘀血内停阻滞经络之象。方药以骨碎补、补骨脂、仙灵脾、川断、桑寄生补益肝肾，强筋骨，桂枝、赤芍通经脉、调营卫，防风、羌活、独活、片姜黄、桑枝祛一身上下之风湿、活血通络，青风藤、鸡血藤，可入肝、脾、肾，寒温并用，既可以祛风除湿清热，又可活血养血。炙元胡、郁金疏通胸胁，行气化瘀，通络止痛，且郁金苦寒，可制约温药之热性。焦白术、生山药、陈皮，温补脾、肾，健脾益气，顾护脾胃。使以威灵仙通行十二经，引药达病所。复诊患者发作时间及次数均减少，但仍有手、腕等关节疼痛、红热、肿胀发作，方中减小桂枝用量，增知母、络石藤、秦艽等清热祛风除湿通络之品，患者仍眼干，增沙苑蒺藜以养肝明目。患者坚持服药，诸症渐减。本例周痹，体现了阎师辨证施治的特点，虽周痹以关节红热、肿痛为主证，非实火，乃邪气郁而化热，本乃脏腑亏虚，易感外邪所致。故治疗应探究本源，根据患者证候辨别脏腑亏虚，在扶正以治本的基础之上加以祛邪。

（孔维萍）

从痹热论治回纹型风湿症案

患者： 李某某　男　54岁

初诊： 2011年2月21日

主诉： 间断性全身多关节疼痛3年余，持续加重半月余。

现病史： 患者于3年前无明显诱因出现间断发作性全身多关节痛，呈游走性，以双手指、腕、肩、膝、踝等关节疼痛为主，伴关节肿胀。每次发作关节肿胀约持续2~3小时，后可自行缓解，伴全身肌肉疼痛，有发热感，体温不高，肿胀关节局部皮温增高，皮色暗红，反复游走发作，最重时每周发作可达3次，在当地医院诊治多次未果。患者为求进一步中医治疗来阎师门诊就诊，检查：血常规、肝肾功正常，RF24.7IU/ml，ANA、AKA、APF、抗CCP均（－），ESR16mm/h，CRP0.33mg/dl。现症见：双手指、腕、肩、膝、踝等多处关节发作肿胀，剧烈疼痛，其他多处关节隐痛，或酸痛，右膝关节有僵硬感，活动后减轻，畏寒，遇冷加重。无口干眼干，纳可，睡眠欠佳，二便自调。

既往史： 否认肝炎、结核病史和其他特殊病史。无药物过敏史。

个人史： 生活、学习环境无特殊，吸烟史30余年，每日大于20支，无饮酒史。

家族史： 无家族遗传病史。

查体： 双腕、肘、踝关节有压痛，肿胀，局部皮温增高，皮色暗红，活动度可。四肢关节无畸形。舌淡红略暗，苔白，脉沉略细。

诊断： 中医：痹证

　　　　西医：回纹型风湿症

辨证： 肝肾不足，寒湿痹阻兼有化热

治法：补肾壮骨，清热祛风，除湿通络

处方：

青风藤25g	络石藤20g	桑枝25g	忍冬藤25g
连翘20g	防风15g	片姜黄15g	制元胡15g
苍白术各10g	黄柏10g	知母15g	寄生25g
杜仲20g	羌活15g	独活10g	徐长卿15g
骨碎补20g	寒水石_{先煎}20g	元参10g	桂枝10g
赤白芍各12g			

14付，水煎服

二诊：2011年3月7日

患者服药3付后，四肢多关节肿胀疼痛基本消失，此后双手腕红肿疼痛发作一次，时间缩短至1小时左右，且间隔时间延长，但僵硬感略加重，双上肢抬举乏力。饮食可，二便调。舌淡红暗，白苔略腻，脉沉弦细。中药上方去黄柏，改络石藤25g、桑枝30g、知母20g、寄生30g、元参12g。方药整理如下：

青风藤25g	络石藤25g	桑枝30g	忍冬藤25g
连翘20g	防风15g	片姜黄15g	制元胡15g
苍白术各10g	知母20g	寄生30g	杜仲20g
羌活15g	独活10g	徐长卿15g	骨碎补20g
寒水石_{先煎}20g	元参12g	桂枝10g	赤白芍各12g

14付，水煎服

三诊：2011年4月14日

患者服药后，双手、膝、肩等关节疼痛未在发作肿痛，关节僵硬感消失，双上肢活动如常，现感双膝、肩微有不适感，双手用力后无不适，轻度畏寒乏力，无口干眼干，眠安、纳可，二便调。舌淡红略暗，边有齿痕，白苔，脉弦细。中药上方去苍术，改青风藤30g、白术15g、元参15g、寒水石30g、赤芍15g，加补骨脂15g。方药整理如下：

青风藤 30g	络石藤 25g	桑枝 30g	忍冬藤 25g
连翘 20g	防风 15g	片姜黄 15g	制元胡 15g
白术 15g	知母 20g	寄生 30g	杜仲 20g
羌活 15g	独活 10g	徐长卿 15g	骨碎补 20g
寒水石_{先煎} 30g	元参 15g	桂枝 10g	白芍 12g
赤芍 15g	补骨脂 15g		

14付，水煎服

四诊：2010年5月16日

患者服药后，上述各关节未在发作肿痛，时有关节不适感，症状轻微，不影响工作和休息，服完上药后，自行停止中药，嘱随诊，发作时复查有关项目。

按：回纹风湿症，又称为复发性风湿病，于1942年由 Hench 与 Rosenberg 首次描述，是一种以急性关节炎和关节周围炎为特征的反复发作的病症，发作间歇期可无任何症状。其中约30%~60%的患者病情可演变为比较典型的类风湿关节炎。本病中医属于痹证范畴，近年中医药论治本病，取得一定疗效，有主张从周痹论治，周痹始见于内经，为真气不能周，亦有周身痹痛之意，但不论病名为何，应符合中医痹病病机，病机实质仍为肝肾不足，风寒湿或热痹阻，真气不能周则痹阻经络，气血运行不畅，关节肌肉失于濡养，真气周则外邪不能侵入，而状如常人。阎老师抓住本例发作时关节红肿热痛的临床特点，从痹热论治，苍术、黄柏清热除湿，配寒水石加强清热之力，辅之以杜仲、寄生、骨碎补补肝肾，青风藤、络石藤、桑枝、羌独活祛风除湿，桂枝、赤白芍调和营卫，通利经脉，以固藩篱，元参作用有二：色黑入肾，滋肾阴；性偏凉佐制桂枝，使不至化热。全方从固本、祛邪两方面入手，故能使关节肿痛逐渐减轻，以致缓解。苍术性燥，易伤阴，待湿证一解，即便停用，继之以补骨脂加强补肝肾之力。

（陶庆文）

痹证篇

SAPHO综合征典型验案

患者姓名：李某　**性别：**女　**出生日期：**1966年

初诊：2014年3月26日　**发病节气：**春分

主诉：肩背腰部疼痛十余年。

现病史：患者自1998年无明显诱因出现双肩及背部疼痛，其后双肩逐渐出现骨皮质增厚。1999年出现足底脓疱，高出皮肤，色白，直径2~3mm，有脓头，愈后结痂。2000年起出现右侧髋部及耻骨联合处疼痛，2001年逐渐出现前部僵硬，就诊于当地中医院，查骨盆X片，诊断为：硬化性骨炎（报告未见）。未系统治疗，2004年逐渐出现腰痛，2007年就诊于一部队医院，查X片考虑强直性脊柱炎改变。骶髂关节CT：双侧骶髂关节骨质形态改变符合强直性脊柱炎表现。未予系统治疗，就诊于北京某三甲医院查HLA–B27（–），未系统诊治。2013年9月出现手掌大鱼际处脓疱，足底部脓疱，就诊于北京另一三甲医院，查骶髂关节CT平扫：强直性脊柱炎可能性大。诊断：强脊性脊柱炎？SAPHO综合征？予雷公藤、扶他林、中药汤剂治疗，症状好转。2013年12月查全身骨显像：双肩关节、右侧锁骨、胸骨体两侧边缘、脊柱多个椎体和耻骨联合多发放射性增高区，性质待定。未系统治疗。现为求进一步系统诊治，收入我科。刻下症见：双肩、背部、腰部、耻骨联合处疼痛、僵硬，手大鱼际处、足底部脓疱，高出皮肤，色白，直径2~3mm，有脓头，愈后结痂，无四肢小关节疼痛及僵硬，无肘膝关节僵硬疼痛，纳眠可，二便调。

既往史：2001年患甲状腺功能亢进症，用药1年半后甲功正常（具体用药不详），无银屑病、炎性肠病、虹膜睫状体炎史。

过敏史：否认药物过敏史

个人史：适龄婚育。

家族史：无家族遗传病史。

查体：舌淡红略暗，苔白，脉弦略沉左略滑。手大鱼际处、足底部脓疱，高出皮肤，色白，直径2~3mm，有脓头，瘥后结痂。

诊断：中医诊断：痹病　涡疮　肝肾不足、湿热瘀毒内阻

　　　　西医诊断：SAPHO综合征

治法：

处方：

赤芍15g	生地12g	青风藤20g	烫狗脊30g
葛根30g	羌活12g	白鲜皮15g	土茯苓30g
丹参30g	牡丹皮15g	白芍15g	独活12g
地肤子15g	水牛角面10g	红花10g	炒薏米30g
生薏米30g	麸炒白术10g	炒苍术10g	桃仁10g

水煎服，早晚分服。

二诊：2014年4月28日

颈肩背部僵痛好转，翻身时骶髂关节疼痛、酸痛，平卧活动疼痛加重，站立时活动无疼痛感，无其他关节疼痛，晨起僵硬感减轻，右手大鱼际处脓疱基本痊愈，双足掌脓疱尚未消失，脊柱活动度有改善，饮食佳，睡眠尚可，腹部怕凉，大便黏，排便不规律，小便正常。月经规律。舌淡红，白薄苔边著，脉沉略弦细。上方加减，生地、羌活加至15g，炒薏米加至35g，减炒苍术、桃仁，加桑寄生30g、白芷15g、桑叶20g，具体方药如下：

赤芍15g	生地15g	青风藤20g	烫狗脊30g
葛根30g	羌活15g	白鲜皮15g	土茯苓30g
丹参30g	牡丹皮15g	白芍15g	独活12g

地肤子15g   水牛角面10g   红花10g   炒薏米35g

生薏米30g   麸炒白术10g   桑寄生30g   白芷15g

桑叶20g

日一剂，水煎服

三诊：2014年6月16日

患者近期觉后背正中酸痛，腰部僵硬感较明显，后背正中怕冷，得热后疼痛、僵硬感缓解，久站后腰部僵硬，坐位、弯腰略受限，右手、双足脓疱好转，天气炎热时瘙痒加重，饮食佳，睡眠可。大便黏不成形，小便正常。舌淡红，薄白苔。上方加减，白芍减至10g，赤芍减至12g，生地加至18g，青风藤加至25g，烫狗脊加至35g，桑叶加至25g，去白术、白芷，加连翘20g，地丁20g，炒枳壳12g，茯苓30g。具体方药如下：

赤芍12g   生地18g   青风藤25g   烫狗脊35g

葛根30g   羌活15g   白鲜皮15g   土茯苓30g

丹参30g   牡丹皮15g   白芍10g   独活12g

地肤子15g   水牛角面10g   红花10g   炒薏米35g

生薏米30g   桑寄生30g   桑叶25g   连翘20g

地丁20g   炒枳壳12g   茯苓30g

日一剂，水煎服

四诊：2014年7月21日

患者自觉后背正中酸痛缓解，近期觉左侧骶髂关节疼痛加重，夜间翻身受限，劳累后加重，休息后缓解，右手鱼际及双足底脓疱数量减少，饮食佳，睡眠可，大便稀，日行1~2次，小便正常。舌淡红略暗，苔少薄白，脉弦细略滑。上方加减，赤芍加至15g，烫狗脊减至30g，独活加至15g，水牛角面减至8g，炒薏米加至40g，桑叶加至30g，连翘加至25g，去地丁、炒枳壳，加白芷20g，补骨脂20g，具体如下：

赤芍 15g	生地 18g	青风藤 25g	烫狗脊 30g
葛根 30g	羌活 15g	白鲜皮 15g	土茯苓 30g
丹参 30g	牡丹皮 15g	白芍 10g	独活 15g
地肤子 15g	水牛角面 8g	红花 10g	炒薏米 40g
生薏米 30g	桑寄生 30g	桑叶 30g	连翘 25g
茯苓 30g	白芷 20g	补骨脂 20g	

日一剂，水煎服

五诊：2014 年 9 月 11 日

患者诉现右手掌部疱疹基本好转，双足底脓疱较前好转，现腰背僵硬不适，伴晨僵，持续 5~6min，活动后缓解，左侧骶髂关节疼痛，劳累后加重，休息时缓解，现畏寒较前好转，无明显乏力、汗出、口干渴，纳眠可，二便可。舌淡红略暗，薄白苔，脉沉细。上方加减，减白芍，赤芍加至 12g，白鲜皮减至 12g，牡丹皮减至 12g，地肤子减至 12g，连翘加至 30g，白芷加至 25g，具体如下：

赤芍 12g	生地 18g	青风藤 25g	烫狗脊 30g
葛根 30g	羌活 15g	白鲜皮 12g	土茯苓 30g
丹参 30g	牡丹皮 12g	独活 15g	地肤子 12g
水牛角面 8g	红花 10g	炒薏米 40g	生薏米 30g
桑寄生 30g	桑叶 30g	连翘 30g	茯苓 30g
白芷 25g	补骨脂 20g		

日一剂，水煎服

患者每两个月复诊一次，右掌及双足脓疱较前好转，腰骶部疼痛，活动受限，晨僵，调整中药以疏利关节、行气止痛为主，2015 年 7 月 2 日就诊，阴天后背部仍有酸胀，右掌皮肤增厚，无脓疱，腰部无明显疼痛，无晨僵，左肩时有疼痛，饮食睡眠可，大便不成形，中药如下：

狗脊35g	羌活15g	赤芍15g	青风藤25g
葛根30g	生地20g	土茯苓25g	独活12g
丹参30g	白鲜皮15g	茯苓30g	桑寄生30g
水牛角面6g	白芷30g	桑叶30g	连翘30g
补骨脂20g	秦艽30g	玄参10g	川断30g
伸筋草30g	桑枝30g	防风15g	片姜黄12g

日一剂，水煎服

按：SAPHO综合征是1987年Chamot等首次提出的一组特殊的症候群，包括滑膜炎、痤疮、脓疱病、骨肥厚、骨炎（synovitis acne pustulosis hypemstosis ostei—tis，SAPHO）。临床上包括皮肤表现和骨关节表现，至2009年全球文献报道约450余例，2012年报道约1000余例，是一种少见病。骨或关节的疼痛和皮肤损害是SAPHO综合征最主要的临床表现，一般以前胸壁或胸壁关节的疼痛最为常见，也可累及脊柱、骨盆以及长骨等，较少累及髂骨和下颌骨。其中胸骨为62%，其次骶髂关节为33%，脊柱为24%，周围骨为19%，周围关节为10%。81%的患者有2个或2个以上的病变，可能与关节周围炎症相关。52%~66%的患者有掌跖脓疱病，14%~15%的患者有痤疮，9%~24%的患者有银屑病。本病国外报道较多，国内报道少见。SAPHO综合征的发病率约为1/10000，以中青年为主，最小9岁，最大60岁。男女比例各文献报道不一。

中医古代文献对本病没有相应病名的记载，根据其骨关节病变可归属于"痹证"，其皮肤病变归属于"涡疮"、"浸淫疮"等范畴。不同医家对其病因病机有不同的认识，如强调湿热蕴结发病，或认为因枢机不利、营卫不和、风湿热毒阻络而至。阎师认为，本病关节表现可见胸、背、腰骶等部位疼痛、屈伸不利、骨损变形，乃风寒湿三气杂至合而为痹，邪气深侵入肝、肾、督，而为病，部分酷似大偻。而其皮肤病变乃掌跖脓疱病，为皮肤科常见病，中医自古有所记载，即

《灵枢·玉版第六十》所云："阴阳不通，两热相搏，乃化为脓。"《医宗金鉴·外科心法要诀》亦记载有："此证生于指掌之中，形如茱萸，两手相对而生。亦有成攒者，起黄色白脓疱，痒痛无时，破津黄汁水，时好时发，极其疲顽，由风湿客于肌腠而成。可见其肌肤涡疮亦乃风湿客于肌肤、邪气闭阻经络，阴阳不通，两热相搏，热毒壅盛所致，因此治疗应以补益肝肾、壮督脉治其本，而以祛风散寒除湿清热凉血解毒治其标，根据临床症状表现辨明标本虚实，辨其程度、缓急以相应治之。本患者双肩、背部、腰部、耻骨联合处疼痛、僵硬，活动受限，手、足心涡疮成脓，病变部位乃及肝、肾、督、任、膀胱经脉所巡行，另脾主四肢肌肉，且其"涡疮"成脓见色白、结痂，乃湿浊瘀血交结，故涉及脏腑经络为肝、脾、肾、督、任、膀胱，为肝肾督脉不足、风寒湿邪乘虚而入，郁久而化热成毒，邪气阻滞，久而湿停、血凝，湿热瘀毒内阻、脾运失司之症。药用以狗脊补益肝肾、壮督脉，犀角地黄汤（水牛角面、赤芍、生地、牡丹皮），清热解毒，凉血散瘀；羌活、独活、青风藤、葛根祛风散寒除湿通络，治项强；白鲜皮、地肤子、土茯苓外达肌肤凉血润燥、清热解毒、消肿排脓；红花、桃仁活血祛瘀。生薏米、炒薏米、苍术、白术健脾化湿排脓，丹参、白芍养血活血。全方共奏补益肝肾督脉，清热解毒、化湿通瘀之功。复诊患者症状减轻，乃守原法，增祛风散寒、补益肝肾健脾之力，并加入白芷、桑叶，白芷入肺，散风除湿，消肿排脓。桑叶主入肝、肺，清热凉血。二药相合又取肺主皮毛之意。后患者诸症减轻，根据症状随症加减，逐渐减少清热解毒药物，增加补益肝肾、健脾化湿之力而收工。犀角地黄汤乃阎师治疗风湿痹病邪郁化热成毒，毒热灼伤阴血，迫血妄行，发于肌肤，而见斑疹、疮毒的常用方，取其凉血与活血散瘀并用，热清血宁而无耗血动血，凉血止血而不留瘀之功，临床用之，每获良效。

（孔维萍）

宣肺活血治银屑病关节炎验案

患者：卢某某　男　46岁

初诊：2009年5月7日

主诉：腰背痛6年余。

现病史：患者6年前因外伤引起腰背痛，当时诊为"腰椎压缩性骨折"，骨折痊愈后症状仍不缓解，并出现双膝关节痛，双踝肿胀疼痛，约半年后出现面部、双肩部、前胸、双下肢等部位皮损，皮疹为红色，伴脱屑，瘙痒，外院诊为"银屑病"，患者为求进一步中医治疗来阎师门诊就诊，检查：ESR 37mm/h，CRP 1.14mg/dl，ANA+ENA、ANCA等均阴性，骶髂关节CT回报：未见明确异常，但阅片可见局部关节面局灶性硬化，关节间隙正常。现症见：双膝关节痛，双踝肿胀疼痛，伴面部、双肩部、前胸、双下肢等部位皮损，畏风畏寒，汗出，二便调，平素时有便溏，纳食可，夜眠安。

既往史：否认肝炎、结核病史和其他特殊病史。否认有药物过敏史。

个人史：无吸烟及饮酒史。

家族史：否认家族遗传病史。

查体：面部、双肩部、前胸、双下肢等部位皮肤增厚，可见红色皮疹，伴脱屑及点状出血，四肢关节未见明显畸形。舌淡红，略暗，白苔，脉沉略细。

诊断：中医：痹证

　　　　西医：银屑病关节炎

辨证：肝肾不足，风湿阻络证

治法： 补肝肾、祛风湿、活血通络为法

处方：

土茯苓20g	白鲜皮12g	赤芍12g	白芍12g
丹参15g	川续断20g	桑寄生20g	杜仲15g
金狗脊30g	泽兰15g	泽泻15g	牛膝10g
元胡15g	穿山甲12g	骨碎补20g	补骨脂12g
砂仁10g	生地12g	熟地12g	青风藤20g
海风藤20g	秦艽15g		

30付，水煎服

二诊： 2009年6月4日

患者服药后腰背痛减轻，以VAS法计算，由原来的7.5分减至3分，双膝关节痛减轻不甚明显。检查回报：ESR 32mm/h，CRP 0.64mg/dl，HLA-B27（-）。舌暗红，舌苔白，脉沉细。中药上方去泽兰泻，改土茯苓30g，加川怀牛膝各10g。继续服用4周。方药调整如下：

土茯苓30g	白鲜皮12g	赤芍12g	白芍12g
丹参15g	川续断20g	桑寄生20g	杜仲15g
金狗脊30g	牛膝10g	元胡15g	穿山甲12g
骨碎补20g	补骨脂12g	砂仁10g	生地12g
熟地12g	青风藤20g	海风藤20g	秦艽15g
川怀牛膝各10g			

30付，水煎服

三诊： 2009年7月2日

患者服药后双膝、踝肿胀已消失，腰背痛及双膝、踝疼痛明显减轻。畏风寒、汗出已不明显，二便调。舌暗红，舌边有瘀点，脉沉细。中药上方去海风藤、川怀牛膝，改丹参20g，川续断25g、桑寄生25g、杜仲18g、青风藤30g，加海桐皮12g、川草薢12g。方药调整如下：

土茯苓30g	白鲜皮12g	赤芍12g	白芍12g
丹参20g	川续断25g	桑寄生25g	杜仲18g
金狗脊30g	牛膝10g	元胡15g	穿山甲12g
骨碎补20g	补骨脂12g	砂仁10g	生地12g
熟地12g	秦艽15g	青风藤30g	海桐皮12g
川萆薢12g			

30付，水煎服

2009年9月追访，患者关节痛已基本消失，皮损稳定，约患者来检查，ESR 8mm/h，CRP0.1mg/dl。此后患者情况稳定，正常工作生活。

按：本例患者为确诊的银屑病关节炎，属于关节型银屑病，一般皮损早于关节炎，也有关节炎出现于皮损之后，使诊断和治疗更加困难。中医诊断为痹证。此痹证与尪痹、大偻不同。该病既有皮损表现，又有关节症状，为风湿胶着，生痰生瘀，且易走皮表，兼有瘀血阻滞，临床报道治疗效果不佳，属于难治性风湿病。阎老师治疗本病除仍遵补肾治尪基本治法外，同时注重肺和瘀血，一则肺主皮毛，肺朝百脉，输精于皮毛，二则瘀血阻络，使水谷精微不能正常输布，皮毛失养，而成皮损。所以在补肾治尪之外，加以土茯苓清热解毒，健脾强胃，祛湿通络；白鲜皮清热解毒，燥湿止痒，两者皆宣肺走皮，使肺气得宣，皮毛得养。丹参一味，功同"四物"，合白芍、泽兰、山甲活血化瘀通络。此两者为与普通尪痹治法的主要区别，或因为本例实乃尪痹与皮痹相兼。另外，在补肾治尪的基本治法中，侧重除湿，也是本例的特点之一，此种湿邪较盛，趋于"湿毒"之类，故运用健脾化湿、渗水利湿、祛风除湿等多种方法，川萆薢渗湿利水，泌别清浊，加泽泻、土茯苓等再配祛风除湿之品，祛湿之力更强，此亦是本例用药与普通尪痹不同之处。

（陶庆文）

SAPHO综合征湿毒案

患者：刘某　女　36岁

初诊：2010年8月16日

主诉：腰背痛8年。

现病史：初始诱因不明，症状逐渐加重。2006年因产后致腰背痛加重，物理治疗不缓解。2009年8月逐渐累及胸锁关节，出现胸肋疼痛，伴颈项疼痛，在当地医院检查：ESR30mm/h，HLA-B27（-），骶髂关节CT示：关节面轻度硬化，关节面欠光滑，关节间隙尚可，诊断不明，予外院中药治疗效果不佳。2010年5月因人工流产症状再次加重，并出现双手足皮疹，呈疱疹样，瘙痒，可破溃，北京协和医院查ANA、ENA、抗ds-DNA等均正常，诊断为SAPHO综合征，无明确治疗。现症见：腰背痛，颈项作痛，胸锁关节痛，夜间翻身困难，左手示指痛，双手足掌侧皮肤色红，伴疱疹样皮疹，瘙痒，破溃后结痂，反复发作，不断加重，畏寒明显，虽盛夏仍需厚衣，乏力。舌淡红，白薄苔，根著，脉沉略弦细。

既往史：否认肝炎、结核病史和其他特殊病史。无药物过敏史。

个人史：生活、学习环境无特殊。

家族史：否认家族遗传病史。

诊断：中医：痹证　肾虚寒湿证

　　　　西医：SAPHO综合征

处方：

补肾强督方加

砂仁10g	寄生25g	独活10g	川断25g

| 狗脊25g | 防风12g | 片姜黄12g | 葛根20g |
| 伸筋草20g | 青风藤20g | 桑枝20g | 千年健15g |

14付，一日一剂，分两次服

二诊：2010年8月30日

患者腰背痛不轻反重，且疼痛剧烈，夜间尤甚，辗转反侧难以成眠，尤以下腰部疼痛、胸锁关节痛为主，手足脓疱疹增多，畏寒明显，得热则舒，伴口干，目干且痛，左侧耳下淋巴结肿大疼痛，小便多，夜尿多至每日3~4次。大便调，月经推迟3~10天，量少色暗，左腹刺痛，腰部发凉。舌淡红、暗，苔白略水滑，脉沉弦细。中药上方改寄生30g、伸筋草25g，加郁金15g、炒杜仲20g、鸡血藤25g、海风藤15g，继服14付。

三诊：2010年9月16日

患者腰背痛大减，夜间已不发作疼痛，能安静入睡。胸锁关节疼痛亦减轻，手足脓疱疹开始稳定，未见新发者，瘙痒减轻，畏寒好转，仍口干，眼干，舌淡红略暗，苔白，脉沉弦细。中药上方改伸筋草30g，去海风藤，加徐长卿15g、络石藤25g、土茯苓20g、连翘20g。

四诊：2010年9月26日

患者腰背、胸锁关节轻痛，可以忍受，无需服用消炎止痛药物，怕冷减轻，双手足脓疱疹大面积缩小，未见新发者，纳食可，大便每日2次，口干、眼干好转。舌淡红，苔白，脉弦滑。中药处方去徐长卿、土茯苓、连翘，改桑枝25g、郁金12g；杜仲25g、鸡血藤30g、络石藤30g，加青陈皮各10g、香附12g、茯苓30g、山萸肉20g、炙山甲15g、焦白术10g。

五诊：2010年10月14日

患者腰背痛、胸锁关节痛已不甚明显，能正常工作和生活，但仍畏寒，有乏力感，手足脓疱疹未再继续缩小，部分有新发者，眠可，纳可，大便如常。舌淡红，苔薄白，脉沉细略弦。月经已恢复正常。

中药上方去千年健、鸡血藤、山萸肉，改桑枝30g，加霜桑叶30g、白芷20g、土茯苓20g、补骨脂20g、炒枳壳12g。

六诊： 2010年11月11日

患者腰背痛、胸锁关节痛时作，手足脓疱疹已消退，留有部分皮肤色素沉着，畏寒、乏力减轻，月经正常，二便调。舌淡红，苔白，脉沉细。中药上方改狗脊30g、青风藤25g、郁金15g、香附15g、白芷25g、枳壳15g，加连翘20g。

2010年12月10日追问患者病情稳定，已恢复正常工作。腰背痛、胸锁关节痛在可忍受范围内，未再服用消炎止痛药物。

按： 本例为一少见的风湿性疾病病例，SAPHO综合征，主要表现为：滑膜炎（ognovitis）；痤疮（acne）；脓疱病（pustulosis）；骨肥厚（hyperostosis）和骨炎（osteitis）。以前上胸壁痛、锁骨和肩关节受限、腰背痛和腰背活动受限为主要症状。多发于中青年，女性略多于男性。据文献报道，发病率非常低，为典型疑难少见病，目前见于临床报道者仅为数百例。治疗首选非甾体消炎药，无其他特殊治疗。从中医证候分析，患者以腰背及胸锁关节疼痛为主，仍属于中医痹证范围，表现酷似大偻之邪及肝肺证，但亦有不同，最为突出者是手足皮肤的脓疱疹。仔细思索病机和老师的处置措施发现，本例虽表现复杂，然病机并未离开肾虚督脉受邪，不过风寒湿之邪有化热之势，且本例湿胜为毒，横出皮肤，治疗时亦不能面面俱到，必须分清轻重缓急，遂大胆使用补肾强督方为基础，即使首剂不效，亦坚持辨证为首，且加大蔓藤类药物以达节。回首治疗过程，初时未效，非不效，是效未至也。从寒热属性来看，本例寒热错杂，风寒湿为本证，故畏寒、夜间重，而口干、眼干为变证，故老师敢于使用鸡血藤温性药物，并不断加大用量，鸡血藤使用有数妙之处：祛风寒湿、利关节；活血通络；引药直达病所；且配海风藤加强以上作用。之后开始加用郁金以入肝经。三诊证势大减，皮肤改变虽无新发但亦无收敛，故于上方逐渐加入疏肝理肺之品，如香附、青陈皮、白芷、桑白皮、桑叶等，并加入连翘防止诸药化热伤阴。纵观本例治疗，精妙之处有三：一为异病同治，虽然古籍未见记载，但依症辨证，寻其根源（症状加重发生于产期或小产）。二为见症不为症所乱，如二诊痛势加剧，且眠差，此睡眠不佳为关节痛所致，故老师未见加用任何安神之品，而是坚持祛风除湿之法，最后痛减眠安。三为依循经部位，辅助辨证，于补肾强督之上，加以疏肝理气，宣肺以助药物走皮，给邪以出路，故能获此良效。

（陶庆文）

内外兼顾除湿法治关节痛案

患者： 赵某　女性　53岁

初诊： 2009年8月17日

主诉： 多关节疼痛7月余。

现病史： 患者半年多前旅游时涉水，出现周身乏力，多关节痛，并逐渐加重。外院曾查RF（+），血沉增快（具体不详），诊为类风湿关节炎，予来氟米特、美洛昔康等治疗3个月，无效而停药，又服某中药制剂又不效而来诊。一周前在我院查RF 1201IU/ml，ESR 9mm/h，CRP 0.11ng/dl，Ig、抗CCP等均正常。现症见：双手近端掌指关节、腕、肘、肩、膝、踝关节痛，呈游走性，足跟痛，腰酸痛，伴晨僵半小时，乏力，畏寒，口不干，纳差，二便调。

既往史： 体健，无高血压、糖尿病史和其他特殊病史情况。否认药物过敏史情况。

个人史： 生活环境无特殊，无吸烟及饮酒史。

家族史： 否认家族遗传病史情况。

查体： 四肢各关节无肿胀、畸形等，关节活动度正常。舌淡红暗，边有瘀点，苔白黄相兼略厚，脉沉弦细。

诊断： 中医：痹证（肾虚湿盛证）

　　　　西医：关节痛。类风湿关节炎可能

辨证： 肾虚，湿邪阻络，关节不利而成痹

治法： 补肾壮骨，祛湿活络

处方：

骨碎补20g　　　　补骨脂15g　　　　川断20g　　　　寄生20g

桂枝 10g	赤白芍各 10g	知母 15g	制元胡 15g
防风 15g	片姜黄 12g	仙灵脾 10g	鸡血藤 20g
苏藿梗各 10g	老鹳草 10g	青风藤 20g	炙山甲 10g
羌独活各 10g	海风藤 15g	泽兰泻各 20g	生炒薏米各 30g

14付，水煎服

二诊：2009年9月1日

患者服药后，诸关节游走性疼痛减轻，晨僵数分钟，乏力、畏寒均有缓解，睡眠安，二便调。舌淡红，苔白微黄，厚苔消失，脉沉细略弦。中药上方去苏藿梗、老鹳草，改川断25g、寄生25g、片姜黄15g，加络石藤20g、羌活15g、葛根20g。

处方：

骨碎补 20g	补骨脂 15g	川断 25g	寄生 25g
桂枝 10g	赤白芍各 10g	知母 15g	制元胡 15g
防风 15g	片姜黄 15g	仙灵脾 10g	鸡血藤 20g
青风藤 20g	炙山甲 10g	络石藤 20g	羌活 15g
独活 10g	海风藤 15g	泽兰泻各 20g	生炒薏米各 30g
葛根 20g			

28付，水煎服

三诊：2009年10月8日

患者双手近端掌指关节、腕、肘、肩、膝、踝关节痛基本消失，仅于天气变化时偶有关节不适，晨僵消失。舌淡红，苔薄白，脉沉细。

按：本例关节痛伴RF高滴度阳性，但并无明确关节肿胀、骨质侵蚀及其他自身抗体（如抗CCP）阳性，因此诊断还不能确定为类风湿关节炎，且西医按RA治疗无效，而症状亦不缓解。从患者发病诱因看非常明确，于涉水后发病，当是卫外不固，风寒湿入侵，与内湿互为引动，此时病程不久，关节痛未见肿胀，知湿邪未聚而为水，关节痛未见畸形，知湿邪尚未与瘀血聚而成形，故此时症状表现为风邪为主之行痹，然舌苔白黄显见且厚，若仅以补肾祛风除湿治之，恐除湿力度不够而未必能效。所以配伍苏藿梗，苏梗为紫苏之茎，辛温归肺脾经，可理气宽中，止痛；藿梗为藿香之茎，辛微温，入肺、脾、胃经，有理气和中、辟秽祛湿之用。因脾主运化，为痰湿内生之源，肺为水之上源，且肺主皮毛，故老师强调除湿治法务必内外兼顾，以调理脾肺为主，两者均入脾肺经，合用则既发散外湿又清利内湿，又配合其他补肾祛风湿利节之品，果于二诊即见舌苔好转，湿邪一解，黏滞之性一除，则痹证易治，恐这是本例能够速效的根源。

（陶庆文）

"治未病"思想指导下的脊柱关节病治愈案

患者：路某　女　15岁

初诊：2009年6月4日

主诉：双髋关节疼痛1年半。

现病史：患者2007年12月不明原因出现左髋关节疼痛，随之右髋关节亦作痛，外院查HLA-B27（+），诊断为未分化结缔组织病，反复应用多种中西药物（具体不详），均不能控制病情。为求进一步中医治疗来阎师门诊就诊，我院查：血尿常规、肝肾功正常，ESR 11mm/h，CRP 0.1mg/dl，骶髂关节CT、MRI未见明显异常。现症见：双髋关节疼痛，伴双膝关节疼痛，腰部酸困，无口干眼干，睡眠较差，纳可。二便调。

既往史：否认肝炎、结核病史和其他特殊病史情况。无药物过敏史情况。

个人史：生活、学习环境无特殊。

家族史：无家族遗传病史情况。

查体：4字试验：左（+），右（-），四肢关节无浮肿。舌淡红，略暗，苔白，中根厚，脉沉细，左略滑。

诊断：中医：痹证（肾虚寒盛证）

　　　　西医：未分化脊柱关节病

辨证：肾虚，风寒湿痹阻关节，络脉瘀阻，痹证欲偻

治法：补肾祛寒，活血通络

处方：

补肾强督方加

寄生 20g	川断 15g	狗脊 15g	独活 10g
防风 12g	制元胡 15g	片姜黄 12g	青风藤 15g
秦艽 12g	豨莶草 12g	千年健 12g	鸡血藤 12g

14付，水煎服

二诊：2009年6月17日

患者服药后，双髋关节疼痛无明显变化，仅双膝关节疼痛略减，但患者出现自觉低热，体温正常，口干眼干，汗出较多，大便如常。舌尖边红，苔白，脉弦滑，尺弱。中药上方去鸡血藤，改川断20g、狗脊20g、防风15g、秦艽15g、豨莶草15g，加忍冬藤20g、炙鳖甲25g、青蒿15g、络石藤15g、知母12g。方药调整如下：

补肾强督方加

寄生 20g	川断 20g	狗脊 20g	独活 10g
防风 15g	制元胡 15g	片姜黄 12g	青风藤 15g
秦艽 15g	豨莶草 15g	千年健 12g	忍冬藤 20g
炙鳖甲 25g	青蒿 15g	络石藤 15g	知母 12g

28付，水煎服

三诊：2009年7月15日

患者服药后，双髋关节疼痛、双膝关节疼痛大减，变为隐痛，于久坐、久立时感不适，平素已无痛感，低热、口干、眼干、汗出消失，二便如常。舌淡红，苔白，脉沉细。中药上方去秦艽、豨莶草、青蒿、炙鳖甲、忍冬藤，改片姜黄15g、青风藤20g、络石藤20g，加海桐皮15g、郁金12g、徐长卿15g。方药调整如下：

补肾强督方加

寄生 20g	川断 20g	狗脊 20g	独活 10g
防风 15g	制元胡 15g	片姜黄 15g	青风藤 20g
千年健 12g	络石藤 15g	知母 12g	海桐皮 15g

郁金12g　　　　徐长卿15g

28付，水煎服

2010年10月电话随诊患者，上方服用4周后，症状完全缓解，已自行停药，恢复正常学习、生活。

按：对于HLA-B27（+）患者，且有下肢关节痛者，诊断存在一定分歧。本例不符合强直性脊柱炎诊断标准，符合未分化脊柱关节病。西医治疗误区较大，有治疗"不足"或"过度"两难，因此更多的仅采用非甾体消炎药为主的治疗方法，但本例对此亦不敏感。中医的痹证之下，有尪痹或大偻的不良转归，早期诊断和治疗同样重要。阎师一直强调要把握痹证的"欲尪"或"欲偻"的证候，以达"治未病"的目的。本例短短三诊，区区9周之后，诸症尽除，随诊一年未复发，中医"治未病"思想是治疗成功的关键。进一步分析，初诊寒热表现并不甚明显，但肾虚、风寒湿痹阻肢节是本无疑，故仅予补肾强督加祛风除湿，于寒热并无过多偏颇，然至二诊时，标热立显，揣阎师思考首剂并无过热之虞，仅鹿角一味，当不至引起化热，应是患者年少阳盛，邪气从阳化为标热，次标热因肾虚而易伏于督脉，流注关节，故去偏热之鸡血藤，代之以偏凉之祛风湿药，再加知母、青蒿、炙鳖甲以清伏热，果然取效。标热得清之后，中病即止，继以补肾强督为基本大法，以海桐皮、徐长卿引药下行，郁金活血通络。入肝经并利髋。

（陶庆文）

从心论治结缔组织病口腔溃疡案

患者：夏某　女　42岁

初诊：2010年10月18日

主诉：腰痛、口腔溃疡反复发作10余年，加重伴背痛、口眼干2年余。

现病史：患者诉10余年前开始无明显诱因出现腰痛及口腔溃疡反复发作，在当地"廊坊市人民医院"诊为"腰椎间盘突出症"，予以牵引、按摩、理疗等治疗。症状未能有效缓解，此后症状渐进性加重。近2年大约每年每月均有发作口腔溃疡，伴背痛，夜间加重，口干眼干。患者为求进一步中医治疗来阎师门诊就诊，检查：血、尿RT、肝肾功、Ig、C3、C4大致正常，ESR 9mm/h，CRP 0.186mg/dl，RF20.9IU/ml，ANA（±）1∶40，ENA（－），SSA（－），SSB（－），SM（－），RNP（－），JO-1（－），抗ds-DNA30IU/ml，HLA-B27（－）。眼科检查见干眼症。现症见：腰背痛，夜间加重，右肩牵涉上背部痛，右胸胁疼痛，与情志变化有关，口腔溃疡，严重时伴糜烂、疼痛，畏寒乏力，口干眼干，纳食可，二便自调。

既往史：曾患"卵巢囊肿"，已行手术治疗，无肝炎、结核病史。否认药物过敏史。

个人史：生活、学习环境无特殊，无吸烟及饮酒史。

家族史：其父患"风湿病"（具体不详），母有"心脏病"史。

查体：脊柱四肢关节无畸形，口腔颊黏膜及左侧上牙龈各见一黄豆大小白色溃疡，上有苔覆盖，针刺反应（－）。舌淡暗，边有齿痕，苔白，脉沉细。

诊断：中医：痹证（肝肾亏虚，心火上炎证）

西医：结缔组织病

辨证：肝肾亏虚，心血不足，心经标热，心火炎上

治法：补益肝肾，清热宁心

处方：

生地15g	通草6g	连翘15g	淡竹叶6g
骨碎补15g	天麦冬各10g	川断20g	寄生25g
芦根20g	百合20g	青风藤20g	杜仲20g
枸杞子20g	白菊花10g	防风15g	羌活12g
独活10g			

14付，水煎服

二诊：2010年10月28日

患者服药后，肩牵涉上背部痛消失，腰背痛减轻，仍口干眼干，手足有麻木感，时有头痛，偏左侧痛，口腔溃疡已愈合，疼痛消失，畏寒乏力，眠可，饮食佳，二便调。舌淡红略暗，边有齿痕，白苔，脉沉细尺弱。中药上方改连翘20g、淡竹叶10g、骨碎补20g、天麦冬各12g、川断25g、青风藤25g、杜仲25g，加莲子心6g、白芷12g、元参10g。方药调整如下：

生地15g	通草6g	连翘20g	淡竹叶10g
骨碎补20g	天麦冬各12g	川断25g	寄生25g
芦根20g	百合20g	青风藤25g	杜仲25g
枸杞子20g	白菊花10g	防风15g	羌活12g
独活10g	莲子心6g	白芷12g	元参10g

14付，水煎服

三诊：2010年11月11日

患者服药后，口腔溃疡愈合，腰背痛如前，畏寒乏力好转，口干眼干略减，偶有双手麻木感，饮食可，二便调。舌淡红暗，苔薄白，脉沉细。中药上方去通草、天冬，改麦冬15g、芦根30g、青风藤30g、白芷15g，加茯苓20g、坤草15g。方药如下：

生地15g	连翘20g	淡竹叶10g	骨碎补20g
麦冬15g	川断25g	寄生25g	芦根30g
百合20g	青风藤30g	杜仲25g	枸杞子20g
白菊花10g	防风15g	羌活12g	独活10g
莲子心6g	白芷15g	元参10g	茯苓20g
坤草15g			

28付，水煎服

四诊： 2010年12月16日

患者服药后，口腔溃疡一直未复发，口干基本消失，腰背痛亦不明显，仍时有口干，视物略模糊，右臂轻痛，久坐久立后后背略发僵，饭后易腹胀，二便调，眠安，舌淡红，白苔，脉沉弦细。中药上方去枸杞子、菊花、莲子心、白芷，改生地18g、麦冬12g、寄生30g、百合25g、杜仲30g、羌活15g，加桑叶25g、生甘草10g、泽兰20g、香附12g。方药如下：

生地18g	连翘20g	淡竹叶10g	骨碎补20g
麦冬12g	川断25g	寄生30g	芦根30g
百合25g	青风藤30g	杜仲30g	防风15g
羌活15g	独活10g	元参10g	茯苓20g
坤草15g	桑叶25g	生甘草10g	泽兰20g
香附12g			

按： 本例以复发性口腔溃疡伴关节痛为主要表现，缺乏其他特异性表现和抗体支持，可诊为结缔组织病。分化类型未明。《素问·上

古天真论》有云："女子七岁肾气盛，齿更发长；二七而天癸至，任脉通，太冲脉盛，月事以时下，故有子；三七肾气平均，故真牙生而长极；四七筋骨坚，发长极，身体盛壮；五七阳明脉衰，面始焦，发始堕；六七三阳脉衰于上，面皆焦，发始白；七七任脉虚，太冲脉衰少，天癸竭，地道不通，故形坏而无子也。……"，患者年龄刚刚超过40岁，肝肾将虚，骨弱则多见关节病，肝肾不足，虚阳易亢，化热化火，并入心经，则心火上炎。又据病机十九条所言：诸痛疮疡皆属于心。阎师依从此条，从心论治，在补益肝肾基础上，以导赤散加连翘，清热宁心。导赤散泻心火，治心移热于小肠，但木通苦寒甚有毒，易上伤气伤阳，且现代研究有伤肾之虞，故以通草易之，通草甘淡，微寒，可引热下行并利水，配连翘辛凉解表，形似心而入心经，泻心火清心热，抑心火之炎上，并消肿散结，有疏散之功。再配莲子心，微苦寒，可清心安神、交通心肾以为辅助。

（陶庆文）

未分化结缔组织病调和营卫案

患者：汪某　女　35岁

初诊：2010年10月27日

主诉：双足背、双腕疼痛间断发作2年。

现病史：患者2年前无明显诱因出现双足背、双腕关节疼痛，外院检查ANA（+），SSA（+），未予明确诊断及治疗，此后关节疼痛反复发作，无关节肿胀，无腰痛及足跟痛，晨僵亦不明显，关节疼痛程度渐进性加重。患者为求进一步中医治疗来阎师门诊就诊，检查：ESR 69mm/h，CRP 0.93mg/dl，IgG 2220mg/dl，IgA 461mg/dl，C4 11.9mg/dl，抗ds-DNA111IU/ml，ANA 1∶80，ENA（-）。现症见：双足背、双腕关节疼痛反复发作，呈交替样疼痛，遇寒加重，畏寒乏力，无腰痛及足跟痛，无明显口眼干燥，无口腔溃疡、光敏感及皮损等，眠差，纳可，二便调。

既往史：否认肝炎、结核病史和其他特殊病史。无药物过敏史。

个人史：生活、学习环境无特殊，无吸烟及饮酒史。

家族史：否认家族遗传病史。

查体：皮肤未见皮损，四肢各关节形态正常，无压痛。舌淡红略暗，苔白，脉沉弦细。

诊断：中医：痹证

　　　　西医：未分化结缔组织病

辨证：肾虚寒湿，瘀血阻络

治法：补肝肾，调营卫，活血通络

处方：

骨碎补20g	桂枝10g	赤白芍各10g	知母15g
羌活15g	独活10g	防风15g	川断30g
寄生30g	络石藤20g	桑枝20g	远志12g
秦艽15g	片姜黄12g	坤草12g	制元胡15g
青风藤15g	海桐皮15g	夜交藤20g	

21付，水煎服

二诊： 2010年11月19日

患者服药后，仍发作双足背、双腕疼痛，遇寒易发作，畏寒乏力，无明显夜间加重，无汗出，睡眠较前好转，纳可，二便调。舌淡红略暗，苔薄白，脉弦滑。中药上方改赤白芍各12g、桑枝25g、秦艽20g、青风藤20g，方药整理如下：

骨碎补20g	桂枝10g	赤白芍各12g	知母15g
羌活15g	独活10g	防风15g	川断30g
寄生30g	络石藤20g	桑枝20g	远志12g
秦艽20g	片姜黄12g	坤草12g	制元胡15g
青风藤20g	海桐皮15g	夜交藤20g	

21付，水煎服

三诊： 2011年2月17日

患者服药后，双足背、双腕关节疼痛发作减轻，仍呈交替性发作，畏寒乏力改变不明显，大便偏稀，每日4~5次，无口眼干燥，饮食可，眠可，二便调。舌淡红，苔白，脉弦滑。中药上方去白芍、海桐皮、夜交藤、坤草，改赤芍15g、独活12g、桑枝30g、青风藤25g，加鸡血藤15g，方药整理如下：

骨碎补20g	桂枝10g	赤芍15g	知母15g
羌活15g	独活12g	防风15g	川断30g
寄生30g	络石藤20g	桑枝30g	远志12g

秦艽20g	片姜黄12g	坤草12g	制元胡15g
青风藤25g	海桐皮15g	夜交藤20g	鸡血藤15g

21付，水煎服

四诊：2011年3月24日

患者间断服药后，双足背、双腕关节疼痛明显减轻。现右手腕仍发作疼痛，发作间隔明显延长，程度轻微。时有双膝、双足背酸胀不适，畏寒乏力明显好转，大便软，每日1~2次，眠可，饮食可，小便如常。舌淡红，苔薄白，脉沉略弦细。中药上方改知母20g、片姜黄15g、制元胡18g、鸡血藤20g、青风藤30g。方药整理如下：

骨碎补20g	桂枝10g	赤芍15g	知母20g
羌活15g	独活12g	防风15g	川断30g
寄生30g	络石藤20g	桑枝30g	远志12g
秦艽20g	片姜黄15g	坤草12g	制元胡18g
青风藤30g	海桐皮15g	夜交藤20g	鸡血藤20g

21付，水煎服

按：本例以关节痛发作为主要特点，伴多种自身抗体异常，诊为未分化结缔组织病。中医属痹证范围。阎师治疗此类痹证多重视调和营卫，以桂芍相配，体现桂枝汤之意，桂枝辛甘化阳，芍药酸甘化阴，两者相合，一治卫强，一治营弱，合用则调和营卫。芍药在唐宋之前并不分赤白，现认为赤白芍同出一物且性微寒，但"白补赤泻，白收赤散"，即白芍长于养血柔肝，敛阴止汗，缓急止痛；赤芍长于清热凉血，清肝活血。赤白芍与桂枝相配均寓调和营卫之意，且用量相当。本例首诊药后关节痛略减，但畏寒乏力未解，大便偏稀，知是白芍性偏阴凉，故去白芍，代之以重用赤芍，调和营卫之力未减，而凉血活血之力更强，故四诊时关节疼痛明显缓解，大便亦得以恢复正常。另加用鸡血藤活血调经，舒筋活血，使血行气畅，经脉通利。

（陶庆文）

补肾强督、疏风透热、调和营卫治Still's病验案

患者： 刘某　男　17岁

初诊： 2009年7月7日

主诉： 间断发热，伴关节肿痛3年

现病史： 患者2006年感冒后出现关节肿痛，伴发热，体温最高达39℃以上，渐累及双肘、双肩、双膝、双踝关节，伴腰背痛，有红色皮疹，无瘙痒脱屑，当地医院就诊（具体检查不详），诊断为"幼年脊柱关节病"，给予强的松15mg，qd治疗，症状缓解。后因发热、皮疹复发，于2007年就诊于301医院，ESR 106mm/h，CRP 29.7mg/dl，ANA、ENA、RF、抗CCP抗体、HLA-B27等均阴性，骶髂关节CT未见明显异常，诊断为"Still's病？未分化脊柱关节病？"，给予口服甲泼尼龙片12mg q8h、甲氨蝶呤10mg qw、来氟米特20mg qd、硫酸羟氯喹200mg bid等治疗，症状有所缓解，此次因多关节、腰背疼痛，间断发热，患者为求进一步中医治疗来阎师门诊就诊，检查ESR 68mm/h，CRP 3.96mg/dl，IgG 636mg/dl，IgA 66.3mg/dl，C3 124mg/dl，RF、ANA、EAN、AKA、APF、抗CCP抗体均阴性，腹部彩超示：脾大。

现症见： 双膝、右肘关节肿痛，双踝关节疼痛，腰背、双髋、双肩关节疼痛，无明显畏寒喜暖，眠安，纳可，二便调。

既往史： 否认肝炎、结核病史和其他特殊病史。无药物过敏史。

个人史： 生活、学习环境无特殊，无吸烟及饮酒史。

家族史： 无家族遗传病史。

查体：体温36.8℃，心率92次/分，呼吸18次/分，血压120/70 mmHg。神清，精神可，满月脸面容，下腹部、双下肢紫纹，双肺呼吸音清，未闻及干湿性啰音，心率92次/分，律齐，肝脾肋下未及，双下肢不肿，双膝、右肘、双踝、双肩关节有压痛。舌淡红略暗，苔白，脉沉细略弦。

诊断：中医：痹证

西医：still's病，未分化脊柱关节病

辨证：肾督亏虚、邪从热化、瘀血阻络

治法：补肾强督，活血通络

处方：

补肾强督方加

金狗脊15g	川断15g	补骨脂15g	桑寄生20g
千年健15g	防风15g	独活10g	制元胡15g
片姜黄12g	泽兰泻各15g	茯苓25g	木瓜12g
生炒薏米各20g	郁金15g	香附12g	

14付，水煎服

二诊：2009年7月19日

患者服药1周后，腰背、关节疼痛症状缓解，甲泼尼龙规律减量为7mg qd，遂出现发热，体温最高达38.8℃，以午后至夜间发热为多，晨起体温可恢复正常，无咽痛、咳嗽咳痰。舌淡红略暗，苔白，脉沉细略弦。中药改为疏风清热、清透营热、调和营卫为法治疗，每日2剂，分4次口服，处方如下：

羌活12g	防风12g	白芷15g	川芎6g
双花20g	连翘20g	荆芥穗10g	薄荷后下10g
淡豆豉12g	柴胡15g	银柴胡10g	炒黄芩10g
淡竹叶6g	秦艽15g	青蒿15g	炙鳖甲30g
丹皮10g	丹参15g		

12付，水煎服

三诊： 2009年7月25日

患者服上方6剂后，体温正常，双膝、右肘关节肿痛缓解，双踝、腰背、双髋、双肩关节疼痛减轻，仍无明显畏寒喜暖，眠安，纳可，二便调。舌淡红暗，苔白薄，脉沉细尺弱。中药恢复补肾强督、活血通络之法治疗，原方改狗脊20g、防风12g、补骨脂12g，处方整理如下：

补肾强督方加

金狗脊20g	川断15g	补骨脂12g	桑寄生20g
千年健15g	防风12g	独活10g	制元胡15g
片姜黄12g	泽兰泻各15g	茯苓25g	木瓜12g
生炒薏米各20g	郁金15g	香附12g	

14付，水煎服

按： still's病以发热、关节肿痛为主要表现，激素加免疫抑制剂可部分控制病情，撤减激素和免疫抑制剂后病情反复是风湿病治疗的棘手问题。发热伴关节肿痛属中医"痹证"范围，因肾虚，营卫不和，藩篱不固，外邪反复侵入，加之少年阳盛之体，日久邪从热化，更致病情加重。本例患者初诊时以关节肿痛、腰骶脊背痛等为主诉，属肾督亏虚、瘀血阻络之证。"腰为肾之府"，且督脉循行人体背部，沿脊柱循行，肾督亏虚、经脉失养则腰脊背疼痛；正气亏虚、气血运行无力则为血瘀，瘀血阻滞关节、经络则发为关节疼痛，故治当补肾强督、活血通络。方用补肾强督方，功在补益肾督，狗脊坚肾益血，强督脉，利俯仰，川续断补肝肾、强筋骨，共为君药；补骨脂、寄生、千年健补肾壮腰、强筋健骨，防风、独活祛风胜湿，且引诸药入脊背，善治痹证疼痛，共为臣药；元胡理气活血，治"一身上下诸痛"，片姜黄破血行气止痛，泽兰、泽泻活血通络、淡渗利湿，使湿邪从下焦而出，茯苓、木瓜、生炒薏米舒筋活络、利湿除僵，对于湿阻经络、关节活动不利者效果理想，七味药物共为佐药；郁金、香附疏肝理气、活血通络，引药入肝经，肝舒则气血皆调达，共为使药。诸药合用，共奏补肾壮督、活血化瘀通络之功。

　　肾督亏虚、营卫不和、卫外不固易致外邪反复侵入，而出现发热之症，疾病易出现反复发作的特点；且病程日久，营阴亏耗，外邪侵袭，易内入于营分，故表现为午后及夜间发热的特点。外邪侵入必经营卫，致营卫不和之症，古云："急则治其标"，故以疏风清热、清透营热、调和营卫为法治疗，标本兼治。方中以防风祛风解表，连翘清热解毒透邪，鳖甲滋阴清热，三药合用以清卫分与营分之热；辅以羌活、白芷、川芎、荆芥穗、柴胡，加强祛风解表之功，辅以双花、薄荷、淡豆豉、柴胡、黄芩，加强清热解毒、透表驱邪之功；以银柴胡、秦艽清虚热，丹皮、丹参清热凉血、活血化瘀，青蒿透营分之热外出。药后风热得清，营卫得固，继续贯之以补肾强督之法。"中西合璧"是阎师"五连环"治疗方案中的一环，首先继续使用激素及免疫抑制剂治疗，嗣后加强中医治疗，待症缓病情稳定，即能顺利撤减激素及免疫抑制剂，防止激素及免疫抑制剂撤减过程中出现病情反复，中药与西药合璧协同增强疗效，预防西药毒副作用。后诊果病情不再反复，激素、免疫抑制剂得以顺利减停。辨清患者年轻阳盛，易从阳化热，故于治本"补"之中不忘预防"从热化"之治标之理念。另外，随热之清渐加强"补"之理念，又体现了中医"治未病"思想的精髓。

（陶庆文）

温补命火法治疗腰背痛案

患者： 赵某某　女　41岁

初诊： 2012年11月29日

主诉： 腰背痛10年。

现病史： 患者10年前小产后出现腰背痛，轻度晨僵，持续时间一般小于5分钟，明显畏寒畏风，于当地医院查类风湿因子阴性，血沉抗"O"等正常，未能明确诊断。近10年来，曾于多家医院风湿科就诊，查多种免疫学指标均正常，未能明确诊断。间断服用中药及止痛药治疗，症状时轻时重，诱因多为劳累、情绪激动或受凉。近2月来因受凉症状再次发作并加重。现症见：腰背痛，屈伸困难，重度畏风畏寒，比家人多穿1~2件棉衣，头部在室内亦需戴棉帽，动辄汗出，汗出后自觉背部如负冰盘，疲乏无力，饮食可，口不渴，夜眠不佳，二便调。

既往史： 无特殊。

过敏史： 无。

体格检查： 脊柱尚正直，活动度略减少。四末不温，舌淡质略嫩，苔白，脉沉细。

辅助检查： 我院查：ESR：7mm/h，CRP：0.38mg/dl，RF（－），抗核抗体谱均阴性，抗CCP及类风湿抗体谱均阴性。HLA-B27（－），骶髂关节CT：轻度退变。

诊断： 中医：痹证　肾虚寒湿证

西医：腰背痛待查

治法： 温肾益精，祛风散寒

处方：

补肾强督方加

伸筋草30g	知母20g	海风藤20g	桑枝30g
炙元胡25g	独活12g	川断25g	狗脊30g
千年健12g	防风15g	鸡血藤30g	补骨脂20g
淫羊藿15g	桂枝12g	片姜黄15g	郁金15g
黑附片5g	干姜5g		

二诊： 2012年12月17日

汗出略有减轻，背冷减轻一半，自觉治疗已经有信心，但仍需穿比常人多的衣物，腰背痛发作时仍较严重。舌淡红，苔白，脉细。

药已中病，效不更方，上方再加鹿角霜10g，血肉有情之品以助督阳。

补肾强督方加

伸筋草30g	知母20g	海风藤20g	桑枝30g
炙元胡25g	独活12g	川断25g	狗脊30g
千年健12g	防风15g	鸡血藤30g	补骨脂20g
淫羊藿15g	桂枝12g	片姜黄15g	郁金15g
黑附片5g	干姜5g		

三诊： 2013年2月18日

服药一月余后，效果开始明显，腰背痛减轻，汗出减少，背部畏寒减轻，偶尔能减衣物。舌淡红，苔白，脉细。

时近春日，阳气来复，减附子、干姜，桂枝改为10g，加山萸肉20g，杜仲20g以温补肾精，同时有阴中求阳之意。

补肾强督方加

伸筋草30g	知母20g	海风藤20g	桑枝30g

炙元胡25g	独活12g	川断25g	狗脊30g
千年健12g	防风15g	鸡血藤30g	补骨脂20g
淫羊藿15g	桂枝10g	片姜黄15g	郁金15g
山萸肉20g	杜仲20g	鹿角霜10g	

按： 患者之病起于小产之后，盖因气血大伤，风寒湿乘虚深侵，虽经多年反复调养终未能尽去，现患者年方过"六七"而月经已经不规律，是肾虚天癸将竭之象。自汗频频已知其阳虚，再查其四末不温，舌淡质略嫩，苔白，脉沉细。知其命门火已衰。当此之时，是先大补命火，还是益肾填精，或者两者并行，但孰轻孰重，阎老师在处理这样的问题时有自己的特点。徐灵胎《神农本草经百种录》人参一段，最能说明阎老师扶正为先的观点："盖人参乃升提元气之药，元气下陷，不能与精血流贯，人参能提之使起，如火药藏于炮内不能升发，则以火发之。若炮中本无火药，虽以炮投火中不发也，此补之义也"。故阎老师每每以补肾填精为先，在两者并用时也以补肾填精为重，这好比先在炮中填充火药，再"以火发之"，才能事半功倍。本案在淫羊藿、狗脊、川断、补骨脂温补肾精的基础上，加黑附子、干姜温命火，又加大桂枝为12g，意在助卫阳御外邪，再佐以独活、防风、海风藤、炙元胡等祛风除湿通络止痛药物，从而获得佳效。患者14剂后，自汗明显减轻，腰背痛也随之大减。

（金笛儿）

补肾益津清热利湿法治疗肠病性关节炎案

患者： 刘某某　男　43岁

初诊： 2012年11月5日

主诉： 腹泻伴腰背痛反复发作10年。

现病史： 患者10年前出现腹泻，和进食有关，大便时有脓血，严重时一天大便次数可超过10次，伴里急后重，体重一度下降5公斤，查肠镜示：乙状结肠黏膜充血、水肿，可见小溃疡，周围有隆起的肉芽组织和水肿的黏膜，结论是：溃疡性结肠炎。给予美沙拉嗪和柳氮磺吡啶栓剂治疗，腹泻症状有所控制，大便能控制在2~3次/日，无明显腹痛、无便脓血。复查结肠镜提示：溃疡基本愈合。大约2年前逐渐出现腰背痛，伴晨僵，骶髂关节CT：单侧II级改变。HLA-B27（＋），诊为肠病性关节炎。来诊时见：腰背痛，活动后减轻，劳累或长时间固定姿势后加重，夜间有时出现痛醒或翻身困难，饮食稍不注意就发生腹泻，周身略畏寒，口不渴，小便调。

既往史： 无特殊。

过敏史： 无。

体格检查： 舌淡暗，苔白，脉滑，沉取无力。

辅助检查： 肠镜示：慢性结肠炎。骶髂关节CT：单侧II级改变。HLA-B27（＋）。

诊断： 中医：痹证 肾精亏虚，湿热下注

　　　　西医：肠病性关节炎

治法： 补肾益津，清利湿热

处方：

羌活 15g	独活 12g	桑寄生 30g	川断 30g
防风 15g	片姜黄 15g	桑枝 30g	青风藤 30g
知母 25g	骨碎补 20g	桂枝 10g	补骨脂 25g
徐长卿 15g	茯苓 30g	车前子 15g	连翘 30g
炒黄柏 12g	土茯苓 30g	赤芍 15g	炒苍术 10g
秦艽 30g	炒枣仁 30g	山药 20g	

二诊：2012 年 11 月 19 日

患者腹泻好转，自觉饮食限制可略加放松，精神感觉轻松。腰背痛好转。仍略感畏寒，口不渴，小便调。

上方去赤芍、炒枣仁，加杜仲 20g，茯苓 20g，补脾肾渗湿邪。

羌活 15g	独活 12g	桑寄生 30g	川断 30g
防风 15g	片姜黄 15g	桑枝 30g	青风藤 30g
知母 25g	骨碎补 20g	桂枝 10g	补骨脂 25g
徐长卿 15g	茯苓 30g	车前子 15g	连翘 30g
炒黄柏 12g	土茯苓 30g	山药 20g	炒苍术 10g
秦艽 30g	杜仲 20g		

三诊：2012 年 12 月 11 日

腰背痛好转，夜间几乎不会痛醒，日间疼痛发作也有减轻，腹泻稳定在每日 1~2 次，患者对疗效感到满意，此后在以下方剂基础上微调，继续服用 3 个月，腰背痛基本缓解。

羌活 15g	独活 12g	桑寄生 30g	川断 30g
防风 15g	片姜黄 15g	生薏米 30g	青风藤 30g
知母 25g	骨碎补 20g	桂枝 10g	补骨脂 25g
泽泻 15g	茯苓 30g	车前子 15g	连翘 30g

炒黄柏12g   土茯苓30g   山药20g   炒苍术10g

秦艽20g   炒杜仲20g

按： 肠病性关节炎属于脊柱关节炎中的一种，是和溃疡性结肠炎、克罗恩病并发的关节炎，可以分为外周型和中轴型。此病在中医辨证上有矛盾之处，一边如《素问·脉要精微论》所说："腰者肾之府，转摇不能，肾将惫矣"，肾精亏虚，需要温补肾精，另一边腹痛腹泻下利脓血，是湿热下迫肠道，热伤血络，需要清热利湿行气和血。正虚兼有邪实是风湿痹证中常见的证候，此时处理好扶正祛邪的力度和比例问题就是临床功力的展示，阎师在这方面是我们学习的榜样。本例以补肾强督方（阎师经验方）合二妙散加减收功。一边用骨碎补、补骨脂、川断、寄生温补肾精，羌独活、桂枝祛风燥湿，一边用苍术、炒黄柏加车前子、土茯苓、茯苓合连翘、赤芍，清热和血、解毒利湿止泻，其中车前子、茯苓利小便实大便是给邪以出路，是阎师治疗腹泻的习惯用药。综观全方补泻得当，用药精准，故能获得良效。

（金笛儿）

滋补肝肾清热化湿法治疗银屑病关节炎案

患者：张某某　男　67岁

初诊：2013年2月21日

主诉：皮疹伴脱屑40年，关节肿痛1年。

现病史：患者40年前出现四肢皮疹伴银白色脱屑，刮去脱屑后有蚌样出血，于当地医院诊为银屑病，给予药物内服外治，症状时轻时重。1年前开始出现双手指关节肿痛，逐渐加重，活动受限，半年前就诊于北京协和医院，查抗CCP、AKA、APF等均阴性，hsCRP：21.5mg/dl，诊为银屑病关节炎，拟给予西药治疗，患者因畏惧西药副作用来诊。现症见：四肢散在斑片状暗红色皮疹，上覆银白色鳞屑，双手近端指间关节肿痛，双膝关节肿痛，活动略受限。腰膝酸软，遇凉则关节痛加重，饮食可，眠不佳，二便调。

既往史：无特殊。

过敏史：无。

体格检查：四肢散在斑片状暗红色皮疹，上覆银白色鳞屑，双手近端指间关节肿胀，双膝关节略肿，活动略受限。舌暗红，苔薄白，脉弦略滑。

辅助检查：抗CCP、AKA、APF等均阴性，hsCRP：21.5mg/dl。

诊断：中医：皮痹　肾精亏虚，湿热犯肤

　　　　西医：银屑病关节炎

治法：滋补肝肾，清热化湿

处方：

骨碎补20g	补骨脂15g	狗脊25g	川断20g
寄生25g	土茯苓25g	白芷20g	鹿角霜10g
青风藤25g	防风15g	片姜黄15g	桑枝25g
炙元胡20g	生地15g	元参12g	络石藤25g
连翘20g	金银花20g	豨莶草15g	海桐皮15g
羌活15g	独活12g		

二诊：2013年3月18日

关节痛略有好转，皮疹瘙痒及发红好转，活动能力略增强。舌暗红，苔薄白，脉弦略滑。

上方加泽泻20g祛湿邪，增狗脊、寄生为30g，生地为20g，加强补肾益精作用。继服15~30付。

骨碎补20g	补骨脂15g	狗脊30g	川断20g
寄生30g	土茯苓25g	白芷20g	鹿角霜10g
青风藤25g	防风15g	片姜黄15g	桑枝25g
炙元胡20g	生地20g	元参12g	络石藤25g
连翘20g	金银花20g	豨莶草15g	海桐皮15g
羌活15g	独活12g	泽泻20g	

三诊：2013年4月15日

关节肿痛明显好转，皮疹瘙痒及脱屑略好转。舌略红，苔薄白，脉弦略滑。

效不更方，上方加赤芍15g清热凉血，松节12g利节消肿。

骨碎补20g	补骨脂15g	狗脊25g	川断20g
寄生25g	土茯苓25g	白芷20g	鹿角霜10g
青风藤25g	防风15g	片姜黄15g	桑枝25g

炙元胡20g	生地15g	元参12g	络石藤25g
连翘20g	金银花20g	豨莶草15g	海桐皮15g
羌活15g	独活12g	赤芍12g	松节12g

按： 银屑病关节炎在治疗上有寒热不能兼顾之难，一方面有皮疹色暗红瘙痒脱屑是血分有热，需清热凉血止痒，另一方面患者年过六旬肾精已虚，呈现腰膝酸软遇凉病情加重等阳虚之象，需温肾益精，祛风除湿。唯此进退维谷之际，方显阎师功力。一方面用川断、寄生、狗脊、鹿角霜补其肾，骨碎补、补骨脂壮其骨，羌活、独活祛其风湿之邪，另一方面用银花、连翘、元参、生地气血双清，治其血分热毒，再用土茯苓清热利湿给邪气以出路，白芷行胃气美肌肤。诸药寒热并用分进合击，才能于纷乱中理出头绪，获得良效。

（金笛儿）

益肾祛湿解毒润燥治银屑病关节炎案

患者： 緱某　男性　34岁

初诊： 2008年4月24日

发病节气： 谷雨

主诉： 皮癣12年，关节痛8年，加重3天。

现病史： 患者12年前龟头部出现皮癣，应用外用药后未见好转，后渐至脊背、四肢大片状皮疹，伴脱屑，于当地医院诊断为银屑病，间断应用外用药物治疗。8年前出现右下肢肌肉疼痛、脊背僵硬不适，于大连医大查HLA-B27阳性，诊断为强直性脊柱炎，曾间断服用瑞力芬及中药治疗，症状无明显改善。为求进一步诊治，就诊于阎小萍教授门诊，查CRP 9.61mg/dl，ESR 89mm/h，RF阴性。X线：脊柱侧弯。双手正位相未示明显异常。髋关节间隙变窄，骶髂关节间隙消失，融合，骨质疏松。2008年4月25日髋关节CT：左髋关节见环形密度影，不排除关节积液。考虑诊断为"银屑病关节炎"。目前患者脊背疼痛，腰部、左髋、右足跟疼痛、左脚趾、右踝肿痛，行走困难，头部、背部及四肢皮疹呈大片状，色红，伴白色脱屑，畏寒喜暖，纳可，眠安，二便调。

既往史： 无肝炎、结核病史和其他特殊病史。无药物过敏情况。

过敏史： 否认药物过敏史。

个人史： 适龄婚育。

家族史： 无家族遗传病史。

查体： 头部、脊背、四肢见大片状皮疹，色红，伴白色脱屑。脊柱僵直，双髋抬举困难，脊椎L2~L4压痛。舌淡红，苔白略腻，脉弦细，右略滑。

诊断：中医：痹证、白疕

西医：银屑病关节炎

辨证：肾督亏虚、热郁血燥

治法：补肾强督、祛湿解毒、清热润燥

处方：

公英30g	地丁30g	土茯苓30g	野菊花10g
丹皮10g	七叶一枝花15g	青风藤20g	秦艽20g
络石藤20g	豨莶草15g	生地12g	赤芍10g
川断20g	桑寄生20g	骨碎补20g	补骨脂12g
连翘20g	双花20g	元胡15g	知母15g

日一剂，水煎服，早晚分服

二诊：2008年6月18日

患者服药后血沉39mm/h，现左脚趾、右踝肿痛较前减轻，右踝内侧可见皮疹伴脱屑，右腰部、左髋、右足跟疼痛，易起口腔溃疡，口干咽干，面部脱屑，纳可，眠安，二便调。舌淡红略暗，苔白，脉沉略弦细。前方去野菊花、丹皮、七叶一枝花、生地、赤芍，改青风藤30g、秦艽25g、络石藤25g、补骨脂18g、知母20g，加白芷20g、土贝母20g、桑枝30g、生薏米30g、炒薏米30g、霜桑叶15g。具体方药如下：

公英30g	地丁30g	土茯苓30g	青风藤30g
秦艽25g	络石藤25g	豨莶草15g	川断20g
寄生20g	骨碎补20g	补骨脂18g	连翘20g
双花20g	元胡20g	知母20g	白芷20g
土贝母20g	桑枝30g	生薏米30g	炒薏米30g
霜桑叶15g			

日一剂，水煎服，早晚分服

三诊：2008年7月31日

近1月余无新发皮疹，右踝内侧皮疹仍未消退，右踝疼痛消失，仍有肿胀，右腰部、髋部疼痛消失，口腔溃疡未有新发。纳眠可，大便溏，1~2次/日，小便正常。舌淡红略暗，苔白，脉弦细，左略沉。上方加减，络石藤加至30g、寄生加至25g、补骨脂加至20g、霜桑叶加至20g，去豨莶草、生炒薏米，加茯苓30g、木瓜12g，方药如下：

公英30g	地丁30g	土茯苓30g	青风藤30g
秦艽25g	络石藤30g	茯苓30g	川断20g
寄生25g	骨碎补20g	补骨脂20g	连翘20g
双花20g	元胡20g	知母20g	白芷20g
土贝母20g	桑枝30g	霜桑叶20g	木瓜12g

日一剂，水煎服，早晚分服

四诊至六诊：2008年10月16日

右踝及左足肿痛明显减轻，右踝关节新发小块皮疹，但局部皮肤发红色暗，有皮屑。腰部酸痛，体力较前改善，汗出较多，舌淡红略暗，白苔，脉弦细，左略沉。上方秦艽加至30g、川断、白芷、桑叶加至25g、寄生加至30g。2008年11月6日，患者因活动过度后左侧腰部疼痛，左足趾关节肿痛，骶髂部稍疼痛，皮疹较前好转，畏寒怕风，汗出不多，偶盗汗，无口干眼干，舌淡红略暗，苔白，脉弦细，左略沉。血沉ESR 17mm/h。上方川断、白芷、桑叶加至30g，去木瓜，加生炒薏米各30g。2009年1月12日，患者腰部、左足趾疼痛较前好转，无关节肿，右踝关节仍有皮疹，畏寒明显，易疲劳，舌淡红略暗，白苔，脉弦细，左略沉。上方去双花、茯苓、生炒薏米，加豨莶草15g、海桐皮12g、郁金15g。

患者约2个月复诊一次，偶有腰部疼痛，前胸后背仍有少量皮疹，调整中药以清热解毒，活络利节，病情平稳后约半年复诊一次。2015年3月22日关节疼痛症状基本缓解，皮疹稳定，无新发皮疹，余无不适。舌淡红略暗，苔白，脉弦细略沉。

按： 本例患者乃为痹证，白疕，其特征症状酷似大偻，腰背僵痛、四肢疼痛、肿胀以下肢为主，膝、髋、踝、足趾等关节均有受累，虽有畏寒喜暖，肾督阳气亏虚之象，但其尚有周身癣疹大片、色红伴白色脱屑，乃风寒湿邪杂至合而为痹，郁久化热，或从阳化热，久郁成毒，灼伤阴血，风燥血热毒邪客于肌肤而致。此处之燥邪为外燥、内燥并存，一方面邪热生内燥，另一方面阴血亏虚易感外燥。阎师在诊治此类病中并强调，久而热灼阴血而必留瘀。因肺主皮毛，燥易伤肺，因此所及脏腑乃肝、肾、肺为主，病邪乃风、寒、湿、燥、热、毒、虚、瘀。阎师认为本病治疗以扶正祛邪为法，在补肾强督的基础上加以清热解毒、养阴润燥、活血通络、祛风除湿。辨证时需根据其证候体征如关节有无热象、皮损大小、色淡或色红或色暗等辨风、寒、湿、燥、热、毒、虚、瘀的程度。此患者大片癣疹色红，并有口干咽干、口疮、舌红苔腻等症，乃燥热毒邪壅盛，湿瘀互结之象。治疗方药不可过用温补，而应着重先清解热毒润燥，祛湿化痰。因此以骨碎补、补骨脂、川断、桑寄生补益肝肾、续筋强骨的同时，应用青风藤、秦艽、络石藤、豨莶草等祛风湿，清热通络。并以五味消毒饮清热解毒，方中金银花、野菊花，清热解毒散结，金银花入肺胃，可解中上焦之热毒，野菊花入肝经，专清肝胆之火，二药相配，善清气分热结；紫花地丁清热解毒，为痈疮疔毒之要药，善清血分之热结，并加入七叶一枝花、连翘，助清热解毒，消肿止痛之力，丹皮、赤芍、生地凉血养阴润燥，知母滋阴清热。全方补而不温燥，清泻而不伤正。 二诊：症状减轻，方中又加入土茯苓、霜桑叶。土茯苓甘、淡、平，归肝、胃经。除湿，解毒，通利关节。常用于疗疥癣，并能缓解肢体拘挛，筋骨疼痛。《本草纲目》言其："健脾胃，强筋骨，去风湿，利关节，止泄泻。治拘挛骨痛，恶疮痈肿。解汞粉、银朱毒。"《本草正》曰可："疗痈肿、喉痹，除周身寒湿、恶疮。"霜桑叶甘、苦，寒。归肺、肝经。可疏散风热，清肺润燥，清肝明目乃清泄肺肝经风燥热邪的常用药物，《本草从新》论可："滋燥，凉血，止血。"《本草经疏》："桑叶，甘所以益血，寒所以凉血，甘寒相合，故下气而益阴……"，此二药相配，既可泻肺热润肺燥，又解毒可疗疥癣，乃阎师治疗本病的常用药对。患者随诊7年，病情平稳，关节症状全消，正常工作生活，癣疹少量稳定，因此后期方中加大了温补肝肾，强督脉，壮筋骨的药物以治本。

（孔维萍）

补肾益精法治疗白塞病案

患者：王某某　36岁

初诊：2015年1月22日

主诉：口腔溃疡，关节痛反复发作4年。

现病史：患者4年前无明显诱因出现口腔溃疡，溃疡呈反复发作，基底色白，疼痛明显，伴有下肢关节痛，受累关节有双踝、双膝，下肢畏寒，有时会出现小腿部皮下硬结，有压痛，局部皮肤颜色正常，无外阴溃疡、无眼部溃疡。于当地医院查抗核抗体谱、抗中性粒细胞抗体（ANCA）、类风湿因子、抗CCP等均阴性，曾出现血沉、CRP升高，余免疫指标未见异常。溃疡有时持续一周可自行缓解，时有复发，但近一月来，溃疡此起彼伏，几乎没有痊愈的时候，对进食影响较大。刻下症见：口腔溃疡，双下肢关节痛，畏寒，否认外阴溃疡史、否认眼部疾病史。周身畏寒，口微渴，饮食可，眠欠佳，二便调。

过敏史：无。

体格检查：舌略红，苔薄白，脉弦。

辅助检查：无。

诊断：中医：痹证　肾精亏虚，寒热错杂证

　　　　西医：关节痛待查，白塞病？

治法：补肾益精，寒热并调

处方：

独活15g	青风藤20g	羌活15g	山甲珠10g
防风15g	秦艽30g	知母15g	丹皮10g

鸡血藤15g	茯苓30g	连翘30g	山药20g
生地15g	补骨脂20g	元参20g	炙元胡25g
伸筋草25g	徐长卿15g	骨碎补25g	海风藤20g
沙苑子15g			

二诊：2015年2月12日

患者服药后口腔溃疡有好转，但仍不时发作，全身特别是双下肢畏寒好转。阎老师认为，药已中的，补肾扶正已初见成效，酌加清热兼降虚热，则溃疡可愈。上方去伸筋草、沙苑子，改生地20g，连翘25g，加中成药帕夫林（白芍总苷）同服。果然，患者1月后复诊时表示，口腔溃疡发作明显减少，双下肢疼痛畏寒均有明显好转，其症若失。

独活15g	青风藤20g	羌活15g	山甲珠10g
防风15g	秦艽30g	知母15g	丹皮10g
鸡血藤15g	茯苓30g	连翘25g	山药20g
生地20g	补骨脂20g	元参20g	炙元胡25g
徐长卿15g	骨碎补25g	海风藤20g	

三诊：2015年4月12日

患者间断服药30付，其间因劳累出现口腔溃疡2次，但持续3~5天，比未服药时缩短。患者恐疾病复发，特来就诊以求巩固疗效。目前无口腔溃疡发作，双下肢冷痛不明显。舌略红，苔薄白，脉弦。中药上方去羌活、独活、海风藤，改生地30g，加麦冬12g、枸杞子15g，以滋阴降火。

麦冬12g	青风藤20g	枸杞子15g	山甲珠10g
防风15g	秦艽30g	知母15g	丹皮10g
鸡血藤15g	茯苓30g	连翘25g	山药20g
生地30g	补骨脂20g	元参20g	炙元胡25g

徐长卿15g　　　骨碎补25g

按： 此例难点在上热下寒。风湿科临床中常见寒热错杂之证候，如何处理非常考验大夫的临床功底。阎老师处理此类病例常常得心应手。治大国如烹小鲜，老师治疗寒热错杂之证亦可由此作比。老师常以肾虚立论，因此可将补肾之剂比作"盐"，盐是百味之长，甜食亦需放盐，厨谚云：要想甜加点盐。因此在阎老师治疗风湿病的处方中可以说补肾药物是不可或缺之"盐"，有盐为底味，再加其他各种调味料才能成美味，没有盐总是不成菜。本案的难点在下有寒（双下肢冷痛），上有热（口腔溃疡），如何具体地调寒热药物于一炉，阎老师通常的选择就是从补肾精入手，肾中精气是阴阳二气之根，能化阴也能助阳，能化阴翳也能制阳光。此处用六味地黄丸加骨碎补、补骨脂滋补肾精，强筋健骨，再用羌独活祛风止痛，连翘、元参、知母清热透邪，还重用了风中润剂、清湿热的秦艽，最后以山甲引药入络，诸药和合效果颇丰。

（金笛儿）

从"肾虚""从化"病机入手治反应性关节炎案

患者：董宪国　男　24岁

初诊：2014年12月18日

发病节气：大雪

主诉：右膝肿痛9年，右足趾关节肿痛3年。

现病史：患者9年前洗澡受风后出现右膝疼痛，未重视，1周后出现右膝肿胀，就诊于菏泽市中医院（具体检查不详），诊断为"反应性关节炎"，予封闭治疗，口服柳氮磺吡啶片、氨糖美辛等（剂量不详），症状有所缓解。3年前出现右第三跖趾、趾间关节肿痛，于当地医院予封闭治疗，症状减轻。1年前出现左侧髋部、左足跟痛，就诊于北医三院，查体：左4字试验阳性，辅助检查：HLA-B27、ANA、RF均（−），ESR 59mm/h，CRP 3.13mg/dl，诊断为"反应性关节炎"，予柳氮磺吡啶片1.0 bid、塞来昔布200mg bid口服，疼痛减轻。但右膝、右足趾关节肿胀时有反复，8个月和6个月前当地医院分别予得宝松关节腔注射，后并予乐松60mg tid、艾拉莫得25mg bid。现为求进一步诊治于阎师处就诊。现症见：左足跟及左髋疼痛，左足趾关节肿痛，右膝肿胀，休息后疼痛减轻，无腰脊痛，无畏寒发热，无皮疹，无腹泻，无口腔溃疡，纳眠可，二便调。

既往史：既往体健。否认手术、外伤、输血史。

过敏史：否认药物过敏史。

个人史：未婚未育。

家族史： 无家族遗传病史。

查体： 左4字试验阳性，左足第三跖趾关节肿，压痛（＋），皮温高，皮色不红，舌淡红略暗，白苔，脉沉弦细。

诊断： 中医：痹证　肝肾亏虚，寒湿内侵，郁而化热

　　　　 西医：反应性关节炎

治法： 补肾壮骨，清热除湿，活血通络

处方：

狗脊30g	川断25g	桑寄生25g	伸筋草25g
炒杜仲20g	桂枝10g	赤芍12g	防风15g
片姜黄12g	鹿角霜10g	制元胡20g	桑枝25g
青风藤20g	秦艽20g	鸡血藤25g	羌活15g
独活15g	海桐皮15g	千年健15g	徐长卿15g

日一剂，水煎服

二诊： 2015年2月5日

患者服药后诉左髋、左足跖趾关节肿痛，足跟疼痛均明显缓解。近两日觉左臀部疼痛，休息后可缓解，纳眠可，二便调。舌淡红略暗，薄白苔，脉沉弦细。2周前于我院查RF、ANA、AKA、APF、抗CCP等均阴性，ESR34mm/h，CRP2.07mg/dl，骶髂关节CT未见明显异常。阎师以上方加减，桑寄生加至30g、炒杜仲加至25g、制元胡加至25g、秦艽加至25g、桑枝加至30g，去海桐皮、千年健，方药如下：

狗脊30g	川断25g	桑寄生30g	伸筋草25g
炒杜仲25g	桂枝10g	赤芍12g	防风15g
片姜黄12g	鹿角霜10g	制元胡25g	桑枝30g
青风藤20g	秦艽25g	鸡血藤25g	羌活15g
独活15g	徐长卿15g		

日一剂，水煎服

三诊：2015年3月19日

服药后觉右膝、左足跖趾疼痛缓解，仍有左髋、左腹股沟疼痛，其余关节无不适，无发热、畏寒，纳眠可，二便调，舌淡红略暗，苔黄白，脉沉略弦细。阎师以上方加减，川断加至30g、伸筋草加至30g、炒杜仲加至30g、鸡血藤加至30g，加泽兰20g、络石藤25g，具体如下：

狗脊30g	川断30g	桑寄生30g	伸筋草30g
炒杜仲30g	桂枝10g	赤芍12g	防风15g
片姜黄12g	鹿角霜10g	制元胡25g	桑枝30g
青风藤20g	秦艽25g	鸡血藤30g	羌活15g
独活15g	徐长卿15g	泽兰20g	络石藤25g

日一剂，水煎服

四诊：2015年4月2日

患者近日觉左髋、左鼠溪部、左骶髂，左足跟时有疼痛、纳眠可，大便溏，小便调，舌淡红白苔，脉沉略弦细。阎师以上方加减，制元胡加至30g、秦艽加至30g，赤芍减至10g，去泽兰，加威灵仙15g、松节15g，具体如下：

狗脊30g	川断30g	桑寄生30g	伸筋草30g
炒杜仲30g	桂枝10g	赤芍10g	防风15g
片姜黄12g	鹿角霜10g	制元胡30g	桑枝30g
青风藤20g	秦艽30g	鸡血藤30g	羌活15g
独活15g	徐长卿15g	松节15g	络石藤25g
威灵仙15g			

日一剂，水煎服

五诊：2015年4月30日

患者服药后觉左髋、左腹股沟、左骶髂关节疼痛明显减轻，右膝偶有肿胀感，足跟疼痛缓解，余关节无不适，纳眠可，二便调。舌淡红，白苔，脉沉略弦细。阎师以上方加减，络石藤加至30g，去狗脊、杜仲、威灵仙，加炙山甲15g、山萸肉15g、败龟板30g，具体如下：

炙山甲15g	川断30g	桑寄生30g	伸筋草30g
败龟板30g	桂枝10g	赤芍10g	防风15g
片姜黄12g	鹿角霜10g	制元胡30g	桑枝30g
青风藤20g	秦艽30g	鸡血藤30g	羌活15g
独活15g	徐长卿15g	松节15g	络石藤30g
山萸肉15g			

日一剂，水煎服

按： 反应性关节炎是继身体其他部位感染后由于免疫反应异常所出现的一种急性、无菌性关节炎症，少数患者为关节外表现，如肌腱端炎、腊肠趾等。多发生在肠道或泌尿道感染一个月左右，也有少数发生于上呼吸道感染后。本病归属于"痹证"范畴。阎师认为"风寒湿三气杂至合而为痹"，《内经》明确指出风寒湿之邪侵袭人体是痹证的主要外因，而正气不足当为风湿痹证之内因，此即所谓"风雨寒热不得虚，邪不能独伤人"。因此正虚邪侵亦为本病根本。而本病在急性期往往表现为关节灼热、红肿等热象。阎师认为此乃"痹热"，内经云："痹，或痛，或不痛，或热，或燥，或湿，其故何也？岐伯曰：痛者，寒气多也，有寒，故痛也。……其寒者，阳气少，阴气多，与病相益，故寒也。其热者，阳气多，阴气少，病气胜，阳遭阴，故为痹热。……"即是痹证有热的表现是由于病人体质阳气多，阴气少，又感受风寒湿邪，阳盛阴虚，使得阴寒之邪化热，所以病气盛，阳遭（乘，战而胜之）阴，因此出现热象。即《内经》中的"从化"理论，"物之生从于化，物之极由乎变"，是指疾病的病情或病证的寒热性质，在一定条件下发生变化或相互转化的病理过程。在《金贵翼·热痹》中也有相应论述"热痹者，闭热与内也……，脏腑经络，内有蓄热，而复遇风寒湿气客之，热为寒郁，气不得通，久之寒亦化热，则痹煅然而闷也。"阎师之恩师焦树德教授在辨证以关节红、肿、热为主症的痹证时，如类风湿关节炎活动期时，主张其热为"标热"，而本为肾虚寒侵，分为肾虚寒盛证、肾虚标热轻证、肾虚标热重证等即遵内经从化理论。此外"肾主骨"，"肾虚"乃多种有骨质受损的关节炎发病的基础，如无肾虚，邪气不能深侵入肾，则骨质不会受损。所以，无论治疗何种关节炎，阎师均不忘补肾的原则。因此辨治反应性关节炎应抓住"肾虚""从化"的病机关键。本患者起病因感风寒湿之邪，素体阳气多，阴气少，使得阴寒之邪化热，因此出现关节肿热之象。病久，邪气阻滞气血经络而留瘀。邪气深侵入肝肾而至骨损、筋挛，关节活动不利。治疗当补肾散寒、祛风除湿、化瘀通络、佐以清热为法。因此治疗方药未见一味清解之品，而以鹿角霜、狗脊、川断、桑寄生、杜仲温补肝肾，坚筋骨，续血脉为主药；桂枝、赤芍调和营卫，通经活络，赤芍又凉血以防温药助热；防风、羌活、独活祛风，祛一身上下之风湿；片姜黄配桑枝善祛上肢之痹；海桐皮善祛下肢之痹；青风藤配鸡血藤既祛风湿又可养血活血；秦艽合桑枝以清热除湿，佐温药热性；千年健、徐长卿即祛风湿、健筋骨又可固护脾胃；制元胡理气活血通络止痛；全方寒温并用，配伍精当，温补而不燥热、清解而不寒凉，紧紧抓住了"肾虚"，"从化"的病机关键，故使邪去病除。

（孔维萍）

类强直性脊柱炎型银屑病关节炎治案

患者：陈某　男　53岁

初诊：2015年4月13日

发病节气：雨水

主诉：腰骶部疼痛15年，加重1年。

现病史：患者15年前无明显诱因出现腰骶部疼痛，放射至大腿内侧，就诊于当地医院，诊断为"腰椎间盘突出症"，经治疗后症状有所缓解。后反复发作，症状轻微。1年前，症状加重，双髋关节、双膝关节、双踝关节疼痛，就诊于哈尔滨医科大学附属第二医院，2014年2月查HLA-B27阳性，双髋关节MRI：股骨头缺血性坏死；胸+骶髂CT：双侧骶髂关节符合强直性脊柱炎改变，双肺下叶间质纤维化，诊断为"AS"，口服SASP 0.5g t.i.d，未见明显好转，自行停药，后一直口服双氯芬酸钠缓解疼痛。近半年患者双手背、双肘部发现散在淡红色皮肤破损及脱屑，就诊于我院皮肤科，诊断为银屑病。患者1个月前于我科住院，查ESR、CRP、RF、ANA谱未见明显异常，髋关节MRI：双侧股骨头缺血性坏死。骶髂关节MRI：关节面毛糙，滑膜增厚。结合患者症状及检查，诊断为银屑病关节炎，予塞来昔布200mg b.i.d，MTX 5mg q.w，卡泊三醇外用，治疗后好转。现为求进一步治疗就诊于阎小萍教授门诊。现症见：双髋、双膝、双踝关节疼痛，轻度活动受限，无关节畸形及肿胀，皮温不高，后背发沉、发紧，怕冷，纳眠可，二便正常。

既往史：否认外伤、输血史。

过敏史：否认药物过敏史。

个人史：适龄婚育。不吸烟，偶有饮酒。

家族史：否认家族遗传病史。

查体：舌淡红偏暗，苔薄白，脉沉细弦。枕墙距：2cm，颌柄距：2cm，指地距：6cm，胸廓活动度：4cm，Schober试验：6cm，脊柱活动度：40度，4字试验：双侧阳性。双手、双手背可见对称性分布红色斑块，上覆白色鳞屑，Auspitz（+）。

诊断：中医：痹证　白疕　肾督亏虚，热瘀互结

　　　　西医：银屑病关节炎

治法：补肾强督，凉血解毒

处方：补肾强督方加

鸡血藤20g	伸筋草25g	制元胡20g	海风藤25g
豨莶草15g	海桐皮15g	防风15g	秦艽25g
青风藤20g	泽兰20g	香附15g	沙苑子15g
郁金15g	独活15g	川断25g	狗脊25g
桑寄生25g			

　　　　　　　　　　　　　日一剂，水煎服，早晚分服。

二诊：2015年4月23日

患者诉双膝、双髋关节行走时疼痛明显，踝关节疼痛减轻，颈部偶有僵硬不舒，无明显晨僵。面部皮肤发干，面部发热，无口干眼干，无明显畏寒，纳眠可，二便调。双手可见皮损，无脱屑。舌淡红略暗白苔，脉沉略弦滑。上方加减，鸡血藤加至25g、伸筋草加至30g、秦艽加至30g、泽兰加至25g、狗脊加至30g、寄生加至30g，去香附，加骨碎补20g、土茯苓25g，方药如下：

补肾强督方加

鸡血藤25g	伸筋草30g	制元胡20g	海风藤25g

豨莶草15g	海桐皮15g	防风15g	秦艽30g
青风藤20g	泽兰25g	骨碎补20g	沙苑子15g
郁金15g	独活15g	川断25g	狗脊30g
桑寄生30g	土茯苓25g		

日一剂，水煎服，早晚分服

三诊：2015年6月18日

患者腰背部酸痛，双膝、双踝、双髋关节疼痛较前好转，晨僵，活动半小时缓解，双手掌指关节、近端指间关节伸侧皮损，指甲可见顶针样改变。纳眠可，二便调。舌淡红，略白苔，脉沉细略弦滑。上方加减，鸡血藤加至30g、制元胡加至25g，去海风藤，加络石藤30g，连翘25g，方药如下：

补肾强督方加

鸡血藤30g	伸筋草30g	制元胡25g	络石藤30g
豨莶草15g	海桐皮15g	防风15g	秦艽30g
青风藤20g	泽兰25g	骨碎补20g	沙苑子15g
郁金15g	独活15g	川断25g	狗脊30g
桑寄生30g	土茯苓25g	连翘25g	

日一剂，水煎服，早晚分服

按：银屑病关节炎是一种与银屑病相关的炎性关节病，是血清阴性脊柱关节病的一种，具有银屑病皮疹及关节炎的表现，部分患者可有骶髂关节炎和脊柱炎，部分病情迁延，易复发，晚期可致关节强直，致残。可依据临床表现特点分为类似于反应性关节炎型、类似于类风湿关节炎型、类似于强直性脊柱炎型。银屑病在古代医籍中有"白疕"、"干癣"、"风癣"等描述，而关节炎属于祖国医学"痹证"的范畴，因此在中医学上银屑病关节炎当属"白疕"与"痹证"的范畴。阎师认为，本病发病以正气亏虚，风、寒、湿、热等邪气杂至，邪郁化热成毒客于关节、肌肤而至，毒热之邪易伤阴血，血虚风燥，毒热之邪发于肌肤而为白疕。临床根据证候特点可以按照痹证、尪痹、大偻等辨治，但治疗之时应注重祛风、凉血、解毒、润燥。本例患者乃类似于强直性脊柱炎（大偻），因肝肾亏虚，风、寒、湿三气杂至，合而为痹，邪气深侵入肝肾，筋骨受损，日久邪郁化热成毒，发于肌肤而致。该患者虽见肌肤红色斑癣，但仍后背发沉发紧，畏寒喜暖，故肝肾亏虚，阳气不足为本，热毒血燥为标。阎师治以补肾强督方加味，补肾强督方为治疗大偻的经验方，方以补肾强督，散寒除湿，通络止痛为法，配以狗脊、川断、桑寄生增补益肝肾壮督脉之力，独活、防风、鸡血藤、伸筋草、海风藤、青风藤、海桐皮、豨莶草、秦艽诸药祛风湿、通经络，寒温并用以防助热，因患者有双胯受累，股骨头坏死，故与沙苑子、香附引药入肝经，配以泽兰活血化瘀，行水消肿，郁金凉血以佐温药之热性，制元胡化瘀定痛。复诊方中加入土茯苓、连翘清热解毒，通利关节。本例患者虽有白疕在外，但更有似大偻之疾在内，其人现阳气亏虚之象，故治疗以补益肝肾、壮督脉、通经络为大法，用药酌情加以凉血清热解毒之品，体现了阎师抓主症，治病求本的特点。

（孔维萍）

银屑病关节炎典型治案

患者： 赵某　男　48岁

初诊： 2012年2月23日

发病节气： 雨水

主诉： 全身多关节疼痛6年，加重6个月，牛皮癣1年。

现病史： 患者6年前受凉后出现全身多关节疼痛，于北京中医药大学附属医院诊断为RA，予中药治疗6个月（具体检查及药物不详），症状减轻后停药。3年前开始出现双手关节、右腕关节、双足关节、右踝关节疼痛。1年前全身出现皮疹，色红，有脱屑，于外院诊断为牛皮癣，6个月前全身多关节疼痛较前加重，查肝肾功能未见明显异常，RF 20.7IU/ml，CRP 4.17mg/dl，ESR 27mm/h，HLA-B27（-），现为进一步治疗就诊于阎小萍教授门诊。现症见：左手远侧第3、5指间关节变形，左手近侧第3指间关节发热、肿胀、疼痛，右腕关节疼痛，右踝关节疼痛，下午明显，劳累时颈椎不适，偶有双膝、双肩关节疼痛。全身可见牛皮癣，以四肢、耳际明显，瘙痒，伴脱屑。畏寒明显，无口干眼干，汗出较多，纳眠可，大便偏干，1次/日，小便偏黄。

既往史： 既往体健。否认手术、外伤、输血史。

过敏史： 否认药物过敏史。

个人史： 适龄婚育，育有2女。

家族史： 无家族遗传病史。

查体： 左手远侧第3、5指间关节变形，左手近侧第3指间关节肿痛，皮温升高，全身可见牛皮癣，以四肢、耳际明显，伴脱屑。舌淡红略暗，白苔，脉沉略弦细。

诊断： 中医：痹证　白疕　燥热瘀阻
　　　　西医：银屑病关节炎
治法： 补血治燥，祛风除痹
处方：

生地15g	当归10g	川芎6g	赤芍12g
川断20g	寄生25g	炒杜仲20g	狗脊30g
青风藤25g	络石藤20g	桑枝20g	鸡血藤20g
防风15g	片姜黄15g	制元胡15g	羌活15g
独活12g	土茯苓20g	地丁20g	徐长卿15g

水煎服，早晚分服

二诊： 2012年3月8日

患者左手中指、小指指间关节畸形，服药后指间关节红肿热痛较前好转，牛皮癣服药后好转。关节无晨僵，颈部及膝关节畏寒怕风，无口干眼干，纳眠可，大便偏干，1次/日。舌淡红略暗，白薄苔，脉沉略弦滑。上方加减，生地加至18g、川芎加至10g、赤芍加至15g、炒杜仲加至25g、络石藤加至25g、桑枝加至25g、土茯苓加至25g，去鸡血藤，加秦艽25g，方药如下：

生地18g	当归10g	川芎10g	赤芍15g
川断20g	寄生25g	炒杜仲25g	狗脊30g
青风藤25g	络石藤25g	桑枝25g	秦艽25g
防风15g	片姜黄15g	制元胡15g	羌活15g
独活12g	土茯苓25g	地丁20g	徐长卿15g

日一剂，水煎服，早晚分服

三诊： 2012年3月29日

左手指间关节、右腕关节、双足趾关节、右踝关节疼痛，牛皮癣较前好转，坐后站立时膝关节疼痛明显，无口干眼干，无明显汗出，纳眠可，大便稀，2~3次/日，小便调。舌淡红略暗，薄白苔、根略著，脉沉略弦滑。上方加减，生地加至25g、当归加至12g、炒杜仲加至30g、青风藤加至30g、桑枝加至30g、土茯苓加至30g、地丁加至25g、秦艽加至30g，去川芎，加海桐皮15g，方药如下：

生地25g	当归12g	海桐皮15g	赤芍15g
川断20g	寄生25g	炒杜仲30g	狗脊30g
青风藤30g	络石藤25g	桑枝30g	秦艽30g
防风15g	片姜黄15g	制元胡15g	羌活15g
独活12g	土茯苓30g	地丁25g	徐长卿15g

日一剂，水煎服，早晚分服

四诊：2012年4月26日

1周前无明显诱因出现双下肢疼痛，行走困难，现较前好转，左手指间关节、右腕关节、双足趾关节、右踝关节疼痛较前减轻，下蹲后站起困难，双膝关节疼痛较明显，牛皮癣较前好转。无口干眼干，纳眠可，大便稀，2次/日，小便调。舌淡红略暗，薄白苔，脉沉略弦滑。上方加减，生地加至30g、桑寄生加至30g、络石藤加至30g、元胡加至20g，去当归，加霜桑叶30g、补骨脂20g，方药如下：

生地30g	霜桑叶30g	海桐皮15g	赤芍15g
川断20g	寄生30g	炒杜仲30g	狗脊30g
青风藤30g	络石藤30g	桑枝30g	秦艽30g
防风15g	片姜黄15g	制元胡20g	羌活15g
独活12g	土茯苓30g	地丁25g	徐长卿15g
补骨脂20g			

日一剂，水煎服，早晚分服

五诊：2012年6月14日

患者左手拇指关节肿痛明显，局部皮温升高，左膝关节疼痛较前加重，足跟及踝关节疼痛，行走较困难，乏力，下蹲困难，下肢酸困感，牛皮癣较前消退，但双下肢仍明显，皮肤瘙痒明显，无口干眼干，怕冷，纳眠可，二便可。舌淡红略暗，白苔，脉沉略弦滑。上方加减，狗脊加至35g、元胡加至25g、地丁加至30g，去秦艽、海桐皮，加忍冬藤30g、山萸肉20g，方药如下：

生地30g	霜桑叶30g	山萸肉20g	赤芍15g
川断20g	寄生30g	炒杜仲30g	狗脊35g
青风藤30g	络石藤30g	桑枝30g	忍冬藤30g
防风15g	片姜黄15g	制元胡25g	羌活15g
独活12g	土茯苓30g	地丁30g	徐长卿15g
补骨脂20g			

日一剂，水煎服，早晚分服

六诊： 2012年7月19日

患者双手、左膝、足跟已无明显疼痛，足踝、足趾关节疼痛减轻，行走无碍，下肢酸困感消失，皮肤瘙痒减轻，偶有眼干口干，畏寒，纳眠可，大便后肛周瘙痒，小便可。舌淡红，白苔，脉沉略弦细。上方加减，山茱萸加至30g，狗脊减至30g，去络石藤、桑叶、忍冬藤，加金银花20g、连翘25g、泽兰30g，方药如下：

生地30g	金银花20g	山萸肉30g	赤芍15g
川断20g	寄生30g	炒杜仲30g	狗脊30g
青风藤30g	连翘25g	桑枝30g	补骨脂20g
防风15g	片姜黄15g	制元胡25g	羌活15g
独活12g	土茯苓30g	地丁30g	徐长卿15g
泽兰30g			

日一剂，水煎服，早晚分服

患者每1个月复诊1次，调整中药以补肾壮骨、凉血活血通络兼清热解毒，患者关节肿痛较前大为改善，偶有发作，皮疹较前明显缓解，病情稳定。

按： 银屑病关节炎，是一种具有皮肤表现的血清阴性脊柱关节病。阎师认为银屑病关节炎当属中医"白疕、疥癣"与"痹证、历节"的范畴。历代医家不乏对此病的论述，如隋代《诸病源候论》曰："干癣……皆是风湿邪气，客于腠理，复值寒湿，与血气相搏所生。若其风毒气多，湿气少，故风沉入深，故无汁，为干癣也"；明代《医学入门》认为："疥癣皆血分热燥，以致风毒克于皮肤，浮浅者为疥，深沉者为癣"，认为银屑病的发病是由于人体的血分变化从而导致外邪风毒入侵而发病，或者嗜食肥甘厚味，日久酿生湿热，或者情志内伤，气机郁滞化火，日久均向血瘀方向转化。清代的《医宗金鉴》中有"此症总因风湿热邪，侵袭皮肤""白疕，俗名蛇虱……由风邪客于皮肤，血燥不能荣养所致""……风热湿邪……郁久风盛，则化为虫，是以瘙痒无度也"的记载。可见此乃风、寒、湿、热等邪侵范肌肤而为病。而风、寒、湿邪杂合而至，如若深侵关节则为痹证。因此本病无论关节、肌肤的表现其病机是统一的，唯邪气侵袭或滞留的部位不同而已。在致病邪气中又以风邪致病表现突出，血虚、血热、血燥、血瘀在发病中起到了关键作用。阎师强调本病的治疗要重视治疗血分的风、燥、热、毒。细观本患者处方，以四物汤为首，方用当归、川芎、芍药、熟地四味药组成，以熟地、白芍阴柔补血之品与辛香的当归、川芎相配，前二者乃血中血药，后二者乃血中气药，动静结合，补血而不滞血，活血而不伤血。应用在此因患者见关节灼热、大便偏干、皮疹瘙痒、脱屑明显，燥热之象较为突出，故将熟地易生地，白芍易赤芍，而增清热凉血之力。阎师在治疗痹证、白疕等时，常常将四物汤纳入方中，强调通过理血之法，一则使身体上原有的风邪清除；二则治血使气血充足，正气乃盛，则内风不能生，外风不能侵而风自灭。即所谓"治风先治血，血行风自灭"矣，也正是扶正祛邪治疗大法的体现。

（孔维萍）

补肾清热法治疗银屑病关节炎案

患者：刘某某　男　37岁

初诊：2014年1月16日

主诉：皮疹伴脱屑5年，四肢多关节肿痛2年。

现病史：患者2年前无明显诱因出现四肢伸侧皮疹，伴有白色脱屑，刮去皮屑后可见薄膜样出血，后逐渐出现头皮发际内及躯干部皮疹，于当地医院诊为银屑病，给予卤米松、卡泊三醇等外用药物治疗，皮损时轻时重。2年前出现腰背痛，下肢关节不对称肿痛，累及关节有双膝、双踝，曾拟诊强直性脊柱炎，给予柳氮磺吡啶及消炎止痛药物治疗，效果不佳。现症见：四肢皮疹伴脱屑，右膝关节肿痛，活动受限，腰背痛，活动尚不受限。饮食可，眠差，小便略黄，大便偏稀。无明显恶寒或自汗。

既往史：无特殊。

过敏史：无。

体格检查：右膝关节肿胀变形，局部皮温轻度升高，皮肤颜色正常。舌红，苔薄白中部黄，脉细弦。

辅助检查：骶髂关节CT：单侧II~III级改变。HLA-B27（+），ESR：45mm/h，CRP：2.78mg/dl。

诊断：中医：皮痹　肾虚标热

　　　　西医：银屑病关节炎

治法：补肾清热，利湿退疹

处方：

补骨脂25g	骨碎补20g	羌活15g	鹿角霜10g
独活12g	狗脊30g	川断30g	寄生30g
知母20g	土茯苓30g	赤芍15g	连翘30g
桑枝30g	地丁25g	桑叶25g	元胡30g
青风藤30g	徐长卿15g	秦艽25g	野菊花10g
蒲公英20g			

二诊：2014年2月18日

皮疹有所好转，瘙痒及脱屑后皮肤色红好转，膝关节疼痛轻度缓解。上方去野菊花、蒲公英，加泽兰20g，泽泻20g，萆薢12g。

补骨脂25g	骨碎补20g	羌活15g	鹿角霜10g
独活12g	狗脊30g	川断30g	寄生30g
知母20g	土茯苓30g	赤芍15g	连翘30g
桑枝30g	地丁25g	桑叶25g	元胡30g
青风藤30g	徐长卿15g	秦艽25g	泽兰20g
泽泻20g			

三诊：2014年3月12日

皮疹进一步好转，面积减小，膝关节肿痛明显好转。上方改桑叶30g，加杜仲20g以加强祛风和补肾之力。

补骨脂25g	骨碎补20g	羌活15g	鹿角霜10g
独活12g	狗脊30g	川断30g	寄生30g
知母20g	土茯苓30g	赤芍15g	连翘30g
杜仲20g	地丁25g	桑叶25g	元胡30g
青风藤30g	徐长卿15g	秦艽25g	泽兰20g
泽泻20g			

按： 银屑病属于中医白疕范畴，前人辨证论治多从血热、血毒入手。阎老师认为，银屑病多以湿热邪气侵袭人体为主，患者常常兼有肾虚，因此湿热邪气可以趁虚深侵。此病证本虚标实，既有肾虚又有湿热邪气，治疗让人踌躇，是先攻还是先补，是该热还是该寒。阎老师在此时多主张，正邪不两立，正虚邪恋可以扶正祛邪并行不悖。正如：徐灵胎《医学源流论》攻补寒热同用论里讲的："虚证宜补，实证宜泻，尽人而知之者。然或人虚而证实，如弱体之人，冒风伤食之类；或人实而证虚，如强壮之人，劳倦亡阳之类；或有人本不虚，而邪深难出；又有人已极虚而外邪尚伏。种种不同，若纯用补，则邪气益固；纯用攻，则正气随脱，此病未愈，彼病益深。古方所以有攻补同用之法，疑之者曰：两药异性，一水同煎，使其相制，则攻者不攻，补者不补，不如勿服；若或两药不相制，分途而往，则或反补其所当攻，攻其所当补，则不惟无益，而反有害，是不可不虑也。此正不然，盖药之性，各尽其能，攻者必攻强，补者必补弱，犹掘坎于地，水从高处流下，必先盈坎而后进，必不反向高处流也。如大黄与人参同用，大黄自能逐去坚积，决不反伤正气；人参自能充益正气，决不反补邪气。"故用骨碎补、补骨脂、川断、寄生、鹿角霜等药物补肾，土茯苓、公英、地丁、连翘、赤芍等药物清热凉血。双管齐下，故效若桴鼓。

（金笛儿）

补肾壮骨、利湿泻浊治痛风性关节炎验案

患者: 宋某　女　44岁

初诊: 2010年8月2日

主诉: 左踝关节肿痛发作2年余,加重4个月。

现病史: 患者2年前无明显诱因出现左踝关节肿痛,局部发红、发热,影响行走,服秋水仙碱1周后缓解。此后又发作1次左踝关节肿痛。4个月前饮啤酒后左踝关节肿痛持续发作,不能行走,外院X线摄片示:左内踝可见多发囊性低密度灶,跟骨骨质增生,周围软组织肿胀,左踝关节CT示:左踝软组织肿胀,腱鞘内积液。检查UA 608mg/dl。诊为"痛风性关节炎",予服苯溴马隆、秋水仙碱,不能缓解。左踝局部封闭1次,效果亦不佳。患者为求进一步中医治疗来阎师门诊就诊,现症见:左踝关节内侧肿痛,局部发胀感,触之不热,伴腰膝酸软,遇阴雨天加重,纳食可,夜眠安,二便自调。

既往史: 无糖尿病、高血压病、肝炎、结核等病史。否认药物过敏史。

个人史: 生活、学习环境无特殊,有少量吸烟及饮酒史。

家族史: 否认家族遗传病史。

查体: 左踝内侧肿胀,局部皮温不高,轻度压痛。舌淡红,略暗,边有瘀斑,苔薄白,中根著,脉沉滑略弦。

诊断: 中医:痛风

　　　　西医:痛风性关节炎

辨证: 肾虚,湿浊内蕴,瘀血阻络证

治法： 补肾壮骨，利湿泻浊，活血通络

处方：

川草薢12g	益智仁12g	川断20g	寄生20g
青风藤20g	络石藤20g	防风15g	片姜黄12g
枳壳12g	苍白术各10g	知母15g	生炒薏米各20g
茯苓25g	连翘20g	骨碎补20g	补骨脂15g
元参15g	炙山甲15g	泽兰泻各20g	坤草12g

14付，水煎服

二诊： 2010年8月16日

患者服药后，左踝关节肿胀略减，现仍左踝关节肿痛，活动后加重，双足小关节时感酸楚不适，眠纳可，二便调。舌淡红，边瘀斑，白薄苔，脉沉细。中药上方去苍白术，改川断25g、寄生25g、片姜黄15g、枳壳15g、茯苓30g、补骨脂18g、元参18g、泽兰泻各25g、坤草15g。处方调整如下：

川草薢12g	益智仁12g	川断25g	寄生25g
青风藤20g	络石藤20g	防风15g	片姜黄15g
枳壳15g	知母15g	生炒薏米各20g	茯苓30g
连翘20g	骨碎补20g	补骨脂18g	元参18g
炙山甲15g	泽兰泻各25g	坤草15g	

14付，水煎服

三诊： 2010年8月26日

患者服药后，左踝关节肿胀明显好转，双足小关节酸楚不适减轻，腰酸腿软好转，左踝关节局部胀感消失，但活动后仍有不适感，口角生疮，微有口干，纳可眠佳，二便调。舌淡红，边有瘀点，白苔，脉沉细略弦。中药上方去生炒薏米、络石藤，改川草薢15g、益智仁15g、川断30g、寄生30g、青风藤25g、元参20g，加土茯苓15g、淡竹

叶6g。处方调整如下：

川草薢15g	益智仁15g	川断30g	寄生30g
青风藤25g	防风15g	片姜黄15g	枳壳15g
知母15g	茯苓30g	连翘20g	骨碎补20g
补骨脂18g	元参20g	炙山甲15g	泽兰泻各25g
坤草15g	土茯苓15g	淡竹叶6g	

14付，水煎服

四诊： 2011年1月10日

患者服药后，左踝及双足小关节症状基本消失，未再发作肿胀疼痛，口干、口角生疮缓解。劳累后感腰膝酸软。自行将上方改为隔日或三日一付。前日复查UA 489mg/dl。舌淡红，苔白，脉沉细滑。中药上方去淡竹叶，改片姜黄12g、知母18g、泽兰泻各30g。处方调整如下：

川草薢15g	益智仁15g	川断30g	寄生30g
青风藤25g	防风15g	片姜黄12g	枳壳15g
知母18g	茯苓30g	连翘20g	骨碎补20g
补骨脂18g	元参20g	炙山甲15g	泽兰泻各30g
坤草15g	土茯苓15g		

按： 痛风病机总由脾胃不足，先后天失养，肾虚不能温煦脾阳，脾虚生湿生痰，痰湿内蕴，瘀血阻络，不通则痛，久之聚之成形，而成瘰疬、痰核之证。故肾虚为本，痰浊为标。初起痰浊易化热，湿性重浊，故而出现下肢关节红肿热痛。阎师治痛风兼顾泻浊与补肾，以川草薢利湿，分清去浊，又能祛风除痹；益智仁既温脾阳，又暖肾阳，可固精缩尿，开胃止痛；配之以川断、寄生、骨碎补、补骨脂等补肾壮骨；辅之以苍白术、泽泻、生薏米祛湿利水，又防益智仁收涩留邪之弊；坤草、炙山甲、泽兰活血通络；连翘、知母清热坚阴；青风藤、

络石藤祛风除湿利节，而成补肾壮骨、化湿泻浊之方。后据寒热变化，随之加减。本例疗效确切，痛风控制得力，实有赖于全方配伍关系严谨有序。

（陶庆文）

痛风典型治案

患者：宁某　男　41岁

初诊：2011年8月18日

发病节气：立秋

主诉：双膝、双踝关节肿胀疼痛反复发作10年，加重1年。

现病史：10年前无明显诱因出现双膝关节、双踝关节疼痛，当时未予重视，后于北医三院诊断为"痛风"，予西药治疗（具体不详），患者未系统服药。近1年余出现双膝、双踝关节持续性肿胀疼痛，左手无名指近端指间关节痛风石形成，未于医院系统诊治。现来阎师门诊处就诊。现症见：双膝、双踝关节肿胀疼痛，皮温升高。左手无名指近端指间关节不适感，饮食可，睡眠可，口干，口苦，关节疼痛，遇冷加重，二便调。

既往史：脂肪肝7年余。

过敏史：否认。

家族史：否认。

体格检查：右膝关节肿胀，局部皮温升高，双踝关节轻度肿胀，局部皮温升高。舌淡红略暗，苔薄白根略黄，脉弦细左略滑。

辅助检查：无

诊断：中医：痹证　肝肾亏虚，痰瘀内阻

　　　　　西医：痛风

治法：补益肝肾、清热利湿、活血通络

处方：

生地 20g	砂仁 10g	光山药 15g	山萸肉 20g
茯苓 30g	丹皮 12g	泽兰 25g	泽泻 30g
益智仁 12g	萆薢 12g	络石藤 25g	知母 20g
川断 30g	寄生 30g	连翘 20g	骨碎补 20g
青风藤 25g	徐长卿 15g	补骨脂 15g	土茯苓 20g
生薏米 30g	土贝母 20g	豨莶草 15g	

日一剂，水煎服，早晚分服

二诊： 2012年8月2日

患者服药后症状减轻，时有双足趾、双膝、双踝疼痛发作，纳眠可，二便调。舌淡红略暗，白苔，脉沉略弦滑。方药如下：

丹参 30g	海桐皮 15g	郁金 15g	玄参 25g
连翘 25g	金银藤 30g	土茯苓 30g	泽泻 20g
泽兰 30g	桑枝 30g	土贝母 20g	青风藤 30g
知母 20g	山茱萸 25g	络石藤 30g	砂仁 10g
生地 25g	豨莶草 15g		

日一剂，水煎服，早晚分服

三诊： 2012年8月30日

服药诸症减轻，近一月无复发，口眼干，出汗多，纳眠可，二便调。舌淡红略暗，苔白，脉沉略弦细。上方加减，玄参25g加量至30g，泽泻20g减量至15g，生地25g加量至30g，去砂仁，加徐长卿15g，具体方药如下：

丹参 30g	海桐皮 15g	郁金 15g	玄参 30g
连翘 25g	金银藤 30g	土茯苓 30g	泽泻 15g
泽兰 30g	桑枝 30g	土贝母 20g	青风藤 30g

| 知母20g | 山茱萸25g | 络石藤30g | 徐长卿15g |
| 生地30g | 豨莶草15g | | |

日一剂，水煎服，早晚分服

四诊： 2012年10月25日

双踝、双膝关节疼痛症状缓解，口眼干，自汗，怕风，稍畏寒，纳眠可，二便调。舌淡红，苔略白薄根黄，脉沉略弦细。上方加减，泽泻15g加量至20g，山茱萸25g加量至30g，去金银藤、络石藤、豨莶草，加骨碎补20g，补骨脂15g。具体方药如下：

丹参30g	海桐皮15g	郁金15g	玄参30g
连翘25g	补骨脂15g	土茯苓30g	泽泻20g
泽兰30g	桑枝30g	土贝母20g	青风藤30g
知母20g	山茱萸30g	骨碎补20g	徐长卿15g
生地30g			

日一剂，水煎服，早晚分服

五诊： 2012年12月12日

双踝、双膝关节轻度疼痛，乏力，眼干口干，自汗，怕风，怕冷，食欲欠佳，大小便正常。舌淡红略暗，苔白，脉沉略弦细。10月25日中药处方加减，土茯苓30g减量至25g，泽泻20g减量至15g，生地30g减量至25g，加鸡血藤20g，光山药20g，具体方药如下：

丹参30g	海桐皮15g	郁金15g	玄参30g
连翘25g	补骨脂15g	土茯苓25g	泽泻15g
泽兰30g	桑枝30g	土贝母20g	青风藤30g
知母20g	山茱萸30g	骨碎补20g	徐长卿15g
生地25g	鸡血藤20g	光山药20g	

日一剂，水煎服，早晚分服

按：阎师认为痛风之病，乃因肝、脾、肾不足，感受风寒湿热之邪，或饮食所伤，湿热内生，阻滞气血经络，瘀血内停，痰瘀互结而致。急性期以关节红肿热痛为主症，治疗当以急则治标，以利湿泄浊、清热解毒为主；间歇期一般无明显后遗症状，可有发作部位的皮肤颜色加深，瘙痒等。治疗当以补肾、健脾、养肝为主以治本；慢性关节炎期出现关节炎反复发作，痛风石形成，甚则关节变形，治疗则以补益肝肾、化痰散结、活血通络为主。

本患者乃因肝脾肾亏虚，外感风寒湿邪，闭阻经络，过食肥甘厚味，内生痰浊瘀血，内外之邪相合，易从热化，而见关节肿痛灼热，痰浊瘀血内阻，痛风石形成。

阎师治痛风，一则注重调补肝肾虚损，治阴火上冲之本，以六味地黄丸滋养肝肾之阴。二则注重祛风、湿、热、痰、瘀之标邪，应用萆薢、土茯苓、土贝母、连翘等化痰湿、散瘀结；青风藤、络石藤、豨莶草等祛风湿，正如《丹溪心法痛风》指出："痛风，四肢百节走痛是也，他方谓之白虎历节风证。大率有痰，风热，风湿，血虚"又曰："肥人肢节痛，多是风湿与痰饮流注经络……"，使经络中之痰饮、湿浊、瘀血等邪以得出。三则注重顾护调养脾胃，以生薏米、砂仁、徐长卿等健脾化湿和胃。使得先后天同补，扶正祛邪。

（孔维萍）

六味地黄汤化裁治疗痛风案一

患者：赵某某　男　50岁

初诊：2015年2月26日

主诉：下肢关节痛反复发作17年。

现病史：患者17年前饮酒后夜间突发右踝关节痛，疼痛剧烈，无法行走，于当地医院查血尿酸正常，未能明确诊断，经休息及对症止痛治疗1周后症状明显缓解。此后右踝关节多次因饮酒或暴饮暴食而突发肿痛，其间曾发现血尿酸增高而诊为痛风，发作时服用非甾体抗炎药物，如芬必得或消炎痛控制疼痛，症状多可在1~3天内缓解，如不服用药物则需1周左右缓解。曾多次进行饮食控制，但未能坚持。症状仍有反复发作，此后又波及左膝，右足第一跖趾关节，曾服用立加利仙及别嘌呤片因导致症状发作而停药，曾服用秋水仙碱，因消化道副作用大而停药，现服用中药治疗，效果欠佳而来就诊。现症见：右踝关节轻度肿痛，不能长时间步行。饮食可，眠尚佳，夜尿频，大便尚调。

过敏史：无。

体格检查：舌略红，苔白腻，根部略黄，脉弦滑，双尺弱。

辅助检查：2015年2月22日，外院血尿酸：473mmol/l。B超示：双肾大小正常，未见肾结石及尿路结石。

诊断：中医：痛风　肾虚湿热证

　　　　西医：痛风

治法：补肾益精，清利湿热

处方：

棉草薢12g	益智仁12g	生地15g	山萸肉15g
山药20g	茯苓30g	泽兰20g	泽泻20g
丹皮10g	青风藤25g	威灵仙15g	防风15g
片姜黄12g	桑枝25g	连翘25g	玄参15g
土贝母25g	千年健15g	炙元胡20g	独活15g

二诊：2015年3月12日

患者踝关节肿痛有好转，就诊前复查血尿酸：421mmol/L，虽然关节痛未痊愈，但近月来感活动能力加强，无关节痛剧烈发作。阎老师指示：上方去千年健，加徐长卿15g，改生地18g、泽兰泻各25g、桑枝30g、连翘30g、炙元胡25g、青风藤20g，以加强清热除痹止痛之力。

棉草薢12g	益智仁12g	生地18g	山萸肉15g
山药20g	茯苓30g	泽兰25g	泽泻25g
丹皮10g	青风藤20g	威灵仙15g	防风15g
片姜黄12g	桑枝30g	连翘30g	玄参15g
土贝母25g	徐长卿15g	炙元胡25g	独活15g

三诊：2015年4月9日

患者踝关节肿痛基本痊愈，无关节痛发作，就诊前复查血尿酸：369mmol/L，患者觉疗效显著，大为欣喜。阎老师指示：上方去威灵仙，加秦艽20g、知母15g，改生地20g、益智仁15g、泽兰30g、泽泻20g，以加强清热活血通络之力。

棉草薢12g	益智仁12g	生地18g	山萸肉15g
山药20g	茯苓30g	泽兰25g	泽泻25g
丹皮10g	青风藤20g	威灵仙15g	防风15g

| 片姜黄 12g | 桑枝 30g | 连翘 30g | 玄参 15g |
| 土贝母 25g | 徐长卿 15g | 炙元胡 25g | 独活 15g |

按: "痛风"一词最早出现在梁代陶弘景的《名医别录》中:"独活,微温,无毒。主治诸贼邪风,百节痛风无久新者",但真正详细描述痛风病的当首推朱丹溪,他在《格致余论》中提出"彼痛风者,大率因血受热已沸腾,其后或涉冷水,或立湿地,或扇取凉,或卧当风,寒凉外搏,热血得寒,汗浊凝涩,所以作痛,夜则痛甚,行于阴也"。在《丹溪心法·痛风》中提出痛风是"四肢百节走痛是也,他方谓之白虎历节风证",说明丹溪翁讲的"痛风"和当代病的"痛风"并不一样,那时的痛风应该是指"白虎历节风"。阎老师辨治痛风多以肾虚湿热立法,以六味地黄汤为基础,加用清利湿热药物。或问六味地黄汤为滋阴药,是否会敛邪有碍湿热。要知六味地黄汤滋肾阴是扶助正气,肾阴得复,肾精得充,则开阖得司,湿邪得除;清利湿热清的是湿邪而非阴精,故此可两不相碍。笔者查阅此患者从前处方,多为单纯清利之药,虽有短时获效而终不长久,才体会阎老师补肾在先而可立不败之地的高明之处。在具体用药上,萆薢、益智仁这一组合可以清湿热复开阖,土贝母功能解毒散结,消肿止痛,《本草从新》记载:"土贝母治外科痰毒",用在此处可解久病之结滞,配伍玄参也是散结之意。综上述,一次治疗的成功,不但要立法准确,更要有精当的选药配伍才能获效。

(金笛儿)

六味地黄汤化裁治疗痛风案二

患者： 普某某　男　58岁

初诊： 2015年4月9日

主诉： 多关节肿痛反复发作10年。

现病史： 患者10年前无明显诱因出现右足第一跖趾关节痛，疼痛剧烈，活动明显受限，经服用止痛药物1周后缓解。此后症状反复发作。于当地医院查血尿酸：632mg/dl，诊为痛风，给予消炎止痛药物及中成药治疗，开始饮食控制，但症状仍时有发作，逐渐出现多关节肿胀疼痛，累及的关节有双膝、双踝、双手指、双足趾等关节，部分关节局部出现质地坚硬结节。虽服用多种治疗痛风的中西药物，但症状发作逐渐频繁，近3个月来症状较重，几乎成连续发作状态。现为求中药治疗来诊，现症见：四肢关节肿痛，以双手、双踝为重，关节活动受限，部分关节局部有质硬结节。饮食可，眠尚佳，二便调。

过敏史： 无。

体格检查： 双侧耳廓、双手近端指间关节、双足第一跖趾关节可见痛风石，双手掌指关节，近端指间关节、双踝关节肿胀，局部压痛阳性。舌略红，苔薄白，脉细弦。

辅助检查： 血尿酸538mg/dl。X线示：双足第一跖趾关节可见穿凿样骨质破坏。B超示：双肾大小正常，双肾可见多发结石。

诊断： 中医：痛风　肾虚湿热证

　　　　　西医：痛风

治法： 补肾阴清湿热

处方：

生地15g	山萸肉12g	山药20g	茯苓15g
泽泻15g	砂仁10g	丹皮12g	防风15g
青风藤20g	秦艽25g	金银藤30g	独活15g
羌活15g	绵萆薢12g	知母15g	海桐皮15g
威灵仙15g	泽兰20g	炙元胡25g	益智仁12g
桑枝25g			

二诊：2015年7月2日

患者服药后关节肿痛减轻，发作次数减少，血尿酸有下降趋势，UA：496mg/dl。因居住地在西藏，来诊不便，中间停药1个月，近1周又感关节不适来诊。阎老师指示：上方去青风藤、砂仁、威灵仙，加土贝母20g、伸筋草30g、连翘25g、玄参15g，改山萸肉10g、丹皮10g、绵萆薢15g。

生地15g	山萸肉15g	山药20g	茯苓15g
泽泻15g	土贝母20g	丹皮10g	防风15g
伸筋草30g	秦艽25g	金银藤30g	独活15g
羌活15g	绵萆薢15g	知母15g	海桐皮15g
连翘25g	泽兰20g	炙元胡25g	益智仁12g
桑枝25g	玄参15g		

三诊：2015年8月4日

服药后，急性发作症状有减轻，发作频率降低，关节肿胀减轻，活动略好转。当地查血尿酸：438mg/dl。来诊时见：关节肿胀减轻，步行灵活度增加，舌边尖红，苔薄黄腻，脉弦滑。中药上方去防风、海桐皮、桑枝、益智仁，改茯苓30g，土贝母30g，加片姜黄15g、络石藤20g。

生地 15g	山萸肉 15g	山药 20g	茯苓 30g
泽泻 15g	土贝母 30g	丹皮 10g	络石藤 20g
伸筋草 30g	秦艽 25g	金银藤 30g	独活 15g
羌活 15g	绵草薢 15g	知母 15g	片姜黄 15g
连翘 25g	泽兰 20g	炙元胡 25g	元参 15g

此后约1个月患者电话随访，关节痛好转，对疗效满意。

按： 痛风的辨证治疗，多以本虚标实立论，但可能是受到现代医学排泄尿酸药物的影响，很多医家在组方时偏重利湿药、泻浊药，而补肾扶正药物常常作为辅助。但阎老师则从中医理论出发，认为肾开阖失司才造成排泄毒素（尿酸）不畅，因此要以补肾恢复开阖为主，即以扶正为主，兼顾祛邪，正气强则邪气无所依据。故阎老师治疗痛风的组方一般以六味地黄汤为基础方，加草薢、土茯苓一类利湿解毒药，益智仁一类通利小便药，土贝母、玄参、生牡蛎一类散结消肿药，再根据患者的发作情况，酌加羌活、独活、炙元胡一类祛风止痛药。阎老师此法看似平淡无奇，但常常获得显效，其实际意义是扶正以祛邪、不战而屈人之兵。

（金笛儿）

腰椎间盘突出症治案

患者： 崔某　男　58岁

初诊： 2016年4月28日

发病节气： 谷雨

主诉： 腰腿痛1月余。

现病史： 一月前活动后出现腰部刺痛，屈伸侧弯受限，自用巴布膏外敷，口服布洛芬止痛（具体剂量不详），症状未见明显改善，逐渐出现右下肢疼痛，以窜痛为主，屈伸不利，不伴麻木，一次行走距离小于20米。自诉下肢屈伸时腰臀部疼痛加重，大便不成形。2016年4月2日于东城中医医院就诊，查CT示：L3~4、L4~5椎间盘膨出，腰椎退行性变。诊断为"腰椎间盘突出症"，予口服中药及热敷后稍减轻。为求进一步诊治，来阎小萍教授门诊处就诊，现症见：腰部，右下肢疼痛，活动受限。舌淡红，苔白黄，脉沉弦细。

既往史： 无特殊。

个人史： 无吸烟饮酒史，无不良嗜好。

家族史： 无家族遗传病史。

诊断： 中医：腰痛　肾虚痹阻证

　　　　西医：腰椎间盘突出症

治法： 补肾除痹

方药：

| 狗脊30g | 川断25g | 桑寄生15g | 炒杜仲25g |
| 桂枝10g | 赤芍10g | 知母12g | 佩兰12g |

防风15g	片姜黄12g	桑枝25g	制元胡25g
青风藤25g	秦艽25g	威灵仙15g	鸡血藤30g
豨莶草15g	败龟板30g	徐长卿15g	炙鳖甲30g

日一剂，水煎服，早晚分服

二诊：2016年5月12日

患者右侧腰骶部疼痛较前减轻，仍伴右下肢窜痛。余关节未诉疼痛，无畏寒畏风，纳食欠佳，睡眠尚可，二便调。舌淡红，苔白黄略腻，脉沉弦细。上方加减，桑寄生15g加至30g，赤芍10g加至12g，知母12g加至15g，佩兰12g加至15g，桑枝25g加至30g，秦艽25g加至30g，减炒杜仲25g，加生杜仲30g，加炒枳壳15g，具体方药如下：

狗脊30g	川断25g	桑寄生15g	生杜仲30g
桂枝10g	赤芍12g	知母15g	佩兰12g
防风15g	片姜黄12g	桑枝25g	制元胡25g
青风藤25g	秦艽25g	威灵仙15g	鸡血藤30g
豨莶草15g	败龟板30g	徐长卿15g	炙鳖甲30g
炒枳壳15g			

日一剂，水煎服，早晚分服

三诊：2016年8月11日

患者自诉右侧腰骶部疼痛缓解，伴右下肢阵发性酸痛，长时间行走后疼痛，休息后可缓解。余无不适，无畏寒畏风，纳食可，睡眠佳，二便调。舌淡红，苔白，脉沉略弦细。上方加减，川断25g加至30g，赤芍12g加至15g，片姜黄12g加至15g，减知母15g，减佩兰15g，减徐长卿15g，减炒枳壳15g，加生白术30g，加炒枳实12g，加元参15g，加焦槟榔10g。具体方药如下：

狗脊30g	川断30g	桑寄生15g	生杜仲30g
桂枝10g	赤芍15g	防风15g	片姜黄15g

桑枝25g	制元胡25g	青风藤25g	秦艽25g
威灵仙15g	鸡血藤30g	豨莶草15g	败龟板30g
炙鳖甲30g	生白术30g	炒枳实12g	元参15g
焦槟榔10g			

日一剂，水煎服，早晚分服

四诊：10月27日

患者自诉腰骶部疼痛好转，右下肢持续性酸痛，休息后可缓解，长时间活动后酸痛加重。余无不适。无畏风畏寒，纳眠可，二便调，舌淡红，苔白黄，脉沉略弦细。上方加减，赤芍15g减至12g，片姜黄15g减至12g，减枳实12g，减元参15g，加炒枳壳15g，加肉苁蓉30g，具体方药如下：

狗脊30g	川断30g	桑寄生15g	生杜仲30g
桂枝10g	赤芍12g	防风15g	片姜黄12g
桑枝25g	制元胡25g	青风藤25g	秦艽25g
威灵仙15g	鸡血藤30g	豨莶草15g	败龟板30g
炙鳖甲30g	生白术30g	炒枳壳15g	肉苁蓉30g
焦槟榔10g			

日一剂，水煎服，早晚分服

五诊：2016年12月22日

患者腰骶部疼痛，右下肢酸痛较前明显好转，诉鼻炎发作，流涕，咽部不适。纳眠可，二便调，舌淡红苔白黄，脉沉略弦滑。上方加减，减续断30g，减威灵仙15g，减焦槟榔12g，片姜黄12g加至15g，加辛夷10g，加苍耳子6g，加连翘25g，加黄芩10g，加薄荷10g，加泽兰20g，加泽泻20g。具体方药如下：

狗脊30g	桑寄生15g	生杜仲30g	炒黄芩10g
桂枝10g	赤芍12g	防风15g	片姜黄15g

桑枝 25g	制元胡 25g	青风藤 25g	秦艽 25g
辛夷 10g	苍耳子 6g	鸡血藤 30g	豨莶草 15g
败龟板 30g	炙鳖甲 30g	生白术 30g	炒枳壳 15g
肉苁蓉 30g	连翘 25g	泽兰 20g	泽泻 20g
薄荷 10g			

日一剂，水煎服，早晚分服

按：腰椎间盘突出症是由于腰椎间盘退行性改变或外伤所致纤维环破裂，髓核从破裂处脱出，压迫腰神经根或马尾神经，而出现腰腿放射性疼痛等一系列神经症状的一类疾病。本病属于中医的"腰痛""腰腿痛""痹证"等范畴。中医认为腰为肾之府，故腰痛一证与肾关系最为密切。因此肾精亏损是本病之本。椎间盘突出也可因跌仆闪挫、感受风寒湿邪而发病，并出现临床症状，此为外因，《丹溪心法·腰痛》指出："腰痛主湿热，肾虚，瘀血，挫伤，有瘀积"，所以在治疗时应辨别标本。

阎师在治疗本病时始终抓住肾虚骨弱这一病理基础，腰为肾之府，治腰痛必须回到肾这个先天之本上。肾气一亏虚，邪气便侵犯，正所谓邪之所奏，其气必虚，故在补肝肾之时，也应祛风湿，阎师使用狗脊，川断，桑寄生，生杜仲等补肝肾，祛风湿，强筋骨。邪气客于腰府，必定导致腰府气血运行不畅，不通则通。活血化瘀是治疗腰椎间盘突出症所致腰痛的必不可少的治法。阎师贯用鸡血藤补血活血，制元胡，炒枳壳，片姜黄等行气活血。血瘀久积，郁而发热，故使用秦艽，知母，败龟板，炙鳖甲清热滋阴，同时制约补肾强筋骨之药的温燥之性。故阎师在治疗椎间盘突出症时以补肾壮骨，祛瘀散湿为大法，同时佐以清热滋阴。

（孔维萍）

寒温并用治痹案

患者：谭某　女　37岁

初诊：2015年4月16日

发病节气：春分

主诉：多关节肿痛8个月。

现病史：患者于2014年7月受凉后出现双膝关节疼痛，无肿胀、晨僵、发热、皮疹等症状，疼痛呈交替性，遇冷加重，得温则减，甚则下蹲起立受限，休息后缓解。2014年11月无明显诱因出现右手腕关节、右手背持续性肿痛，遂就诊于顺义区医院，查RF、CRP未见异常，右腕关节核磁示：右腕关节腔积液，予抗生素口服（药名及剂量不详）、氨基葡萄糖0.48g t.i.d、美洛昔康7.5mg q.d及膏药外敷治疗，效果不明显。于2015年3月12日就诊于我科门诊，查ESR 26mm/h，抗ds-DNA抗体、ANA谱、抗CCP、AKA、APF、RF、CRP未见明显异常，肌肉骨骼超声示：双腕关节少量积液，有中度较新鲜滑膜增生，右腕指屈肌腱腱鞘炎。口服中药治疗后缓解。于3日前劳累后再次出现左手背肿痛，遂就诊于阎小萍教授门诊。现症见：左手背肿痛，右膝关节疼痛，下蹲起立受限，畏寒喜暖，反复口腔溃疡，约6次/年，2周可痊愈，近1月来出现外阴部红色丘疹，伴有剧烈疼痛，可自行缓解，无发热、皮疹、雷诺现象，无汗出、口干、眼干，纳眠可，小便正常，便秘，3~4日一行。

既往史：既往体健。

过敏史：否认药物过敏史。

个人史：适龄婚育。

家族史：无家族遗传病史。

查体：左手背肿，局部皮温升高，压痛（–），口腔左下唇、两颊、舌尖多发溃疡，典型形态呈圆形，有乳白色假膜，中央见黄色基底，红晕明显，自诉外阴处近日出现红色丘疹，疼痛剧烈，患者面部下颌、鼻唇散在红色丘疹。舌淡红，苔薄白腻，脉沉细。

诊断：中医：痹证　肝肾亏虚，湿热内蕴

　　　　西医：结缔组织病　不完全白塞病可能

治法：补益肝肾，清热祛湿

处方：

生地15g	生甘草10g	淡竹叶10g	连翘25g
元参15g	生石膏30g	知母15g	白芷25g
砂仁10g	陈皮15g	青风藤20g	地丁20g
莲子心6g	野菊花10g	秦艽20g	制元胡20g
泽兰20g	当归12g	姜半夏6g	

日一剂，水煎服，早晚分服

二诊：2015年4月23日

双腕、双手、双足、双肩关节偶有疼痛，膝关节疼痛进行性加重，平时畏寒怕冷，手心汗出，无明显口干、眼干，纳眠可，大便干，2~3日一行。舌淡红略暗，苔白，脉沉略弦细。服药后自觉恶心。上方加减，青风藤加至25g，秦艽加至25g，泽兰加至25g，去当归、姜半夏，加忍冬藤30g，桑枝30g，具体方药如下：

生地15g	生甘草10g	淡竹叶10g	连翘25g
元参15g	生石膏30g	知母15g	白芷25g
砂仁10g	陈皮15g	青风藤25g	地丁20g
莲子心6g	野菊花10g	秦艽25g	制元胡20g

泽兰25g　　　　　桑枝30g　　　　　忍冬藤30g

日一剂，水煎服，早晚分服

三诊：2015年5月7日

患者服上方后各关节疼痛减轻，遇劳反复。近日口腔少许溃疡，平素畏寒怕冷，手足心汗出，眼干，口淡不渴，纳眠可，便秘，小便可。舌淡红略暗，苔白，脉沉略弦滑。上方加减，连翘加至30g、元参加至18g、知母加至18g、制元胡加至25g、地丁加至25g、秦艽加至30g，泽兰减至20g，加鸡血藤25g，方药如下：

生地15g	生甘草10g	淡竹叶10g	连翘30g
元参18g	生石膏30g	知母18g	白芷25g
砂仁10g	陈皮15g	青风藤25g	地丁25g
莲子心6g	野菊花10g	秦艽30g	制元胡25g
泽兰20g	桑枝30g	忍冬藤30g	鸡血藤25g

日一剂，水煎服，早晚分服

四诊：2015年6月4日

患者诉服上方后关节疼痛减轻，左肩关节、腰部偶有疼痛，现无口腔溃疡，仍觉怕冷，手足心汗出仍较多，二便正常，纳眠可。舌淡红略暗，白苔，脉沉略弦滑。上方加减，元参加至20g、生地加至18g、鸡血藤加至30g，知母减至15g，去忍冬藤，加赤芍12g，具体如下：

生地18g	生甘草10g	淡竹叶10g	连翘30g
元参20g	生石膏30g	知母15g	白芷25g
砂仁10g	陈皮15g	青风藤25g	地丁25g
莲子心6g	野菊花10g	秦艽30g	制元胡25g
泽兰20g	桑枝30g	赤芍12g	鸡血藤30g

日一剂，水煎服，早晚分服

按：该患者青年女性，以关节炎、反复口腔溃疡为主症，没有眼部病变，外阴部未见溃疡，但有丘疹，也恐为皮肤损害的表现，实验室指标除血沉快以外，其他免疫相关指标未见异常，故西医考虑结缔组织病，不全白塞病可能，不排除随疾病发展而演变为典型白塞病的可能。中医诊断，因其以关节肿痛为突出表现，口疮等为辅，而归属于痹证较为妥当。究其病因，亦乃素体不足，风寒湿邪侵袭，三气杂至合而为痹也。其关节肿痛、常伴热象，而见肿痛局部红热，并有反复发作口疮、颜面、外阴丘疹、大便干结，乃邪气郁久化热，留瘀，湿热之邪熏于上，湿热瘀血相搏凝聚于肌肤而致。阎师治疗以关节、口、舌、外阴、皮肤等为主要受累部位，涉及肝、肾、脾胃、心、肺等脏腑，治疗原则为扶正祛邪，立法补益肝肾，清热解毒，祛湿化瘀。虽有本虚，但患者目前表现湿热毒邪熏蒸之象较为突出，故应急则治标。方药生地、元参、知母入肾滋阴清热凉血，泻火解毒，生石膏合知母又清肺、胃之火，竹叶、连翘、苦地丁、莲子心、野菊花同清心火，苦地丁又入脾，莲子心又可归肾，赤芍配野菊花清肝，以上诸药既清热解毒，又可散结，消肿。且生石膏善治疮疡久不收口；连翘能轻清上浮，解上焦诸热，为疮家要药。然湿停、血凝，非温化而不能去，故不可一味寒凉，当寒温并用。以白芷辛、温，散风除湿，消肿排脓；半夏温燥化湿；泽兰苦、辛，微温，活血化瘀，行水消肿；制元胡性辛温活血，理气，止痛；当归配鸡血藤温以补血，活血，通络。鸡血藤配青风藤、桑枝又祛风湿、通经络、利关节。妙在甘草一味能解百毒，又可补脾益气扶正。方中寒凉清解药物众多，时时不忘顾护脾胃，以砂仁、陈皮醒脾和胃。复诊之中，患者诸症渐减，尤其口疮 二诊：减轻，三诊既痊愈。观全方清解为主，温化为辅，寒温并用而获良效。

（孔维萍）

滋阴清热法治疗白塞病案

患者：蔡某某　男　36岁

初诊：2015年1月15日

主诉：口腔溃疡、外阴溃疡反复发作10年。

现病史：患者10年前无明显诱因出现口腔溃疡，虽然一般经过3~7天可自行缓解，但间隔3~10天不等而复发，进食时疼痛明显。其后又出现外阴（阴囊）处溃疡，就诊某医院皮肤科，诊为白塞病，给予口服激素治疗，即时效果较好，停药复发。多次反复后，患者自行停用激素治疗，曾就诊于某医院风湿免疫科，仍考虑为白塞病，给予激素加沙利度胺治疗，效果尚佳，但患者因畏惧副作用而停药，来诊前曾间断服用中药汤剂半年，效果一般，现为求中西医结合治疗来诊。刻下症见：口腔多发溃疡，分布于舌侧、唇内及齿龈，疼痛明显，外阴暂无溃疡。心烦意乱，口渴喜饮，饮食可，二便调。

过敏史：无。

体格检查：口腔内、舌体多发溃疡，色红，外阴无溃疡。舌略红，苔薄白，脉细弦。

辅助检查：外院查ANA+ENA诸项均阴性。

诊断：中医：狐惑病　肾虚夹湿热证

　　　　西医：白塞病

治法：清热解毒，滋阴降火

处方：

炙元胡12g	生石膏30g	秦艽25g	砂仁10g

川断 25g	寄生 30g	青风藤 20g	土贝母 18g
连翘 35g	骨碎补 20g	补骨脂 20g	元参 15g
茯苓 30g	山药 20g	知母 18g	丹皮 12g
海桐皮 15g	生地 15g	泽兰 20g	

二诊：2015 年 2 月 12 日

患者服药至 5 剂时，口渴减轻，口腔溃疡开始好转，大约 10 天后愈合，其后虽然又有两次发作，但与前相较，程度减轻，时间缩短，患者感觉药已中病，信心大增，希望坚持用药治愈此病。阎老师嘱患者要清淡饮食，戒烟限酒，生活规律勿过劳，勿熬夜。上方改炙元胡15g，寄生 25g，连翘 30g，土贝母 20g，知母 20g，去砂仁，加淡竹叶10g。

炙元胡 15g	生石膏 30g	秦艽 25g	淡竹叶 10g
川断 25g	寄生 25g	青风藤 20g	土贝母 20g
连翘 30g	骨碎补 20g	补骨脂 20g	元参 15g
茯苓 30g	山药 20g	知母 20g	丹皮 12g
海桐皮 15g	生地 15g	泽兰 20g	

三诊：2015 年 3 月 19 日

患者感本次服药大为见效，近 1 年多以来，首次 1 个月仅发作溃疡2 次，每次未超过 1 周，口渴烦躁等症基本消失。中药上方加减以巩固疗效，改秦艽 20g，元参 18g，知母 15g，生地 18g，泽兰 20g，以加大滋阴清热之力。

炙元胡 15g	生石膏 30g	秦艽 20g	淡竹叶 10g
川断 25g	寄生 25g	青风藤 20g	土贝母 20g
连翘 30g	骨碎补 20g	补骨脂 20g	元参 18g
茯苓 30g	山药 20g	知母 15g	丹皮 12g

海桐皮 15g　　　　生地 18g　　　　泽兰 20g

四诊：2015年4月14日

患者服用本次药物之后，近1月来仅发作口腔溃疡1次，时间不过3天。上方去生石膏，嘱其可改丸剂或散剂继服。

按：阎老师本着治病必求于本的精神，在首诊时虽然是热证，但不忘补肝肾之阴之本，看似求全责备，但这可能正是此例取得远期疗效的保证。此前患者并不是未服用中药，均以祛邪为主，清热解毒药物使用较多，甘草泻心汤加减较多，但效果平平，阎老师从滋肾阴入手，以六味地黄为基本方，加入生石膏、连翘、元参等清热药物，此几味药物在清热的基础上都有疏散的作用，即可以透邪外出，这可以说是此方成功的第二大因素，故在药中病后，阎老师又加竹叶仿导赤散意引心火下行排出，竹叶合石膏又能清透气分余热，这样分消清散，给邪气以出路，因此，病邪消除较快。最后，在获效后，阎老师减生石膏，为防止久服损伤胃气。经过阎老师的精心配伍，此方才能如此获效，此中的深意很值得我们去认真体会。

（金笛儿）

杂病篇

燥湿解毒疗疮活血治天疱疮案

患者：刘某某　女性　37岁

初诊：2008年11月12日

主诉：周身皮肤散发疱疹3年余。

现病史：2004年9月出现牙龈红肿糜烂，溃疡，局部治疗后消失，但渐发后背瘙痒，皮肤出现红色疱疹，质地较硬，搔之破溃、结痂，月余不消。2005年2月在"北京协和医院"疮面皮肤病理诊为"寻常型天疱疮"，予泼尼松30mg，QD，维持4个月，此后每月减量5mg，皮肤疱疹明显减少，但患者服用激素后自觉心慌、失眠、双下肢疼痛，于2006年1月停服激素，以上反应消失，症状平稳，偶有新发皮损。2006年7月无明显诱因又出现双膝以下皮肤红色疱疹，"隆福医院"诊为"疱疹样天疱疮"，予泼尼松20mg，QD，症状无明显改善，但服激素后再次出现心慌、失眠等反应，遂停用激素，症状不断加重，加服"盐酸西替利嗪"亦无效，来我院阎老师处求诊。刻下见周身散在红或褐色疱疹，伴部分结痂，前胸最多，后背、双下肢次之，身痒甚。自觉稍恶寒，汗出不多，无口眼干燥、脱发、光敏感、外阴溃疡等，饮食可，二便调。舌淡红略暗，苔白，脉沉略弦细。

既往史：否认肝炎、结核病史和其他特殊病史。无药物过敏史。

个人史：生活、学习环境无特殊，无吸烟及饮酒史。

家族史：否认家族遗传病史。

查体：前胸、后背、双下肢皮肤散在红或褐色疱疹，部分结痂，心肺查体无阳性发现。舌淡红略暗，苔白，脉沉略弦细。

诊断： 中医：痹证（肾虚寒盛证）

西医：天疱疮

辨证： 脾虚肺郁、湿热壅盛、瘀血阻络

治法： 清热燥湿、解毒疗疮、活血通络

处方：

苍白术各10g	炒黄柏10g	茯苓20g	泽兰泻各15g
地骨皮10g	丹皮10g	赤芍10g	白薇12g
蒲公英30g	地丁30g	双花20g	连翘20g
霜桑叶15g	野菊花12g	败酱草15g	豨莶草15g

14付，水煎服

二诊： 2008年12月1日

患者服药后前胸及四肢偶有少量新发疱疹出现，原有疱疹较难愈合，但瘙痒感进一步减轻，无论从频度和程度均有好转。无畏寒，汗出不多，饮食二便可。月经已恢复如常，舌淡红，略暗，薄白苔，脉沉略细。前方去地骨皮、丹皮、豨莶草、红藤，改赤芍12g、霜桑叶25g，加白芷30g、白花蛇舌草15g、白鲜皮12g、生地15g、知母12g。

处方整理如下：

苍白术各10g	炒黄柏10g	茯苓20g	泽兰泻各15g
赤芍12g	白薇12g	蒲公英30g	地丁30g
双花20g	连翘20g	霜桑叶25g	野菊花12g
败酱草15g	白芷30g	白鲜皮12g	白花蛇舌草15g
生地15g	知母12g		

14付，水煎服

三诊： 2008年12月16日

患者服药后皮肤瘙痒减轻至可以耐受，四肢及躯干偶有新疱疹，余症同前。舌脉同前。处方改泽兰泻各30g、双花25g、霜桑叶30g、

白花蛇舌草20g、生地18g、知母15g，加生炒薏米各30g。处方整理如下：

苍白术各10g	炒黄柏10g	茯苓20g	泽兰泻各30g
赤芍12g	白蔹12g	蒲公英30g	地丁30g
双花25g	连翘20g	霜桑叶30g	野菊花12g
败酱草15g	白芷30g	白鲜皮12g	白花蛇舌草20g
生地18g	知母15g	生炒薏米各30g	

14付，水煎服

四诊至七诊：2009年1月至8月

皮肤瘙痒继续减轻，背部偶有新发疱疹出现，表现为单个疱疹，不融合成片，舌淡红暗，脉沉略弦细。上方改连翘25g、败酱草20g、生地20g、知母20g，去白菊花，加坤草12g；2009年6月，仍无新发疱疹出现，陈旧疱疹留有色素沉着，皮肤瘙痒基本消失，仅于劳累或眠差时轻微瘙痒，已停用"盐酸西替利嗪"5个月。舌淡红，薄白苔，脉沉略弦细。上方改炒黄柏10g、白花蛇舌草30g、双花30g，去掉赤芍、焦三仙、白鲜皮，加焦山栀6g、红藤10g、生山药15g；2009年7月，患者病情稳定，未有新发疱疹出现，胸腹散见色素沉着，不伴瘙痒，稍畏寒，眠可，二便调。舌淡红，薄白苔，脉沉略弦细。上方改败酱草15g、红藤15g、焦山栀10g；2009年8月，已近半年无新发皮疹和瘙痒。畏寒消失。舌脉同前。上方改泽兰泻各25g，去掉败酱草、红藤，加蚤休12g、野菊花10g。

2009年11月追访病人，仍无新发疱疹。

按：本例以口腔黏膜、牙龈红肿糜烂，溃疡为首发，后皮肤出现红色疱疹，质地较硬，搔之破溃、结痂，月余不消。皮肤病理诊为"寻常型天疱疮"，诊断明确。治疗初期对糖皮质激素敏感，随后激素减量效果渐差，病情复发，并出现副反应甚而不能耐受。经中药治疗半年余，症状消失，皮损控制，疗效颇佳。阎老师谨守病机，辨证遣药，紧紧抓住湿热、脾虚、肺郁三个主线，健脾宣肺、清热祛湿。由于湿性黏滞，善与热结，故而祛湿分别采用了主入下焦、清热燥湿之黄柏配合主入脾胃、内燥脾湿、外散湿邪之苍术（二妙散）以清热燥湿；白术配茯苓以健脾化湿；泽泻利水渗湿；后又加入白芷以祛风胜湿，清热则既有芳香清解之双花、连翘以清热透邪，给肌表之邪以出路；配清热解毒、消散疔疮之野菊花、蒲公英、地丁（五味消毒饮去天葵）、败酱草；又有黄柏燥湿清热、地骨皮降肺中伏火、凉血退蒸、生地滋阴清热，再配丹皮、泽兰、赤芍以活血化瘀，从而使气血双清，体现了《外科证治全生集》有关"脓之来，必由气血"的精神。此外，本例治疗也体现了阎老师"合方治病"的思想，全方包含了二妙散、五味消毒饮、四物汤加减，分别起到清热燥湿、解毒疗疮、活血通络的作用。

（陶庆文）

脾肾双补法治疗发热案

患者：某某　女　49岁

初诊：2014年1月9日

主诉：反复高热1年。

现病史：患者1年前无明显诱因出现高热，体温最高40.5°，发热，有时伴有肢体及躯干皮疹，热退疹消。经多方诊疗，最终除外了慢性感染、肿瘤、血液病、药疹等疾病，考虑成人型斯蒂尔病，给予激素，强的松40mg每日一次，逐渐减量，体温获得控制，目前强的松每日10mg。现症见：无明显发热及皮疹，自觉腰膝酸软，畏寒自汗，食欲旺盛，体重增加较快，关节肌肉轻度疼痛，希望服用中药减轻症状，减停激素。

既往史：无特殊。

过敏史：无。

体格检查：舌略红，苔薄白，脉细弦。

辅助检查：无。

诊断：中医：发热　脾肾两虚

　　　　　西医：成人型斯蒂尔病

治法：脾肾双补

处方：

生地30g	防风15g	片姜黄12g	羌活15g
独活12g	青风藤30g	桂枝6g	桑寄生30g
川断30g	桑枝30g	赤芍12g	补骨脂12g

玄参30g	络石藤30g	淫羊藿12g	连翘20g
秦艽25g	威灵仙15g	焦槟榔10g	知母15g
徐长卿15g			

二诊：2014年2月18日

患者发热略好转，仍感明显畏寒，汗出略减。阎老师指出：药已中病，目前无发热，仍畏寒明显，故改桂枝为10g，加强补卫阳之力，同时加山萸肉助桂枝止汗。

上方去焦槟榔，加山萸肉，改桂枝10g，青风藤25g，络石藤25g

三诊：2014年3月12日

患者无明显发热，畏寒汗出等症有明显好转，对疗效较为满意。阎老师建议，激素可以开始减量为，强的松10mg单日一次，7.5mg双日一次。中药上方去连翘、赤芍、徐长卿，加焦白术15g，生山药15g健脾，白芍12g敛卫阴。目前邪气渐退，转以扶正为主。

按：本案体现了阎老师分期治疗成人斯蒂尔病的思想。此病发作期治疗是以清热退热为主，根据病人恶寒发热情况，可按伤寒三阳合病来治疗，也可参考温病学，在气清气，入血要注意透热转气，在高热缠绵不退，斑疹明显时合入清营汤之意。本案为成人斯蒂尔病的缓解期，在缓解期阎老师主要是脾肾双补治疗，以扶正为主，一方面可以补足发热时损耗之精气，一方面双补脾肾也可以帮助减撤激素，尤其是适量使用淫羊藿这样温补肾精的药物可以起到画龙点睛的作用，值得我们学习。复诊时加用山萸肉，一来可以酸敛止汗助桂枝汤安内，一来可以长精神添气力。此处阎老师用的张锡纯之意，《医学衷中参西录》所说："山萸肉：味酸性温。大能收敛元气，振作精神，固涩滑脱。因得木气最浓，收涩之中兼具条畅之性……且敛正气而不敛邪气，与他酸敛之药不同"。阎老师战略上采用分期治疗的方法，战术上注意每一味中药的配伍使用，在成人斯蒂尔病的治疗中获得了良好的疗效。

（金笛儿）

苍耳子散化裁治疗过敏性鼻炎案

患者：张某某　女　49岁

初诊：2014年1月23日

主诉：鼻痒鼻衄10年，加重2年。

现病史：患者10年前无明显诱因出现鼻痒、流涕、喷嚏，鼻涕多时呈清水状，严重时伴鼻衄，多发于春秋，有时夏季遇空调亦有发作，曾于北京某三甲医院变态反应科查灰尘螨虫等多种过敏原过敏，后于耳鼻喉科诊为过敏性鼻炎，给予抗过敏药物内服及糖皮质激素类药物喷鼻。症状可短时控制，但每每反复发作。近2年来发作程度及频率都有加重，几乎每天发作鼻痒，晨起洗鼻时有血痂或出血，症状遇寒、遇风明显加重，患者痛苦不堪，严重影响生活工作。曾于我院耳鼻喉科行电烧灼治疗，效果不佳。现症见：鼻痒、鼻干、鼻衄，出血颜色鲜红。饮食可，眠佳，二便调。

既往史：无特殊。

过敏史：对多种食物及环境因素过敏。

体格检查：舌略红，苔薄白，脉细弦。

辅助检查：无。

诊断：中医：鼻衄　风热上攻

　　　　西医：过敏性鼻炎

治法：清肺泻热

处方：

蜜桑皮12g　　　地骨皮10g　　　炒黄芩10g　　　芦根20g

白芷15g	连翘20g	苍耳子10g	薄荷10g
辛夷10g	蔓荆子10g	防风15g	夏枯草10g
霜桑叶15g	焦白术15g	元参15g	茯苓30g

二诊：2014年1月29日

上方仅服两剂而鼻衄止，患者大呼中医之神奇，阎老师之高明。上方改辛夷6g，苍耳子6g，芦根30g，继服7付以便巩固。

三诊：2014年2月10日

服用上方七剂后，时值春节，未再服药，其间外出，虽然天气寒冷，兼有烟花爆竹等空气污染因素，有几天发作鼻痒、鼻流清涕，但未再发作鼻衄。患者再次来诊，希望进一步巩固疗效。处方：上方去苍耳子、炒黄芩、地骨皮，改连翘12g，改桑皮10g，加生黄芪12g，用玉屏风散之意扶正以驱邪。

按：本案的病机有个转化的过程，开始时患者是以寒证为主，鼻流清涕，遇冷发作，后逐渐转为热证，到就诊时尽管时处隆冬，仍表现为鼻干、鼻衄等热证表现。此处显示阎老师认证识证的准确和治疗杂病的功力。处方是以苍耳子散合泻白散加减，苍耳子散是耳鼻科临床常用方，出自《济生方》，原方为辛夷仁半两，苍耳子两钱半，香白芷一两，薄荷叶半钱，功能疏风止痛、通利鼻窍。因患者出血颜色鲜红，考虑为肺热破血，故加入泻白散加黄芩清泻肺热。再用桑叶加强苍耳子散宣散肺经风热之力。阎老师讲，此法对于风邪偏盛的鼻炎多有疗效。全方辨证准确，用药精当，故能效若桴鼓。在复诊的阶段，病机再次发生了转化，患者鼻衄停止，但再次出现鼻流清涕，遇冷发作等寒证表现，故加入玉屏风之意以扶正祛邪。整个诊疗过程辨证准确，用药精当，顺应病机的变化调整方药，丝丝入扣，故能效若桴鼓。

（金笛儿）

温补肾精法治疗脊髓侧索硬化症案

患者：杨某　男　43岁

初诊：2013年10月28日

主诉：肢体活动不利3年。

现病史：患者3年前无明显诱因出现肢体僵硬感，最初出现在双足，后逐渐向双腿扩大，最初是程度不严重，休息似乎可以缓解，未予重视，后逐渐加重，于当地医院骨科诊为腰椎间盘突出症给予小针刀及中药外敷治疗，效果不佳，病情仍逐渐加重，步行等活动逐渐受到限制。1年前于北京某神经科专科医院神经内科经查脊柱MRI，确诊为脊髓侧索硬化症。因目前缺乏有效药物治疗，辗转多家中医院口服中药汤剂及进行中医物理治疗，效果均不佳，现就诊于阎老师门诊。现症见：轮椅推入诊室，在诊室内演示步行时，步履蹒跚，自觉四肢僵硬，屈伸不利，肌力下降，精细动作困难。食欲略差，睡眠可，小腹胀满，尿急、尿失禁，大便偏稀。自发病以来，体重下降5公斤。

既往史：无特殊。

过敏史：无。

体格检查：舌淡红，苔白，脉沉细。

辅助检查：脊柱MRI提示：脊髓侧索硬化症。

诊断：中医：痿证 肾虚寒湿

　　　　西医：脊髓侧索硬化症

治法：温肾祛寒，除湿通络

处方：

熟地12g	益智仁15g	锁阳12g	淫羊藿15g
补骨脂18g	陈皮15g	生黄芪20g	生杜仲30g
川断30g	狗脊30g	寄生30g	伸筋草30g
桂枝10g	肉苁蓉30g	海风藤25g	怀牛膝15g
徐长卿15g	知母15g	绵萆薢12g	骨碎补20g
赤芍15g			

二诊： 2013年11月24日

上方连续服用近1个月，患者感小腹胀满减轻，尿急尿频有所改善，肢体运动无明显变化。舌淡红，苔白，脉沉细。阎老师讲，这是肾中气化得复的征象，守法再进当有疗效，上方去赤芍，加焦白术15g，生山药15g，加强健脾。

三诊： 2013年12月20日

再次服药1个月，患者感肢体有柔和之感，虽运动功能还恢复不明显，但这些疗效已经让患者及家属感到欣慰。舌淡红，苔白，脉沉细。上方去陈皮、萆薢、徐长卿，加黄精15g，威灵仙12g，一则补脾，二则祛风柔经。

四诊： 2014年3月20日

患者返回老家服药3个月来诊，虽然仍然是步履蹒跚，但感觉对于身体的控制力增强，精细动作有恢复，日常活动需要家人帮助的情况有减少，生活显得更有信心。舌淡红，苔白，脉沉细。上方改熟地15g，改生杜仲为盐杜仲，加山萸肉15g，增加补肾填精之力。

按： 脊髓侧索硬化症为神经科难治性疾病，中医药能取得一定的疗效实为难得。此案的成功点在补肾，恢复肾中气化功能，一般痿证多考虑肝肾阴虚，用虎潜丸加减滋阴降火，或取"治痿独取阳明"之训，着重补脾胃。由此案可见，补肾精同样十分重要。此处方也是虎潜丸加减，虎潜丸由黄柏、龟板、知母、生地黄、陈皮、白芍、锁阳、虎骨（可用狗骨代）干姜组成，《医方集解》所载虎潜丸尚多当归、牛膝、羊肉三味。本方的精华点在加入淫羊藿、骨碎补、补骨脂、桂枝、肉苁蓉等温肾益精药物，使得阳生阴长。肾藏精，主骨生髓。所藏之精，一身兼具阴阳，可以阴中求阳，阳中求阴，阴阳互化，故填补肾精，不但可以补一身之阴，亦可助一身之阳。这是阎老师重视肾中阴阳转化的具体体现，阎老师在治疗肌肉骨骼类疑难杂病时，常常从肾主骨的基本理念出发，拟定滋补肾精，强筋健骨的中医处方，坚持用药，每每能收到满意的疗效。

（金笛儿）

清泻肝肺治疗交感性眼炎案

患者：伍某某　男　12岁

初诊：2014年3月3日

主诉：视物不清10年。

现病史：患者2岁时左眼外伤后感染，进行清创手术后左眼再次感染，其后出现右眼的畏光、流泪、视物不清，双眼均视物模糊，左眼裸眼视力为0.1，右眼视力时好时坏。后于北京同仁医院诊为交感性眼炎，给予激素及其他西药治疗（具体已记忆不详），效果不佳。7年前因保守治疗失败，右眼视力仍进行性下降，行左眼摘除术，此后右眼视力一度恢复至1.2。但是，患者右眼有发作性视物模糊，诱因为劳累或其他不明原因，发作时视力下降为0.4，需要到同仁医院行球后激素注射治疗及外用眼药治疗。目前服用强的松20mg，每日1次，散瞳眼药水每日4次。现症见：右眼视物模糊，畏光，流泪，每日晨起眼角处有较多黄色分泌物干燥体，视力0.6，有时伴有眼痛及头痛，饮食可，口微渴，有时口苦，小便黄，大便正常。

既往史：无特殊。

过敏史：无。

体格检查：舌略红，苔薄白，脉细弦。

辅助检查：右侧瞳孔不规则，右眼视力0.6。

诊断：中医：瞳神紧小，黄液上冲，肝肺蕴热

　　　　西医：交感性眼炎

治法：清肝泻肺，明目退翳

处方：

蜜桑皮 8g	地骨皮 6g	柴胡 8g	炒黄芩 8g
连翘 12g	双花 12g	薄荷 8g	地丁 10g
青葙子 6g	决明子 8g	密蒙花 6g	枸杞子 10g
白菊花 8g	夏枯草 6g	焦白术 8g	生山药 12g
陈皮 8g	焦山楂 6g	焦麦芽 8g	茺蔚子 6g

二诊： 2014年3月24日

视力有所恢复，视物较前清晰，测视力0.8，局部分泌物减少。舌淡红，苔薄黄，脉沉细弦。上方去地丁，加知母8g。

三诊： 2014年4月21日

视力进一步恢复，激素减量为15mg每日一次。舌淡红，苔略黄，脉沉细。上方改柴胡6g、薄荷6g、茺蔚子8g、知母8g。

电话追访： 3个月后电话追访，仍在坚持服用中药，患者现激素减量为5mg每日1次，视力基本恢复到1.0，是近1年来最好水平。患者及家属都对疗效感到非常满意。

按： 交感性眼炎是一种较为特殊的眼炎，是眼外伤最严重的后果之一。当一眼受伤后出现肉芽肿性葡萄膜炎时，在另一眼引起同样性质的炎症。受伤眼称为诱发眼，未受伤眼称为交感眼，交感性眼炎为其总称。交感性眼炎严重时可以导致双目失明。本患者交感性眼炎诊断明确，但是在诱发眼切除后，交感眼的症状仍反复发作，依赖激素治疗，但疗效欠佳。本案的特点为：眼部炎症明显，分泌物较多、色黄，根据"五轮学说"，白睛属肺，黑睛属肝，患者白睛色黄、黑睛变形，故辨证为肝肺蕴热。以泻白散合小柴胡汤加减，配合阎老师治疗眼病的药物组合青葙子、决明子、密蒙花、茺蔚子，功能清肝明目、清热泻火、明目退翳。辨证准确，选药得宜，最终得佳效。

（金笛儿）

补肝肾疏风清热法治疗葡萄膜炎案

患者： 张某某　女　69岁

初诊： 2013年10月28日

主诉： 双眼痛伴视物不清反复发作3年

现病史： 患者3年前无明显诱因出现双眼疼痛、流泪，眼睑浮肿，伴视物不清，于北京同仁医院诊为"后巩膜炎"，当时做风湿病筛查，抗核抗体谱均阴性，类风湿因子及抗CCP均阴性，抗中性粒细胞抗体（ANCA）阴性，给予口服强的松及激素眼药水点验等治疗，病情严重时，还曾进行激素药物的球后注射。此后症状每3~4个月发作一次，多次于同仁医院诊为后葡萄膜炎或全葡萄膜炎，患者曾一度被疑诊"小柳原田病"，即有视力下降、听力下降、皮肤毛发改变（曾有脱发）、脑膜刺激征等表现，但最终并未确诊。来诊时正处症状发作期，西医诊断为双眼葡萄膜炎，正服用强的松2.5mg，每日1次，并眼部使用激素和散瞳眼药水。现症见：双眼痛、流泪，畏光，视物不清。痛苦面容，食欲不佳，口苦口干，睡眠欠佳，二便尚调。

既往史： 无特殊。

过敏史： 无。

体格检查： 舌略红，苔薄白，脉细弦。

辅助检查： 无。

诊断： 中医：瞳神紧小，黄液上冲　肝肾阴虚，风热上攻

　　　　西医：葡萄膜炎

治法： 滋补肝肾，疏风清热

处方：

生地15g	山萸肉15g	山药15g	茯苓15g
丹皮10g	泽兰15g	泽泻12g	枸杞子20g
菊花10g	白蒺藜12g	决明子10g	青葙子10g
密蒙花10g	炙桑皮12g	地骨皮10g	生磁石30g
香附10g	砂仁10g	夏枯草10g	

二诊： 2013年11月26日

患者感双眼痛明显好转，已无明显流泪畏光等不适，仍感视物模糊。上方改决明子15g、枸杞子25g，加茺蔚子12g，以活血通络。

生地15g	山萸肉15g	山药15g	茯苓15g
丹皮10g	泽兰15g	泽泻12g	枸杞子25g
菊花10g	白蒺藜12g	决明子15g	青葙子10g
密蒙花10g	炙桑皮12g	地骨皮10g	生磁石30g
香附10g	砂仁10g	夏枯草10g	茺蔚子12g

三诊： 2013年12月20日

双眼基本无明显不适，视物不清略有改善，但劳累后仍感视物不清。上方加百合30g，天麻12g滋肝肾之阴以便巩固疗效。

生地15g	山萸肉15g	山药15g	茯苓15g
丹皮10g	泽兰15g	泽泻12g	枸杞子25g
菊花10g	白蒺藜12g	决明子15g	青葙子10g
密蒙花10g	炙桑皮12g	地骨皮10g	生磁石30g
香附10g	砂仁10g	夏枯草10g	茺蔚子12g
百合30g	天麻12g		

电话追访： 3个月后电话追访，通过服用中药汤剂，这次已经近半年未发作，患者对于疗效表示满意。

按： 此案再次体现了中医辨证论治的神奇疗效，用杞菊地黄丸加减，困扰患者3年的眼病竟明显减轻。阎老师治疗眼部疾病，辨证论治推崇五轮学说，这一理论在南宋《仁斋直指方》中描述的最为清晰："眼者五脏六腑之精华。其首尾赤眦属心，其满眼白睛属肺，其乌睛圆大属肝，其上下肉胞属脾，而中间黑暗一点如漆者，肾实主之，是属五脏，各有证应，然论其所主，则瞳与之关系重焉。"阎老师在辨证论治眼部疾病时，特别强调两点：第一，五轮学说不能机械割裂地使用，要互相联系地综合运用，即白睛有病不可拘泥于治肺，还要从和肺相关的脏腑入手治疗。第二，五轮之中有其重点，重点在肝肾，因为肝开窍于目，肾主瞳神，瞳神可以说是眼部病变的核心点和难点。此处还要注意，瞳神不可理解为瞳孔，而应指眼内的组织结构，包括视网膜、葡萄膜、视神经等等。在这样的基础上就可以理解阎老师选用滋补肝肾的药物来治疗此病，而且坚定地守方巩固。在具体用药方面：白蒺藜、决明子入肝清肝明目，青葙子、密蒙花功能清热退翳，这两组药物为阎老师治疗眼疾的常用药对，因患者白睛偏红，又在使用激素，故加入泻白散清泻肺热。二诊时，为防止久病入络，加强活血通络之力，使用了茺蔚子，既能活血利水有利房水循环，防止粘连，又能明目益精，一药多用，最终获效。本案的成功点：第一在辨证准确，第二是用药精当。

（金笛儿）

滋补肝肾疏肝解郁法治疗胆汁淤积性肝硬化案

患者： 唐某某　男　37岁

初诊： 2012年11月5日

主诉： 低热、疲乏2个月

现病史： 患者2个月前出现低热、疲乏，体温多在38℃以内，自觉疲乏难以胜任日常工作，夜眠虽佳亦不能缓解疲乏，无明显厌食、无腹胀、无双下肢浮肿等不适。于我院风湿免疫科查：ANA：1：320，AMA-M2（+），ALP：229IU/L、GGT：187IU/L，腹部B超未见异常，诊为胆汁淤积性肝硬化，发热待查。建议服用熊去氧胆酸，250mg，每日2次，患者已服用此药2月余，上述两酶已经降至正常，但疲乏、低热现象仍较为明显。现为求中西医结合治疗来诊。就诊时见：轻度发热，体温37.5℃，面色少华，神色焦虑，疲乏纳差，近日开始睡眠欠佳，二便调。

既往史： 无特殊。

过敏史： 无。

体格检查： 舌淡红，苔白，脉细弦。

辅助检查： ANA1：320，AMA-M2（+），ALP、GGT正常，腹部B超未见异常。血常规、CRP、ESR、PCT、T-SPOT均未见异常。

诊断： 中医：肝肾不足，肝气郁结

　　　　西医：胆汁淤积性肝硬化

治法： 肝肾同补，疏肝解郁

处方：

川断20g	寄生25g	制首乌15g	枸杞子20g
柴胡10g	当归10g	茯苓20g	赤芍12g
白芍10g	焦白术15g	生山药20g	骨碎补20g
补骨脂20g	醋香附12g	陈皮15g	酸枣仁30g
远志12g	合欢花12g	百合30g	佛手10g

二诊： 2012年11月17日

药后睡眠改善，情绪明显好转，但仍感疲乏，工作劳累时仍有低热，但发热程度和频率都有明显下降。已对治疗建立了初步信心。食欲仍未完全恢复。舌淡红，苔白，脉细弦。

上方去香附，以防辛燥，加炒枳壳、片姜黄（推气散）以疏肝健胃助运化。

川断20g	寄生25g	制首乌15g	枸杞子20g
柴胡10g	当归10g	茯苓20g	赤芍12g
白芍10g	焦白术15g	生山药20g	骨碎补20g
补骨脂20g	炒枳壳12g	陈皮15g	酸枣仁30g
远志12g	合欢花12g	百合30g	佛手10g
片姜黄12g			

三诊： 2012年12月10日

药后饮食改善，乏力减轻，发热已经基本停，情绪好转，夜眠尚可。舌淡红，苔白，脉细弦。上方去赤芍，加山萸肉滋肝阴，以收全功。

川断20g	寄生25g	制首乌15g	枸杞子20g
柴胡10g	当归10g	茯苓20g	山萸肉15g
白芍10g	焦白术15g	生山药20g	骨碎补20g

补骨脂20g	炒枳壳12g	陈皮15g	酸枣仁30g
远志12g	合欢花12g	百合30g	佛手10g
片姜黄12g			

按：原发胆汁淤积性肝硬化属于自身免疫相关性肝病的一种，西医治疗主要依靠熊去氧胆酸，本例患者虽然胆酶经此药物治疗已经转为正常，但自觉症状仍较为明显。此外，发热的原因在中医看来和肝郁气滞气机不调有关，气郁化火而成低热，在西医仍属于发热待查。因此，本案的治疗主要要解决的问题是患者的乏力、低热等不适，并且由此可能对整个疾病的预后产生影响。肝病治疗常常颇费周章，肝体阴而用阳，滋水涵木有腻膈之虞，疏理肝气又有伐肝之虑，故有滋水清肝饮、一贯煎之法，又有王泰林氏治肝三十法之嘱，攻守进退常在一念之间。本例阎师，抓住病机，以逍遥散意，疏肝补脾，补肾安神，其中用药的分寸很值得学习，如焦白术加生山药是阎师惯用补脾的药对，焦白术补脾阳，生山药补脾阴，相需为用；疏理肝气用佛手、合欢花疏利而不伤正；加百合、酸枣仁、远志清热安神，使魂魄得安，肝阳得平，又无重镇之害；川断、寄生、骨碎补、补骨脂温润肾精，除肝肾同源，阳中求阴之外，更重要的是，患者心情抑郁满脸阴郁疑惑，如大剂清凉滋润疏理气机之剂恐与病机不合，有阴天泼水之弊，不如稍佐阳药，有晞以朝阳之妙，故能使患者阴霾尽扫，笑颜重升。

（金笛儿）

疏肝解郁法治疗失眠案

患者：李某某　女　**年龄**：44岁

初诊：2012年11月5日　**发病节气**：立秋

主诉：失眠5年，加重2个月

现病史：患者5年来反复发作失眠，诱因多为工作压力或情绪波动，入睡困难，入睡后多梦易醒，造成白天精神不佳，严重影响生活工作。有时需要服用安眠药缓解症状，但会造成白天的疲乏，且因为担心药物成瘾而有较大精神负担。近2月来自觉心烦易怒，胁肋不适，口干口苦，失眠加重，入睡困难，入睡后1~2小时后即醒。来诊时见：难以入睡，心情焦虑，心烦易怒，胁肋胀满，甚则攻冲作痛，口干口苦，食欲不佳。二便调，月经前后不定期。

既往史：无特殊。

过敏史：无。

体格检查：舌略红，苔薄白，脉细弦。

辅助检查：无。

诊断：中医：失眠　肝郁化火，热扰心神

　　　　西医：失眠

治法：清肝解郁，清热安神

处方：

柴胡10g	酒黄芩10g	白芍12g	茯苓30g
焦白术15g	益母草12g	合欢花15g	远志15g
酸枣仁30g	焦槟榔10g	连翘20g	醋香附15g

玫瑰花10g	知母20g	鹿角胶10g	乌药12g
炙元胡15g	醋青皮10g	山甲珠10g	生龙骨30g
生牡蛎30g	月季花10g		

二诊：2013年11月17日

患者感失眠好转，情绪转佳。口干口苦减轻。胁肋胀满甚则攻冲作痛基本消失。舌略红，苔薄白，脉细弦。

上方去焦槟榔、连翘、青皮，加女贞子、旱莲草以滋补肝肾收功。

柴胡10g	酒黄芩10g	白芍12g	茯苓30g
焦白术15g	益母草12g	合欢花15g	远志15g
酸枣仁30g	女贞子12g	旱莲草12g	醋香附15g
玫瑰花10g	知母20g	鹿角胶10g	乌药12g
炙元胡15g	月季花10g	山甲珠10g	生龙骨30g
生牡蛎30g			

三诊：2013年12月16日

入睡困难及多梦易醒均有改善，每日能睡4~5小时。月经周期略有规律，自觉情绪有好转，口不苦，食欲佳，二便调。中药上方改知母15g，去生龙骨、牛牡蛎，加菖蒲10g、远志10g，以进一步舒畅情志。

柴胡10g	酒黄芩10g	白芍12g	茯苓30g
焦白术15g	益母草12g	合欢花15g	远志15g
酸枣仁30g	女贞子12g	旱莲草12g	醋香附15g
玫瑰花10g	知母15g	鹿角胶10g	乌药12g
炙元胡15g	月季花10g	山甲珠10g	菖蒲10g
远志10g			

按：本例以逍遥散意治疗失眠，效果颇佳。逍遥散出自宋代《太

平惠民和剂局方》，组成为柴胡、当归、白芍、白术、茯苓、生姜、薄荷、炙甘草。主治肝郁脾虚证。常见证候为：两胁作痛，头痛目眩，口燥咽干，神疲食少，或月经不调，乳房胀痛，脉弦而虚者。本案的成功之处于选方用药精准，中医治病之难在于临证选方用药，俗语说："熟读王叔和不如临证多"，即有此意，熟背汤头是中医的基本功，但病患哪有依方而得，故随证加减才能药证相合，此处有伤寒"知犯何逆，随证治之"之意。本例用逍遥散之意而不泥其方，用青皮、焦槟榔、香附、乌药和元胡、玫瑰花、月季花、合欢花，疏理肝气，轻重相合有破有疏；用黄芩、连翘清胆热，枣仁、远志、生龙骨、生牡蛎宁心安神；助以鹿角胶补肾精助先天，山甲珠通经络搜伏邪，益母草化瘀血调经水，全方配伍得当，和病机丝丝入扣，故能效若桴鼓。

（金笛儿）

滋补肝肾、温经散寒法治疗糖尿病
外周神经病变案

患者：刘某某　男　60岁

初诊：2015年2月12日

主诉：多饮多食15年，四肢麻木1年。

现病史：患者15年前无明显诱因出现多饮多食多尿，查空腹餐后血糖升高，诊为2型糖尿病，开始不规律服用降糖药物治疗，血糖一直控制欠佳。1年前出现四肢麻木，以手腕、脚踝以下明显，就诊于内分泌科，查糖化血红蛋白8.9%，肌电图示：神经源性损害，手足麻木考虑糖尿病外周神经病变，建议规范血糖控制，使用胰岛素皮下注射控制血糖，严格用药及饮食控制。外周神经病变，给予甲钴胺治疗，效果不佳。现为求中药治疗手足麻木来诊。现症见：双手双足麻木发凉，自觉有针刺感，局部无固定压痛点。已开始使用皮下注射胰岛素治疗及饮食控制，指间血糖控制尚可，糖化血红蛋白7.2%。睡眠略差，二便调。

过敏史：无。

体格检查：舌淡、边尖红，薄白苔，脉弦细。

辅助检查：肌电图示：神经源性损害。

诊断：中医：消渴　肝肾阴虚证

　　　　西医：糖尿病外周神经病变

治法：滋补肝肾，温经散寒

处方：

山药15g	砂仁10g	生地20g	焦白术10g
山萸肉20g	茯苓15g	丹皮12g	当归12g
泽泻15g	泽兰20g	桂枝12g	赤芍15g
桑枝25g	鸡血藤30g	伸筋草25g	红花10g
炒枳壳15g	豨莶草15g	海桐皮15g	炙鳖甲30g
丹参20g			

二诊：2015年4月7日

患者近日血糖控制满意，四肢发凉好转，麻木略有好转。阎老师指示：上方改当归15g，桂枝15g，丹参25g，泽兰25g，去海桐皮，加强温经活血之力。

山药15g	砂仁10g	生地20g	焦白术10g
山萸肉20g	茯苓15g	丹皮12g	当归15g
泽泻15g	泽兰25g	桂枝15g	赤芍15g
桑枝25g	鸡血藤30g	伸筋草25g	红花10g
炒枳壳15g	豨莶草15g	炙鳖甲30g	丹参25g

三诊：2015年5月7日

患者诉四肢麻木发凉有明显好转，虽不能完全消失，但对生活的影响已经比原先减少，患者对疗效表示满意。阎老师指示：去豨莶草，加威灵仙12g，改生地25g，丹参30g，伸筋草30g以巩固疗效。

山药15g	砂仁10g	生地25g	焦白术10g
山萸肉20g	茯苓15g	丹皮12g	当归15g
泽泻15g	泽兰25g	桂枝15g	赤芍15g
桑枝25g	鸡血藤30g	伸筋草30g	红花10g
炒枳壳15g	威灵仙12g	炙鳖甲30g	丹参30g

按： 本例是阎老师以六味地黄汤合当归四逆汤治疗糖尿病外周神经病变获得显效。糖尿病外周神经病变是临床上难以治疗的疾病之一，现代医学除营养神经之甲钴胺常常束手无措，这正是发挥中医药特长的地方，学习阎老师此例的用药经验，对我们处理此类疾病有很大的益处。糖尿病的基本病机是阴虚内热，而患者在此基础上表现出四末发凉（抚之温度尚正常）麻木症状，根据《内经》"清阳实四肢，浊阴归六腑"理论，因患者无面红如妆、性急易怒等阳气郁结症状，故辨为阳气不足，阴损及阳，因此这实际也是寒热错杂证。阎老师一方面用六味地黄汤滋补肝肾治其本，一方面用当归四逆汤温经散寒，养血通脉治其标，标本兼治故获显效。值得注意的是，阎老师在此例中使用温热药物的力度是有所控制的，毕竟有阴虚内热的基本病机存在，她在另一例无此禁忌的寒凝血脉证中就加用了细辛、川芎这样的温燥药物。这是阎老师长期临床实践得出的经验，非常值得我们学习。

（金笛儿）

宣肺降气法治疗支气管扩张案

患者：刘某某　男　59岁

初诊：2012年9月3日

主诉：咳嗽、咳痰反复发作20年，再发10天

现病史：患者20年前受凉后发作咳嗽咳痰，伴发热，经抗炎治疗后好转，此后每年冬季多有发作。2018年前再次发作，出现咳脓血痰，经肺部CT被诊为支气管扩张症，此后每遇天气变化便有咳嗽咳痰发作。10天前受凉后再次发作，无发热，自觉咳嗽痰多、气促，痰白黏不宜咳出。

既往史：无高血压糖尿病等慢性病史。

过敏史：无。

体格检查：双下肺可闻及少量湿啰音。舌淡，苔白，脉浮滑。

辅助检查：胸部CT示：支气管扩张。

诊断：中医：咳嗽　肺失宣肃证

　　　　西医：支气管扩张

治法：宣肺降气，化痰止咳

处方：

炒苏子6g	炒莱菔子15g	苏梗12g	杏仁10g
知母20g	蜜把叶15g	芦根30g	寄生30g
瓜蒌30g	远志12g	元参25g	炙百部12g
连翘20g	川贝10g	化橘红12g	茯苓15g
枳实10g	酸枣仁30g	夜交藤25g	

二诊：2012-10-15

服药后咳嗽咯痰好转，气促得平，但一周前复有外感，症状再次加重。查体：双下肺可闻及少量湿啰音。舌淡，苔白，脉浮滑。

上方加清半夏10g、枇杷叶15g，改炒苏子为10g，以加强宣肺化痰之力，去枣仁、夜交藤。

炒苏子10g	炒莱菔子15g	苏梗12g	杏仁10g
知母20g	蜜杷叶15g	芦根30g	寄生30g
瓜蒌30g	远志12g	元参25g	炙百部12g
连翘20g	川贝10g	化橘红12g	茯苓15g
枳实10g	酸枣仁30g	夜交藤25g	清半夏10g
枇杷叶15g			

三诊：2012年11月12日

药后咳嗽咳痰明显好转，痰易咳出。双下肺湿啰音减少。舌淡，苔白，脉滑。

病程较久宜守方坚持，上方加天竺黄10g以化痰浊。

炒苏子10g	炒莱菔子15g	苏梗12g	杏仁10g
知母20g	蜜杷叶15g	芦根30g	寄生30g
瓜蒌30g	远志12g	元参25g	炙百部12g
连翘20g	川贝10g	化橘红12g	茯苓15g
枳实10g	酸枣仁30g	夜交藤25g	清半夏10g
枇杷叶15g	天竺黄10g		

按：阎老师在日常处理咳喘类疾病的时候，常用焦树德教授的经验方："麻杏二三汤"。麻杏二三汤出自焦树德教授《用药心得十讲》，麻黄、杏仁加二陈汤、三子养亲汤加化裁而成。方中陈皮、半夏健脾化痰，使湿去脾旺，痰无由生；麻黄、杏仁宣肺止咳平喘，二者一升一降，恢复肺之宣肃；苏子降气化痰，莱菔子下气除痰，白芥子利气

豁痰。全方共奏健脾燥湿、降气止咳平喘之功。正符合"脾为生痰之源，肺为贮痰之器"之说。本例患者年近六旬，反复咳嗽咳痰二十余年，现痰多不易咳出，气促乏力，是虚实夹杂之象，上有肺气为外邪闭郁，内有痰浊壅盛是实邪，下有肾精不足，肾不纳气是正虚，权衡虚实，阎师以为急则治其标，邪去则正安，来诊时喘息不甚，故未用麻黄杏仁，故以三子养亲汤、二陈汤合银翘散加减，宣肺降气止咳化痰，用桑寄生补肾纳气为佐，因患者夜眠欠安，加远志、夜交藤、酸枣仁对症治疗。此一方之中法度森严，辨证用药丝丝入扣，祛邪兼有扶正，主症、兼症兼顾，故能效若桴鼓。

（金笛儿）

麻杏二三汤加减治疗支气管哮喘案

患者：冯某某　女　56岁

初诊：2013年11月4日

主诉：哮喘反复发作10年

现病史：患者10年前无明显诱因发作哮喘，于夜间发作喘息、胸闷、呼吸困难，诊为过敏性哮喘，后发现多种过敏原，吸入激素及支气管扩张剂有效。此后哮喘反复因受凉及环境改变、劳累等发作，严重时情绪波动亦可引起发作。现为服中药来诊。现症见：近1周来因受凉出现喘息、咳嗽、咳痰，畏寒喜暖，胸闷气短，服用支气管扩张剂后病情略有缓解，但仍感喘憋明显，活动后加重，咳嗽每于吸入冷气或长时间讲话后发作，无发热，轻度自汗，无盗汗。饮食可，二便调。

既往史：无特殊。

过敏史：无。

体格检查：舌略红，苔薄白，脉细弦。

辅助检查：胸部CT：未见明显异常。

诊断：中医：哮证　风寒束肺

　　　　西医：支气管哮喘

治法：疏风散寒，解痉平喘

处方：

炙麻黄8g	苦杏仁10g	紫菀10g	苏叶10g
炒苏子10g	枇杷叶10g	地龙10g	蝉蜕8g

| 炙五味子 10g | 浙贝 12g | 白果 10g | 桂枝 10g |
| 牛蒡子 10g | 姜半夏 10g | 小茴香 10g | 甘草 8g |

二诊：2013 年 11 月 11 日

服药后喘息明显减轻，自觉呼吸通畅，咳嗽咳痰量减少。上方去浙贝、牛蒡子，加化橘红 10g，焦白术 15g，以加强化痰，巩固疗效。

炙麻黄 8g	苦杏仁 10g	紫菀 10g	苏叶 10g
炒苏子 10g	枇杷叶 10g	地龙 10g	蝉蜕 8g
炙五味子 10g	焦白术 15g	白果 10g	桂枝 10g
化橘红 10g	姜半夏 10g	小茴香 10g	甘草 8g

三诊：2013 年 11 月 16 日

自觉胸闷憋气有明显好转，仍感咽部不适，遇冷空气可引起咳嗽，似有引起喘息的趋势，虽未再次发作，患者仍感紧张，希望阎老师为其调理善后。饮食可，眠尚佳，二便调。舌淡红，苔薄白，脉细弦。上方减炙麻黄为 6g、炒苏子为 6g，去苏叶、去小茴香，加射干 10g、炒枳壳 10g 以利咽喉、降肺胃之气。

炙麻黄 6g	苦杏仁 10g	紫菀 10g	射干 10g
炒苏子 6g	枇杷叶 10g	地龙 10g	蝉蜕 8g
炙五味子 10g	焦白术 15g	白果 10g	桂枝 10g
化橘红 10g	姜半夏 10g	甘草 8g	炒枳壳 10g

患者服药后咽部不适好转，咳嗽基本停止，此后自己间断服用此处方，哮喘发作次数、发作频率和严重程度均有好转。

按：本案使用的是阎小萍老师的恩师焦树德教授的麻杏二三汤加减。麻杏二三汤原方出自焦树德教授《用药心得十讲》，为二陈汤、三子养亲汤加麻黄、杏仁化裁而成。方中茯苓、半夏、陈皮祛湿化痰健脾，使痰湿无生化之源；麻黄、杏仁宣肺止咳平喘，二者一升一降，恢复肺之宣发肃降；苏子降气化痰，莱菔子下气除痰，白芥子利气豁痰。全方共奏健脾燥湿、降气止咳平喘之功。麻杏二三汤对于宣散表邪，化痰止咳较为有效，但治疗过敏性疾病，略有欠缺。阎老师在焦老处方的基础上，加用了地龙、蝉蜕这样的息风止痉药，还仿小青龙汤姜辛五味法，加一味五味子使肺气散中有敛，全方组合恰对病机，用药准确，故能效若桴鼓。

（金笛儿）

痿证典型治案

患者： 辛某　女　64岁

初诊： 2014年9月22日

发病节气： 白露

主诉： 吞咽困难2个月，加重伴双眼睑下垂2周。

现病史： 患者2个月前无明显诱因出现进食后咀嚼时间加长，吞咽困难，无法进食干硬食物，饮水呛咳。近2周，患者自觉吞咽困难较前加重，并出现双侧眼睑下垂，左侧尤甚，偶有复视，下午加重，无肢体乏力，肢体活动尚不受限。6周前就诊于我院神经内科，查EMG示：右侧尺神经、副神经、面神经重复频率电刺激未见明显异常。肺部CT示1.右肺下叶微结节，建议随诊；2.肝多发小囊性病变。头颅MRI示：双侧额、顶叶皮层下多发缺血灶。予溴吡斯的明30mg t.i.d 及消旋山莨菪碱片（剂量不详）口服，未见明显缓解。患者5周前于我院神经内科住院治疗，肌电图可见RNES（+），SPEMG（+），新斯的明试验（+），单纤维肌电图（+），诊断为"重症肌无力、抑郁状态、脑梗死"，予血浆置换4次，醋酸泼尼松60mg、溴吡斯的明60mg q.d、消旋山莨菪碱5mg q.d，同时予补钾、护胃，抗抑郁等对症治疗，治疗好转后出院。现患者为求中医治疗就诊于阎师门诊。现症见：左眼睑轻微下垂，声音嘶哑，进食干食时吞咽困难，四肢乏力，无咳嗽，咳痰，纳眠可，排便无力，大便不干，小便正常。

既往史： 否认肝炎、结核病史。

过敏史： 无药物过敏史。

个人史：生活、学习环境无特殊，无饮酒和吸烟史。

家族史：无家族遗传病史。

查体：双眼睑下垂，四肢肌力Ⅴ级。舌淡红，略胖有齿痕，苔薄白，脉沉弦细，右略滑。

诊断：中医：痿证　肺脾亏虚证

　　　　西医：重症肌无力

治法：补中益气，健脾养肺

处方：

焦白术15g	生山药20g	陈皮15g	茯苓20g
防风15g	片姜黄12g	枳壳15g	焦槟榔10g
黄芪15g	连翘20g	元参15g	生地12g
砂仁10g	丹参20g	麦冬15g	芦根20g

7付，水煎服，早晚分服

二诊：2014年9月27日

患者自诉吞咽困难、双眼睑下垂症状较前明显好转，处于直立体位较长时间后自觉耳闷，活动后心慌气短，平躺时有气短憋闷感，全身肌肉无力，无咳嗽、咳痰，胃纳好，睡眠欠佳，二便调。舌淡红略暗，苔黄薄，脉沉弦滑。上方改茯苓25g、生地15g，加厚朴10g、苏梗12g、生磁石25g、蝉衣6g。方药如下：

焦白术15g	生山药20g	陈皮15g	茯苓25g
防风15g	片姜黄12g	枳壳15g	焦槟榔10g
黄芪15g	连翘20g	元参15g	生地15g
砂仁10g	丹参20g	麦冬15g	芦根20g
厚朴10g	苏梗12g	生磁石25g	蝉衣6g

20付，水煎服，早晚分服

三诊：2014年10月20日

患者诉吞咽困难、双眼睑下垂较前明显改善，全身肌肉乏力好转，颈部仍觉无力，口苦，头汗多，睡眠欠佳，纳可，时有便溏。舌淡红略暗，苔白黄相间，苔中根厚腻，脉沉弦滑。上方改茯苓30g、枳壳12g、元参12g、黄芪18g、生地12g、生磁石30g、蝉衣8g，加佩兰12g、白蔻仁10g、伸筋草20g、葛根20g，去连翘、芦根、麦冬。方药如下：

焦白术15g	生山药20g	陈皮15g	茯苓30g
防风15g	片姜黄12g	枳壳12g	焦槟榔10g
黄芪18g	佩兰12g	元参12g	生地12g
砂仁10g	丹参20g	伸筋草20g	白蔻仁10g
厚朴10g	苏梗12g	生磁石30g	蝉衣8g
葛根20g			

14付，水煎服，早晚分服

四诊： 2014年11月3日

患者服药后症状减轻，尤其耳部不适症状明显好转。纳眠可，二便调。舌淡红，苔白厚腻，脉沉略滑。上方改山药25g、元参15g、黄芪20g、伸筋草25g、葛根25g，加生甘草6g，去苏梗。方药调整如下：

焦白术15g	生山药25g	陈皮15g	茯苓30g
防风15g	片姜黄12g	枳壳12g	焦槟榔10g
黄芪20g	佩兰12g	元参15g	生地12g
砂仁10g	丹参20g	伸筋草25g	白蔻仁10g
厚朴10g	生甘草6g	生磁石30g	蝉衣8g
葛根25g			

14付，水煎服，早晚分服

五诊： 2014年11月17日

吞咽困难、眼睑下垂好转，既往西药加量服用，肌肉无力症状好转，自觉左腿麻木，不影响行走，双手持物时手抖，食欲欠佳，时有恶心，睡眠一般，大小便调。舌淡红略暗，苔黄白相间，脉沉略弦细。上方改山药20g、黄芪25g、生地15g、生甘草8g，加稻芽12g，去蝉蜕。方药调整如下：

焦白术15g	生山药20g	陈皮15g	茯苓30g
防风15g	片姜黄12g	枳壳12g	焦槟榔10g
黄芪25g	佩兰12g	元参15g	生地15g
砂仁10g	丹参20g	伸筋草25g	白蔻仁10g
厚朴10g	生甘草8g	生磁石30g	稻芽12g
葛根25g			

14付，水煎服，早晚分服

按：本例患者为重症肌无力（myasthenia gravis MG），该病是指乙酰胆碱受体（AchR）抗体介导、细胞免疫依赖、补体参与、主要累及神经肌肉接头突触后膜AchR的获得性自身免疫性疾病。临床主要表现为部分或全身骨骼肌无力和易疲劳，活动后症状加重，经休息后症状减轻。有"晨轻暮重"的特点，多以眼肌无力发病。

中医学多将本病归于"睑废"、"痿证"、"虚劳"等范畴。阎师认为本例患者以眼睑及四肢无力、饮食不下、喑哑声嘶为主要表现，应归为"痿证"论治较为妥当。认为本病乃先天禀赋不足或后天失养，而致脾肺亏虚、津血亏耗。《灵枢·大惑论》曰："睛之窠为眼，骨之精为瞳子，筋之精为黑睛，血之精为络，其窠气之精为白眼，肌肉之精为约束。"因脾主肌肉，肌肉之精为约束（眼睑），故眼胞属脾，称为"肉轮"。脾为后天之本，气血生化之源，主四肢肌肉。胃主受纳，脾主运化共同完成饮食的消化吸收及其精微的输布，从而滋养全身。脾胃功能失常，升降异常，运化失司，肌肉筋脉失于充养而至脾胃气虚，升阳无力，症见眼睑下垂、四肢无力等发为痿证。此外《内经》认为，痿证多由于五脏热盛，熏灼五脏之阴，津枯液燥，影响到五脏所合的筋骨、肌肉、血脉、皮毛而成。《素问·痿论》云："五脏因肺热叶焦发为痿躄"，说明在痿证形成过程中肺热是重要的致病因素。脾胃虚弱，化生气血精微之力失常，肺热熏灼，肺津枯涸，不能输布津液于全身各处，内不能灌溉于五脏，外不得输精于筋骨皮毛，则筋脉肌肉失于濡养而日渐消瘦枯萎而不用。肺气上通于喉咙，胃脉外连于咽嗌，肺胃虚弱，气留肓膜，则结滞于胸膈，故升降痞塞而见饮食不下。此外后天不养先天，化生不足，久而至津血亏耗，肾阴不足。肺肾阴亏则肺燥而热郁，阴液不能上承，咽喉失于濡润，故声音嘶哑。即所谓"金破不鸣"。脾胃气虚，清阳下陷，而见排便无力。舌脉亦为脾肺气虚、津血亏耗之象。纵观舌、脉、证，乃肺脾亏虚、津血亏耗之证。

阎师治以补中益气汤合增液汤加减治疗此案，方中黄芪味甘微温，入脾肺经，补中益气，升举阳气；白术、山药、茯苓补气健脾；丹参养血活血，协黄芪补气养血；元参、麦冬、生地滋阴润燥，其中元参苦咸而凉，滋补肾水，以壮水制火，生地甘苦而寒，清热养阴，壮水生津，以增元参滋阴之力；又用甘寒之麦冬，滋养肺胃阴津，三药相合金水相生，此"增液汤"意不在通便，而在于补养肺、肾之阴乃制肺之焦热。芦根、连翘清热生津润燥；焦槟榔、炒枳壳、片姜黄，均可入脾经，以健脾调中、醒脾利气，盖肺、脾、胃虚弱日久，易至气结、痰聚、血停，此三药可行气、散结、破血，能下肠胃有形之物耳。砂仁、陈皮，补肺醒脾，养胃益肾，理元气，通滞气，又使诸药补而不滞。全方共奏补中益气、健脾养肺、滋阴养血、行气消滞之功。二诊：患者眼睑下垂、吞咽困难等症减轻，出现耳闷、心悸、胸闷、气短等，乃后天不足无以养先天，而致脾肾亏虚，气血肾精不足，耳窍失养；气血亏虚，气机不畅，心失所养，而见心悸、胸闷、气短。故方中加入磁石、蝉蜕，益肾聪耳；厚朴、苏梗，宽胸理气。三诊、四诊患者耳闷、心悸等症明显减轻，然便溏、苔腻，乃脾胃虚弱日久，痰湿内生之象，故去麦冬、芦根、连翘等寒凉、滋腻之品，加入佩兰、白蔻仁化湿醒脾。五诊诸症减轻，方中增健脾益气开胃之力，并配通经活络之品以助气血生化运行、精微输布以收功。

　　本例验案充分体现了阎师治疗痿证法则。一为遵"治痿者独取阳明"，阎师强调此处之"阳明"乃从脾胃解，而"独"并非单独、唯一之意，而是重视的意思，突出强调脾胃在痿证治疗中的重要性。调理脾胃之法阎师强调脾之阴阳双补，且补脾阳之药不可过量，因为气有余便是火，如过补脾阳则易助热生火，而加重肺热，因此强调应用山药等平补之品益脾阴，并多配以养血滋阴之物以牵制。二则阎师虽重视脾胃，又不拘泥于脾胃，而是在辨证论治的基础上，常配以清热化痰、养血滋阴、调补肺肾等法。其中因痿证形成过程中肺热也是重要的致病因素，临床上特别重视滋补肺肾之阴，金水相生以润焦燥，而使痿躄乃消。

（孔维萍）

结节性红斑治案

患者： 郭某　男　28岁

初诊： 2016年3月21日

发病节气： 春分

主诉： 发热伴红斑，关节疼痛3周

现病史： 3周前受凉后出现发热，最高达到38.5℃，2周前突发左眼肿痛，逐渐累及右眼，于眼科、皮肤科就诊，未明确诊断，对症治疗后有所缓解（具体治疗不详）。1周前出现双下肢结节红斑，右手第二指远端指间关节肿痛，右足跟腱红肿疼痛，就诊于本院风湿免疫科，诊断为"结节性红斑"，予以肌肉注射倍他米松，症状稍有好转。于空军总医院治疗，予以甲泼尼龙8mg t.i.d，氯雷他定10mg q.d，孟鲁司特钠10mg q.n，Vit C 0.3g t.i.d，服药后病情明显缓解。为求进一步诊治来阎小萍教授门诊处就诊，现症见：双眼肿痛，双下肢结节红斑，右手第二指远端指间关节疼痛，偶有胃脘部不适，纳食欠佳，睡眠一般，大便干，小便调。舌淡红，苔白厚腻，脉沉略弦细。

辅助检查： 2016年3月17日，中日医院。

CRP： 0.933mg/dl

ANA： 1∶80

ANCA、免疫球蛋白，补体，血沉，肝肾功能，尿常规，血常规未见明显异常。

既往史： 无特殊。

个人史： 无吸烟饮酒史，无不良嗜好。

家族史： 无家族遗传病史。

诊断：中医：瓜藤缠 气血瘀滞，湿毒流注

西医：结节性红斑

治法：清热解毒，凉血散结

方药：

生石膏30g	知母15g	苍术10g	白术15g
生薏米30g	黄柏10g	连翘25g	元参15g
丹皮12g	土贝母20g	土茯苓20g	青风藤25g
秦艽20g	茯苓30g	泽兰20g	砂仁10g
生甘草10g	怀牛膝10g	白莲仁10g	

日一剂，水煎服，早晚分服

二诊：2016年3月28日

患者晨起或下午眼眶发红，双下肢结节红斑消退，无关节肿胀，无发热，服药后胃脘部不适尚未减轻。食欲一般，睡眠可，二便调。目前泼尼松已停服用第三天。舌略红苔黄，脉沉弦滑。上方加减，减苍术10g，减黄柏10g，减怀牛膝15g，连翘25g加至30g，土茯苓20g加至25g，秦艽20g加至25g，泽兰20g加至25g，加黄芩10g，加陈皮15g。具体方药如下：

生石膏30g	知母15g	黄芩10g	白术15g
生薏米30g	陈皮15g	连翘30g	元参15g
丹皮12g	土贝母20g	土茯苓25g	青风藤25g
秦艽25g	茯苓30g	泽兰25g	砂仁10g
生甘草10g	白莲仁10g		

日一剂，水煎服，早晚分服

三诊：2016年4月11日

患者服药后，左眼肿胀好转，双膝关节可见红斑，左膝可触及0.5cm×1.5cm结节，伴压痛，质硬，周身关节无不适，自述怕冷，盗

汗，面部及颈部可见少许疔疖，纳眠可，小便调，大便偏稀，日行一次，舌淡红，苔白，脉沉略弦细。上方加减，黄芩10g减至6g，土茯苓25g减至20g，泽兰25g加至30g，减白莲仁10g，加百合25g。具体方药如下：

生石膏30g	知母15g	黄芩10g	白术15g
生薏米30g	陈皮15g	连翘30g	元参15g
丹皮12g	土贝母20g	土茯苓25g	青风藤25g
秦艽25g	茯苓30g	泽兰25g	砂仁10g
生甘草10g	百合25g		

日一剂，水煎服，早晚分服

四诊：2016年5月30日

患者双下肢偶有疼痛，现无新发红斑，久坐后右侧臀部轻微疼痛。近2周有新发红斑，3天后可自行消退。纳眠可，胃脘部不适，二便调。舌胖，边有齿痕，淡红，苔白，脉弦细略沉。上方加减，秦艽25g加至30g，黄芩10g减至8g，加地丁20g，豨莶草15g，白薇12g，山甲珠6g，郁金15g，减百合25g，具体方药如下：

生石膏30g	知母15g	黄芩10g	白术15g
生薏米30g	陈皮15g	连翘30g	元参15g
丹皮12g	土贝母20g	土茯苓25g	青风藤25g
秦艽25g	茯苓30g	泽兰25g	砂仁10g
生甘草10g	山甲珠6g	郁金15g	地丁20g
豨莶草15g	白薇12g		

日一剂，水煎服，早晚分服

五诊：2016年7月11日

患者自述劳累右小腿外侧疼痛，无新发结节及红斑，受凉后自感腿部有异物感，近一月来已无新发结节红斑，口苦，纳眠可，二便调。

舌淡红，苔白，脉沉略弦细。上方加减，知母15g加至20g，元参15g加至20g，土茯苓25g加至30g，秦艽25g加至30g，黄芩10g减至5g，郁金15g减至12g，加桑枝25g，加制元胡25g，加鸡血藤20g，减白薇12g，减地丁20g，减生薏米30g。具体方药如下：

生石膏30g	知母20g	黄芩5g	白术15g
生薏米30g	陈皮15g	连翘30g	元参20g
丹皮12g	土贝母20g	土茯苓30g	青风藤25g
秦艽30g	茯苓30g	泽兰25g	砂仁10g
生甘草10g	山甲珠6g	郁金12g	地丁20g
豨莶草15g	桑枝25g		

日一剂，水煎服，早晚分服

按：结节性红斑是一种主要累及皮下脂肪组织的急性炎症性疾病，多见于中青年女性。常见于小腿伸侧，临床表现为红色或紫红色疼痛性炎性结节，病程有局限性。结节性红斑在中医属于"瓜藤缠"的范畴，《医宗金鉴·外科心法要诀》云："此证生于腿胫，流行不定，或发一二处，疮顶形似牛眼，根脚漫肿……若绕胫而发即名瓜藤缠，结核数枚，日久肿痛"。此病多是由于血分有热，复又外感湿邪，湿与热相结，或脾虚失运，湿郁化热，湿热下注，气滞血瘀，瘀阻经络而发。

阎师认为本病的治疗当以祛瘀化湿，清热解毒为主。方中石膏、黄柏可清气分之热，土贝母、生甘草可清热解毒，患者血分之热非寒凉之品能清尽，故阎师常配用秦艽、知母、牡丹皮养阴清热。患者主要症状集中在双下肢，故使用怀牛膝引清热之药下行。湿邪既可外感，又可内生，为防止湿邪由内而生，并固护脾胃这一后天之本，阎师使用生薏米、苍术、白术、白莲仁、砂仁等药健脾化湿，也防之前所用清热寒凉之药伤及脾胃。全方以清热解毒为主，配用牛膝引药下行，并且注意顾护脾胃，达到祛邪而不伤正的目的。

（孔维萍）

狐惑病典型治案

患者：蔡某　男　35岁

初诊：2014年1月12日　发病节气：小寒

主诉：下肢胀痛伴结节红斑和口腔溃疡反复发作2年，加重7天。

现病史：患者2年前无明显诱因出现左下肢肿胀疼痛，活动后加重，于当地县医院检查后诊断为"筋膜炎"，未予特殊治疗。后患者下肢肿胀疼痛加重，就诊于当地市医院，查下肢血管超声示深静脉血栓，故就诊于301医院血管外科，予华法林3mg q.d、醋酸泼尼松25mg q.d等药物治疗后症状好转出院。1年前患者出现双下肢肿胀疼痛，伴有结节红斑和口腔溃疡反复发作，再次就诊于301医院血管外科，考虑为免疫性疾病，遂转诊至风湿免疫科，肝肾静脉超声示：下腔静脉下段管壁明显增厚，管腔明显狭窄，符合血栓后静脉炎表现。下腔静脉超声示：双下肢深静脉及浅静脉广泛分布的陈旧性血栓；下肢静脉管腔节段性变细，管壁增厚，符合血栓性静脉炎表现。抗核抗体谱、抗中性粒细胞抗体谱未见明显异常。诊断为白塞病合并深静脉血栓，予华法林3mg q.d，醋酸泼尼松25mg q.d，沙利度胺25mg q.d、来氟米特10mg q.d，骨化三醇0.25μg q.d，碳酸钙D3 0.6g q.d及脉络舒通颗粒20g t.i.d等治疗后，症状有所缓解。后醋酸泼尼松逐渐减量，3个月前减至5mg q.d维持治疗。半年前患者后背出现一包块，大小约3cm×1cm，301医院检查超声提示血肿，停用华法林后血肿消失。7天前患者受凉后出现右下肢疼痛，大腿肿胀，胸骨疼痛（停华法林后好转），为求系统治疗就诊于阎师门诊。现症见：右下肢肿痛，大腿肿胀，活动后加重，口腔溃疡，生殖器溃疡，纳眠可，大便溏，1次/日，小便调。

既往史：体健。否认手术、外伤、输血史。

过敏史：否认药物过敏史。

个人史：适龄婚育。

家族史：无家族遗传病史。

查体：舌淡红，苔白腻，脉沉滑。双下肢可见消退红斑，色暗，无瘙痒。口腔可见一直径约0.5cm的溃疡。阴茎可见一直径约0.3cm的溃疡，有黄色结痂。右大腿肿胀，神经系统未见异常。

诊断：中医：狐惑　湿热中阻，瘀血阻络

　　　　西医：白塞病

治法：滋阴清热，化湿活络，活血散结

处方：

鳖甲30g	生石膏30g	甘草10g	秦艽25g
元胡20g	青风藤25g	木瓜15g	蚕砂10g
桑寄生25g	川断25g	补骨脂20g	骨碎补20g
土贝母20g	苦地丁20g	竹叶10g	连翘25g
山药20g	茯苓30g	玄参10g	生地15g
炒黄柏10g	知母15g	山茱萸20g	牡丹皮12g
泽泻10g			

日一剂，水煎服，早晚分服

二诊：2014年1月27日

患者自诉右下肢肿痛较前无明显改善，双下肢红斑已消退，口腔及外阴溃疡均消失，余关节无不适，纳眠可，服药后胸口、腹部稍不适，二便调。舌淡红略暗，苔白，脉沉略弦细。上方加减，补骨脂加至25g、连翘加至30g，牡丹皮减至10g，去木瓜、黄柏、泽泻，加海桐皮15g、砂仁10g，方药如下：

鳖甲30g	生石膏30g	甘草10g	秦艽25g

元胡20g	青风藤25g	砂仁10g	蚕砂10g
桑寄生25g	川断25g	补骨脂25g	骨碎补20g
土贝母20g	苦地丁20g	竹叶10g	连翘30g
山药20g	茯苓30g	玄参10g	生地15g
海桐皮15g	知母15g	山茱萸20g	牡丹皮10g

日一剂，水煎服，早晚分服

后患者因个人原因近10月未来复诊。

三诊： 2014年11月16日

患者已经于半年前自行停用激素及沙利度胺等西药，仅服用华法令1片每日，每周复查一次INR水平，将其控制在2~3之间，患者并自行按照前方口服，近半年未出现下肢红斑、硬结，仅间断发作口腔溃疡，约1~2次/月，2~3天可缓解，余关节及皮肤未诉不适，纳眠可，大小便可。舌淡红略暗，苔薄白少津，脉沉弦细。上方加减，玄参加至12g，元胡减至15g、青风藤减至20g、土贝母减至15g、连翘减至25g，去鳖甲、甘草、苦地丁、竹叶、山茱萸、蚕砂，加泽兰20g，方药如下：

泽兰20g	生石膏30g	秦艽25g	牡丹皮10g
元胡15g	青风藤20g	砂仁10g	知母15g
桑寄生25g	川断25g	补骨脂25g	骨碎补20g
土贝母15g	海桐皮15g	连翘25g	生地15g
山药20g	茯苓30g	玄参12g	

日一剂，水煎服，早晚分服

四诊： 2015年1月15日

双下肢肿痛明显好转，口腔溃疡发作次数明显减少，近2月发作1次。畏寒怕冷，无明显乏力，时口干，无眼干，纳眠可，二便调。舌淡红略暗，苔白，脉沉弦细。上方加减，桑寄生加至30g、土贝母加至18g、连翘加至30g、玄参加至15g、知母加至18g、丹皮加至12g，元胡减至12g、补骨脂减至20g，具体如下：

泽兰20g	生石膏30g	秦艽25g	牡丹皮12g
元胡12g	青风藤20g	砂仁10g	知母18g
桑寄生30g	川断25g	补骨脂20g	骨碎补20g
土贝母18g	海桐皮15g	连翘30g	生地15g
山药20g	茯苓30g	玄参15g	

日一剂，水煎服

五诊：2015年2月12日

患者诉周身关节无明显不适，口腔溃疡发作次数减少。无口干眼干，怕冷，纳眠可，二便调。舌淡红略暗，苔白，脉沉略滑。上方加减，元胡加至15g、土贝母加至20g、知母加至20g、桑寄生减至25g、泽兰减至15g，去砂仁，加淡竹叶10g，方药如下：

泽兰15g	生石膏30g	秦艽25g	牡丹皮12g
元胡15g	青风藤20g	淡竹叶10g	知母20g
桑寄生25g	川断25g	补骨脂20g	骨碎补20g
土贝母20g	海桐皮15g	连翘30g	生地15g
山药20g	茯苓30g	玄参15g	

日一剂，水煎服，早晚分服

六诊：2015年3月19日

患者诉周身关节无明显不适，口腔溃疡发作次数减少。无口干眼干，无畏寒怕冷，纳眠可，二便调。舌淡红略暗，苔白，脉沉略弦滑。上方加减，玄参加至18g、泽兰加至20g、生地加至18g，秦艽减至20g、知母减至15g，去竹叶，方药如下：

泽兰20g	生石膏30g	秦艽20g	牡丹皮12g
元胡15g	青风藤20g	玄参18g	知母15g

桑寄生25g	川断25g	补骨脂20g	骨碎补20g
土贝母20g	海桐皮15g	连翘30g	生地18g
山药20g	茯苓30g		

日一剂，水煎服，早晚分服

七诊：2015年5月20日

患者诉周身关节无不适，活动久后双下肢发胀。无口干眼干，无畏寒怕冷，无乏力，纳眠可，二便调。舌淡红略暗苔白，脉沉略弦滑。上方加减，元胡加至20g、川断加至30g、桑寄生加至30g、青风藤加至25g、土贝母加至25g、玄参加至20g、生地20g、泽兰25g，具体如下：

泽兰25g	生石膏30g	秦艽20g	牡丹皮12g
元胡20g	青风藤25g	玄参20g	知母15g
桑寄生30g	川断30g	补骨脂20g	骨碎补20g
土贝母25g	海桐皮15g	连翘30g	生地20g
山药20g	茯苓30g		

日一剂，水煎服，早晚分服

八诊：2015年6月25日

患者病情稳定，现无口腔溃疡发作，无关节肿痛，无特殊不适，仅运动后双下肢浮肿，休息后可自行缓解。纳眠可，二便调。舌淡红略暗苔白，脉沉弦细。上方加减，土贝母减至20g、泽兰减至20g，去川断、海桐皮，加生杜仲25g，具体如下：

泽兰20g	生石膏30g	秦艽20g	牡丹皮12g
元胡20g	青风藤25g	玄参20g	知母15g
桑寄生30g	茯苓30g	补骨脂20g	骨碎补20g
土贝母20g	生杜仲25g	连翘30g	生地20g
山药20g			

日一剂，水煎服，早晚分服

按： 白塞病是一种以复发性口腔溃疡、生殖器溃疡、眼炎及皮肤损害为特征的累及多系统的全身性疾病。中医病名为狐惑病，首载于汉代张仲景所著《金匮要略·百合狐惑阴阳毒病证治第三》中，其病因病机多数医家认为与湿热内蕴或阴虚内热有关。

本例患者症见反复口、舌、外阴疮疡，下肢肿痛，结节，按之疼痛。阎师认为此病既有正虚又有邪实，正虚为肝肾亏虚，阴液不足，邪实为湿热熏蒸，湿停血凝，湿热瘀血相搏而为患，湿热之邪熏于上，而见蚀于口、舌，湿热之邪熏于下，而见蚀于二阴，湿热瘀血相搏凝聚于血脉、肌肤，而见下肢红斑结节，静脉闭阻。湿热中阻，脾不健运，而见大便溏，舌淡红苔白腻，脉沉滑，亦为肝肾不足，湿热熏蒸，湿停血凝之象。根据其临床表现以口、舌、目、前后二阴、血脉、皮肤等为主要受累部位，因此涉及脾胃、心、肝、肾、肺等脏腑，治疗以扶正祛邪为法。方以知柏地黄丸加味，知柏地黄丸为治疗肝肾阴虚，相火妄动的名方，配以玄参滋肾水、凉血滋阴，泻火解毒，生石膏清肺、胃之火，竹叶、连翘清心火，土贝母入肺、脾，散结消肿，苦地丁入心、脾，清热解毒，此六药均可散结，消肿，解毒，可入脾、胃、心、肺、肾经，且生石膏还善治疮疡久不收口；连翘能轻清上浮，解上焦诸热，为疮家要药。另以鳖甲入肝肾，滋阴潜阳，软坚散结，补骨脂、骨碎补、桑寄生、川断温补肝肾，喻阴阳双补之意，木瓜、蚕砂化湿舒筋、消肿、和脾胃，青风藤、秦艽祛风湿、通经络，制元胡活血化瘀止痛，引药入络。更妙在甘草一味，既可补脾益气，又可清热解毒。《本草疏证》曰："甘草之用生、用炙有不同，大率除邪气、治金创、解毒，皆宜生用；缓中补虚、止渴，宜炙用。"故在此处应以生用为宜，并可调和诸药。诸药相配，共奏补益肝肾、滋阴清热，祛湿活络、活血散结之法。随诊法则不变，随症加减，收获良效。本例体现了阎师治疗狐惑滋阴清热、化湿活络、活血散结的大法，及重视脏腑辨证、循经辨证的特点。

（孔维萍）